互联网+乡村医生培训教材

总主编　何清湖　宋春生

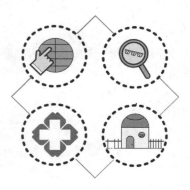

中医适宜技术

（供社区和基层医疗机构从业人员使用）

主编　李铁浪　杨佃会

U0338797

全国百佳图书出版单位
中国中医药出版社
·北京·

图书在版编目（CIP）数据

中医适宜技术 / 李铁浪，杨佃会主编 . —北京：
中国中医药出版社，2021.5（2024.2重印）
互联网＋乡村医生培训教材
ISBN 978-7-5132-6639-0

Ⅰ.①中…　Ⅱ.①李…　②杨…　Ⅲ.①中医临床—职
业培训—教材　Ⅳ.① R24

中国版本图书馆 CIP 数据核字（2020）第 268336 号

中国中医药出版社出版

北京经济技术开发区科创十三街 31 号院二区 8 号楼
邮政编码　100176
传真　010-64405721
山东临沂新华印刷物流集团有限责任公司印刷
各地新华书店经销

开本 787×1092　1/16　印张 17.5　字数 350 千字
2021 年 5 月第 1 版　2024 年 2 月第 2 次印刷
书号　ISBN 978-7-5132-6639-0

定价　75.00 元
网址　www.cptcm.com

服 务 热 线　010-64405510
购 书 热 线　010-89535836
维 权 打 假　010-64405753

微信服务号　zgzyycbs
微商城网址　https://kdt.im/LIdUGr
官 方 微 博　http://e.weibo.com/cptcm
天猫旗舰店网址　https://zgzyycbs.tmall.com

如有印装质量问题请与本社出版部联系（010-64405510）

《中医适宜技术》编委会

前　言

习近平总书记指出："没有全民健康，就没有全面小康。"2020 年 10 月，中国共产党第十九届中央委员会第五次全体会议审议通过了《中共中央关于制定国民经济和社会发展第十四个五年规划和二〇三五年远景目标的建议》，其中明确指出："坚持把解决好'三农'问题作为全党工作重中之重，走中国特色社会主义乡村振兴道路，全面实施乡村振兴战略。"

随着社会主义新农村建设的不断推进、医药卫生体制改革的日益深化和农村疾病流行模式的逐步改变，农村居民对乡村医生的整体素质寄予了新的期待，农村卫生工作对乡村医生提出了更高要求。乡村医生是我国医疗卫生服务队伍的重要组成部分，是最贴近亿万农村居民的健康"守护人"，是发展农村医疗卫生事业、保障农村居民健康的重要力量。长期以来，受多种历史条件影响，我国乡村医生业务素养整体不高，乡村医疗服务水平比较低下，与乡村经济蓬勃发展、农村居民医疗卫生服务需求日益增长的速度不相适应。因此，全面加强乡村医生队伍建设，提升乡村医疗服务水平，构建和谐稳固的基层医疗服务体系，是新时代发展对乡村医疗服务提出的新要求，是达到全面实施乡村振兴战略目标的重要内容。

立足国情，紧扣需求，尊重规律，制定实施全面建成小康社会阶段的乡村医生教育规划，强化素质能力培养培训，加快乡村医生队伍向执业（助理）医师转化，提高整体服务水平，逐步缩小城乡基层卫生服务水平的差距，已经成为当前和今后一段时期深化医改、加强农村卫生工作、推进新农村建设、保障和改善民生的一项重要而紧迫的任务。

为全面落实党中央重要决策部署，中国中医药出版社和湖南中医药大学共同策划了《互联网＋乡村医生培训教材》的编写出版工作。旨在通过编写规范化教材，以互联网＋网络远程教学、面授讲座和临床辅导教学相结合等方式，提升乡村医生专业理论水平和临床操作技能，以满足新时代基层人民的健康需求。

为了编写好本套教材，我们前期做了广泛的调研，充分了解了基层乡村医生的切实需求，在此基础上科学设置了本套教材内容体系和分册章目。本套教材共设置了《中医基本理论》《经方临床应用》《中医经典名句》《中医适宜技术》《名医医案导读》《中医名方名药》《中草药辨识与应用》《健康教育中医基本内容》《初级卫生保健》《西医诊疗技能》《常见疾病防治》《危急重症处理》12本分册，编写过程中注重突出以下"五性"特色。

1. 科学性。力求编写内容符合客观实际，概念、定义、论点正确，论据充分，实践技能操作以卫生部门标准或规范、行业标准、各学会规范指南等为依据，保证内容科学性。

2. 实用性。《互联网＋乡村医生培训教材》主要是针对在职的乡村医生，在教材编写的基本要求和框架下，以实际需求为导向，充分考虑基层医疗"简、便、廉、验"的客观要求，根据乡村医生的切实需求设置教材章目，注重技能水平的提高和规范化。

3. 先进性。医学是一门不断更新的学科，在本套教材的编写过程中尽可能纳入最新的诊疗理念和技术方法，避免理论与实践脱节。

4. 系统性。在明确培训的主要对象是在职乡村医生的基础上，有针对性地设置了培训章节和条目，内容强调六位一体（预防、医疗、康复、保健、计划生育、宣传教育），并充分考虑到学科的知识结构和学员认知结构，注意各章节之间的衔接性、连贯性及渗透性。

5. 启发性。医者意也，要启发悟性，引导乡村医生在培训教育和工作实践中不断发现问题、解决问题，从而在工作中不断提高自己的医疗实践能力。

另外，本套教材在整体展现形式上也有较大创新：以纸质教材为主体，辅以多元化的数字资源，如视频、音频、图片、PPT 等，涵盖理论阐述、临床操作等内容，充分体现互联网＋思维。

为了尽可能高标准地编写好全国首套基层医生规范化培训教材，我们公开在全国进行了各分册编写人员的遴选，参编人员主要来自全国各大高校和三级甲等医院中学验俱丰的医学专家、学者。全体编写人员肩负使命与责任，前后历时两年余，反复打磨，在完成教材基本内容的基础上，又完善了教学大纲和训练题库，并丰富了数字教学资源，力求编写出一套以在职乡村医生为主要对象、线上线下相融合的基层医生继续教育精品教材，填补乡村医生规范化培训教材的空白。

习近平总书记指出：当今世界正经历百年未有之大变局，我国正处于实现中华民族伟大复兴的关键时期。当前，我国医疗卫生事业发展迎来历史机遇期，进一步转变医学目的，实现我国医疗卫生工作重心下移、战略目标前移，需要全体医务工作者的共同努力。我们真诚希望本套教材的出版和使用，能够为我国乡村医生系统规范化培训提供教材蓝本，为全面提升乡村医疗卫生水平提供助力。

由于我们是首次系统编写乡村医生培训教材，加之融合互联网技术的应用，没有太多经验可以借鉴，本套教材的内容和形式尚有不足之处，希望广大读者能不吝指出，以便我们及时修订和完善，不断提高教材质量。也真诚希望广大乡村医生能够有所收获，在充满希望的美丽乡村建设中，更加有所作为！

何清湖　宋春生

2020 年 11 月孟冬

编写说明

一、课程编写背景

中医适宜技术通常是指安全有效、成本低廉、简便易学的中医药技术，又称"中医药适宜技术"，是中医学的重要组成部分，其内容丰富、范围广泛、历史悠久。长期以来，国家对中医适宜技术的研究和推广非常重视，2006 年起，国家中医药管理局制订了第一批中医临床适宜技术推广计划项目（国中医药通〔2006〕1 号）。2008 年 8 月 25 日，国家中医药管理局发布了《关于做好基层常见病多发病中医药适宜技术推广项目实施工作的通知》（国中医药办发〔2008〕38 号）。该通知制定了《基层常见病多发病中医药适宜技术推广项目目标与要求》，确定了《46 个基层常见多发病种中医药适宜技术推广目录》，制定了《25 个基层常见病针灸推拿刮痧技术推广目录》。2009 年 5 月 13 日国家中医药管理局发布了《基层常见病多发病中医药适宜技术推广实施方案（2009—2010 年）》（国中医药办发〔2009〕18 号）。

若能借助于现代网络科技，充分体现"互联网＋乡村医生培训"特点，开展中医适宜技术的"互联网＋乡村医生培训教材"建设，必将进一步推动社区和乡村医师及中医师承和确有专长人员等基层医学人才的培养工作。

二、课程性质、目的和要求

中医适宜技术是社区及乡村医师开展中医诊疗活动的主要技术手段之一，是以实践能力提高为核心的重要临床课程。

本教材借助于富媒体数字出版、云服务和移动学习三大领域的前沿网络信息技术，以纸质教材为主体，辅以视频、图片、PPT 等富媒体内容组织编写，以满足社区及乡村医师自主学习和碎片化学习的需要以及临床的实际需求，为阅读者提供丰富的、可扩展的、精致化的全新学习体验，使乡村医生通过课堂教学、自主学习、碎片化学习及临床实践，熟练掌握中医适宜技术的基础知识、基本技术和临床应用。

三、适用对象

本教材主要适用于社区医师、乡村医师、中医师承和确有专长人员及中医类全科医师学习和临床参考，也是中西医临床工作者、医学生们的学习参考书，以及针灸推拿保健从业人员和中医爱好者指导用书。

四、参编院校与编写分工

《中医适宜技术》的编写人员来自全国中医药院校、中医药院校附属医院、职工医院以及高等专科学校，包括湖南中医药大学、山东中医药大学、浙江中医药大学、长春中医药大学、河南中医药大学、山西中医药大学、湖北中医药大学、辽宁中医药大学、成都中医药大学、陕西中医药大学、江西中医药大学、长春中医药大学、山西省中医学校、贵州中医药大学、山东中医药高等专科学校、天津医学高等专科学校、陕西省中医医院、广州中医药大学第二附属医院、长沙卷烟厂职工医院、佛山健翔医院。

第一章针灸基础知识由薛聆、张宁、刘密编写；第二章推拿基础知识由刘密、刘建民、余雪琴编写；第三章推拿技术由李铁浪、欧阳里知、陈邵涛编写；第四章针刺技术由胡斌、程素利、于晓华、孙健编写；第五章艾灸技术由龙翔宇、张弛、常晓波编写；第六章拔罐技术由陈邵涛、高华伟编写；第七章其他技术由马睿杰、刘建民编写；第八章常见病证由杨佃会、袁海光、龙翔宇、孙健、常晓波、纪昌春、张智慧编写。刘明军审定全稿。

在此次教材编写中，我们力求概念准确，操作知识实用，体现出科学性、系统性、先进性。但由于时间仓促，不足之处恳请各位读者提出宝贵意见，以便今后修订提高。

《中医适宜技术》编委会

2021 年 1 月

目　录

第一章　针灸基础知识

第一节　经络腧穴概述

经络腧穴是针灸的基础理论和核心内容，是学习针灸必须掌握的基本知识。

一、经络概述

经络是经脉和络脉的总称，是人体内运行气血、联络脏腑、沟通内外、贯穿上下的通路。经，有路径的含义，经脉贯通上下，沟通内外，是经络系统中的主干，深而在里。络，有网络的含义，络脉是经脉别出的分支，较经脉细小，纵横交错，遍布全身。络脉又包括浮络、孙络，浮而在表，难以计数。

（一）经络系统的组成

经络系统由经脉和络脉组成的，其中经脉包括十二经脉、奇经八脉，以及附属于十二经脉的十二经别、十二经筋、十二皮部；络脉包括十五络脉和难以计数的浮络、孙络等，见图1-1。

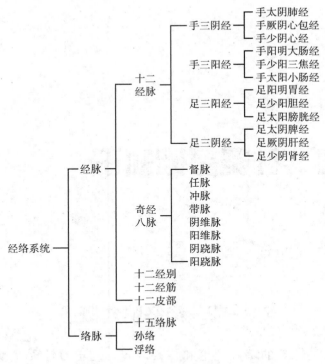

图1-1 经络系统的组成

1. 十二经脉 十二经脉是手三阴经（肺、心包、心）、手三阳经（大肠、三焦、小肠）、足三阳经（胃、胆、膀胱）、足三阴经（脾、肝、肾）的总称，是经络系统的主体，故又称为"正经"。

（1）十二经脉的名称 十二经脉的名称是根据手足、阴阳、脏腑来命名的。首先用手、足将十二经脉分成手六经和足六经。凡属六脏及循行于肢体内侧的经脉为阴经，属六腑及循行于肢体外侧的经脉为阳经。根据阴阳消长变化的规律，阴阳又划分为三阴三阳，三阴为太阴、少阴、厥阴，三阳为阳明、太阳、少阳。按照上述命名规律，十二经脉的名称分别为手太阴肺经、手阳明大肠经、足阳明胃经、足太阴脾经、手少阴心经、手太阳小肠经、足太阳膀胱经、足少阴肾经、手厥阴心包经、手少阳三焦经、足少阳胆经、足厥阴肝经。

（2）十二经脉的分布规律 十二经脉左右对称地分布于人体体表的头面、躯干和四肢。正立姿势、两臂自然下垂、掌心向内、拇指向前为标准体位。十二经脉中六条阳经分布于四肢外侧和头面、躯干，其中上肢外侧的是手三阳经，下肢外侧的是足三阳经，其分布规律是阳明在前，少阳在中（侧），太阳在后。六条阴经分布于四肢内侧和胸腹，其中上肢内侧是手三阴经，下肢内侧是足三阴经；手三阴经的分布规律是太阴在前、厥阴在中、少阴在后。足三阴在内踝上8寸以下分布规律是厥阴在前、太阴在中、少阴在后，在内踝上8寸以上，太阴交出厥阴之前，分布规律为太阴在前、厥阴在中、少阴在后。

（3）十二经脉属络表里关系　十二经脉在体内与脏腑相连属，脏腑有表里相合的关系，十二经脉之阴经与阳经亦有明确的脏腑属络和表里关系。阴经属脏络腑，阳经属腑络脏，阴阳配对，这样就在脏腑阴阳经脉之间形成了六组表里属络关系。如手太阴肺经属肺络大肠，与手阳明大肠经相表里；手阳明大肠经属大肠络肺，与手太阴肺经相表里。

（4）十二经脉的循行走向与交接规律　十二经脉的循行走向总的规律是：手三阴经从胸走手，手三阳经从手走头，足三阳经从头走足，足三阴经从足走腹胸。

十二经脉循行交接规律是：①相表里的阴经与阳经在手足末端交接。如手太阴肺经与手阳明大肠经交接于食指端。②同名的阳经与阳经在头面部交接。如手阳明大肠经与足阳明胃经交接于鼻旁。③相互衔接的阴经与阴经在胸中交接。如足太阴脾经与手少阴心经交接于心中，见图1-2。

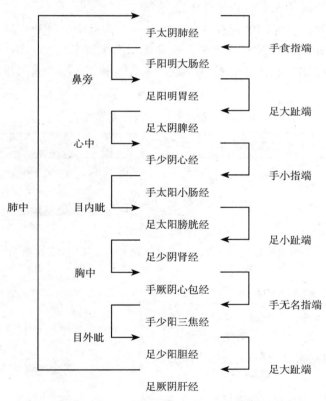

图1-2　十二经脉的循行走向与交接规律

（5）十二经脉的气血循环流注　十二经脉的气血流注从肺经开始逐经相传，至肝经而终，再由肝经复传于肺经，流注不已，从而构成了周而复始、如环无端的循环传注系统。

2. 奇经八脉 奇经八脉，指别道奇行的经脉，包括督脉、任脉、冲脉、带脉、阴维脉、阳维脉、阴跷脉、阳跷脉共 8 条，故称奇经八脉。

奇经八脉中的督脉、任脉、冲脉皆起于胞中，同出于会阴后，别道而行，称为"一源三歧"。督脉循行于腰背正中，上至头面，诸阳经均与其交会，故有"阳脉之海"之称，可调节全身阳经经气；任脉循行于胸腹正中，上抵颏部，诸阴经多与其交会，故有"阴脉之海"之称，可调节全身阴经经气；冲脉与足少阴肾经并行，上至目下，并与足阳明胃经、督脉、任脉均有联系，有"十二经之海"之称，可涵蓄调节十二经气血，又称"血海"；带脉起于季胁，环腰一周，状如束带，有约束诸经的功能；阴维脉起于下肢内侧，上循腹胸，会任脉于颈，主一身之里，阳维脉起于下肢外侧，经胁肋，会督脉于项，主一身之表，二脉分别调节阴阳经脉之气，以维持阴阳经之间的协调与平衡；阴跷脉起于足跟内侧，随足少阴肾经上行，阳跷脉起于足跟外侧，伴足太阳膀胱经上行，会合于目内眦，共同调节肢体的运动和眼睑的开合功能。

奇经八脉的主要作用体现在两方面：其一，沟通十二经脉之间的联系，将部位相近、功能相似的经脉联系起来，起到统摄有关经脉气血、协调阴阳的作用；其二，对十二经脉气血有着蓄积和渗灌的调节作用。奇经八脉大体的循行分布和功能见表 1-1。

表 1-1 奇经八脉循行分布和功能

脉 名	循行分布概况	功 能
任脉	腹、胸、颏下正中	总任六阴经，调节全身阴经经气，故称"阴脉之海"
督脉	腰、背、头面正中	总任六阳经，调节全身阳经经气，故称"阳脉之海"
冲脉	与足少阴经相并上行，环绕口唇，且与任、督、足阳明等有联系	涵蓄十二经气血，故称"十二经之海"或"血海"
带脉	起于胁下环腰一周，状如束带	约束纵行躯干的诸条经脉
阴维脉	小腿内侧，并足太阴、厥阴上行，至咽喉合于任脉	调节六阴经经气
阳维脉	足跗外侧，并足少阳经上行，至项后会合于督脉	调节六阳经经气
阴跷脉	足跟内侧，伴足少阴等经上行，至目内眦与阳跷脉会合	调节肢体运动，可眼睑开合
阳跷脉	足跟外侧，伴足太阳经等上行，至目内眦与阴跷脉会合	

奇经八脉中的任脉和督脉，各有其所属的腧穴，故与十二经相提并论合称

"十四经"。其他六脉腧穴皆寄附于十二经脉和任、督二脉中。

3. 十五络脉　十二经脉和任脉、督脉各自别出一络，加上脾之大络，总计 15 条，称为十五络脉，分别以其所别出处的腧穴命名。

十二经脉别络在四肢肘膝关节以下本经络穴分出后，均走向其相表里的经脉；任脉的别络，从鸠尾分出后，散布于腹部；督脉的别络，从长强分出后，散布于头部，并走向背部两侧的足太阳经；脾的大络，从大包穴，散布于胸胁部。络脉中浮行于浅表部位的称为"浮络"。络脉最细小的分支称为"孙络"，遍布全身，难以计数。

十二经别络加强阴阳表里两经之间联系；任脉别络沟通了腹部的经气；督脉的别络沟通了背部的经气；脾之大络沟通了侧胸部的经气。孙络细小密布，输布气血，濡养全身。

4. 十二经别　十二经别是十二正经离入出合的别行部分，是正经深入体腔的支脉。

十二经别的循行分布具有离、入、出、合的特点，多从四肢肘膝关节附近正经别出（离），经过躯干深入体腔与相关的脏腑联系（入），再浅出体表上行头项部（出），在头项部，阳经经别合于本经的经脉，阴经的经别合于其相表里的阳经经脉（合），由此十二经别按阴阳表里关系汇合成六组，称为"六合"。

十二经别离、入、出、合的循行分布，有加强表里两经联系的作用，使十二经脉表里两经之间增加了联系；加强了脏腑之间联系；加强了十二经别与头部联系的作用，也扩大了阴经腧穴的主治作用。

5. 十二经筋　十二经筋是十二经脉之气结、聚、散、络于筋肉关节的体系，是附属于十二经脉的筋肉系统。

十二经筋的循行分布，与十二经脉体表通路基本一致，其循行走向均从四肢末端走向头身，行于体表，不入内脏，结聚于关节、骨骼部。

经筋的作用主要是约束骨骼，利于关节屈伸活动，以保持人体正常的运动功能。

6. 十二皮部　十二皮部是十二经脉功能活动反映于体表的部位，也是络脉之气在皮肤所散布的部位。

十二皮部的分布区域，是以十二经脉体表的分布范围为依据的，是十二经脉在皮肤上分属的部位。

十二皮部居于人体最外层，与经络气血相通，是卫气散布之处，所以是机体的卫外屏障，有保卫机体、抗御外邪和反映病证的作用。

（二）经络的生理功能和经络学说的临床运用

1. 经络的生理功能

（1）联系脏腑、沟通内外　人体的五脏六腑、四肢百骸、五官九窍、皮肉筋骨等组织器官,之所以能保持相对的协调与统一,完成正常的生理活动,是依靠经络系统的联络沟通而实现的。经络中的经脉、经别与奇经八脉、十五络脉,纵横交错,入里出表,通上达下,联系人体各脏腑组织;经筋、皮部联系肢体筋肉皮肤;加之细小的浮络和孙络联系人体各细微部分。这样,经络将人体联系成了一个有机的整体。

(2)运行气血、营养全身 气血是人体生命活动的物质基础,全身各组织器官只有得到气血的温养和濡润才能完成正常的生理功能。经络是人体气血运行的通道,能将营养物质输布到全身各组织脏器,使脏腑组织得以营养,筋骨得以濡润,关节得以通利。

(3)抗御病邪、保卫机体 营气行于脉中,卫气行于脉外。经络"行血气"而使营卫之气密布周身,在内和调于五脏,洒陈于六腑,在外抗御病邪,防止内侵。外邪侵犯人体由表及里,先从皮毛开始。若卫气充实于络脉,络脉散布于全身而密布于皮部,当外邪侵犯机体时,卫气首当其冲发挥其抗御外邪、保卫机体的屏障作用。

2. 经络学说的临床应用

(1)说明病理变化 经络是人体通内达外的一个联络系统,在生理功能失调时,其又是病邪传注的途径,具有反映病候的特点。如在有些疾病的病理过程中,常可在经络循行通路上出现明显的压痛,或结节、条索状等反应物,以及相应的部位皮肤色泽、形态、温度等变化。通过望色、循经触摸反应物和按压等,可推断疾病的病理状况。

(2)指导辨证归经 辨证归经是指通过辨析患者的症状、体征以及相关部位发生的病理变化,以确定疾病所在的经脉。辨证归经在经络学说指导下进行。如头痛一症,痛在前额者多与阳明经有关,痛在两侧者多与少阳经有关,痛在后项者多与太阳经有关,痛在颠顶者多与督脉、足厥阴经有关。这是根据头部经脉分布特点辨证归经。临床上还可根据所出现的证候,结合其所联系的脏腑,进行辨证归经。如咳嗽、鼻流清涕、胸闷,或胸外上方、上肢内侧前缘疼痛等与手太阴肺经有关;脘腹胀满、胁肋疼痛、食欲不振、嗳气吞酸等与足阳明胃经和足厥阴肝经有关。

(3)指导针灸治疗 针灸治病是通过针刺和艾灸等刺激体表经络腧穴,以疏通经气,调节人体脏腑气血功能,从而达到治疗疾病的目的。针灸临床通常根据经脉循行和主治特点进行循经取穴,如《四总穴歌》所载"肚腹三里留,腰背委中求,头项寻列缺,面口合谷收"就是循经取穴的具体体现。由于经络、脏腑与皮部有密切联系,故经络、脏腑的疾患可以用皮肤针叩刺皮部或皮内埋针进行治疗,如胃脘痛可用皮肤针叩刺中脘、胃俞穴,也可在该穴皮内埋针;经络闭阻、气血瘀滞,可以刺其络脉出血进行治疗,如目赤肿痛刺太阳穴出血、软组织挫伤在其损伤局部刺络拔罐等。经筋疾患,多因疾病在筋膜肌肉，表现为拘挛、强直、弛缓，可以"以痛为腧"，取其局部痛点或穴位进行针灸治疗。

二、腧穴

腧穴是人体脏腑经络之气输注于体表的特殊部位。腧，本写作"输"，有转输、输注的含义；穴，即孔隙的意思，言经气所居之处。

人体的腧穴既是疾病的反应点，又是针灸的施术部位。腧穴与经络、脏腑、气血密切相关。针灸腧穴后，通过疏通经脉、调理气血，达到治疗疾病的目的。

（一）腧穴的分类

人体的腧穴总体上可归纳为十四经穴、奇穴、阿是穴 3 类。

1. 十四经穴　是指具有固定的名称和位置，且归属于十四经脉（十二正经和任脉、督脉）系统的腧穴。这类腧穴具有主治本经病证的共同作用，简称"经穴"。十四经穴是腧穴的主要部分。

2. 奇穴　是指既有一定的名称又有明确的位置，但尚未归入或不便归入十四经脉系统的腧穴。这类腧穴对某些病证有特殊的治疗作用，又称"经外奇穴"。

3. 阿是穴　是指既无固定名称，亦无固定位置，而是以压痛点或病变局部或其他反应点等作为针灸施术部位的一类腧穴，又称"天应穴""不定穴""压痛点"等。

（二）特定穴

特定穴是指十四经中具有特殊治疗作用，并按特定称号归类的腧穴。

1. 五输穴　十二经脉分布在肘、膝关节以下的井、荥、输、经、合穴，称"五输穴"。古人把经气在经脉中的运行比作自然界之水流，认为具有由小到大、由浅入深的特点。五输穴从四肢末端向肘膝方向依次排列。《灵枢·九针十二原》指出的"所出为井，所溜为荥，所注为输，所行为经，所入为合"是对五输穴经气流注特点的概括。

2. 原穴　脏腑原气输注、经过和留止于十二经脉四肢部的腧穴，称为原穴。阴经以输为原，阳经的原穴位于五输穴中的输穴之后。

3. 络穴　十五络脉从经脉分出处各有 1 个腧穴，称之为络穴，又称"十五络穴"。十二经脉的络穴位于四肢肘膝关节以下；任脉络穴鸠尾位于上腹部；督脉络穴长强位于尾骶部；脾之大络大包穴位于胸胁部。

4. 郄穴　十二经脉和奇经八脉中的阴跷、阳跷、阴维、阳维脉之经气深聚的部位称为"郄穴"。郄穴共有 16 个。

5. 背俞穴　脏腑之气输注于背腰部的腧穴，称为"背俞穴"。背俞穴均位于背腰部足太阳膀胱经第 1 侧线上，大体依脏腑位置的高低而上下排列，并分别冠以脏腑之名。

6. 募穴 脏腑之气汇聚于胸腹部的腧穴，称为"募穴"。募穴均位于胸腹部有关经脉上，其位置也与其相关脏腑所处部位相近。

7. 下合穴 六腑之气下合于足三阳经的六个腧穴，称为"下合穴"。其中胃、胆、膀胱的下合穴位于本经，大肠、小肠的下合穴位于胃经，三焦的下合穴位于膀胱经。

8. 八会穴 脏、腑、气、血、筋、脉、骨、髓等精气会聚的 8 个腧穴，称为八会穴。八会穴分散在躯干部和四肢部。

9. 八脉交会穴 十二经脉与奇经八脉之气相通的 8 个腧穴，称为"八脉交会穴"。八脉交会穴均位于腕踝部的上下。

10. 交会穴 两经或数经相交会的腧穴，称为"交会穴"。交会穴多分布于头面、躯干部。

第二节 腧穴定位方法

针灸临床中，取穴是否准确直接影响针灸的疗效。因此，针灸治疗强调准确取穴。为了准确取穴，必须掌握好腧穴的定位方法。常用的腧穴定位方法有以下 4 种。

一、体表解剖标志定位法

体表解剖标志定位法，是以人体解剖学的各种体表标志为依据来确定腧穴位置的方法，又称自然标志定位法。

1. 固定的标志 指各部位由骨节、肌肉所形成的凸起、凹陷及五官轮廓、发际、指（趾）甲、乳头、肚脐等，是在自然姿势下可见的标志，可以借助这些标志确定腧穴的位置。如以足内踝尖为标志，在其上 3 寸，胫骨内侧缘后方定三阴交；以脐为标志，脐中即为神阙等。

2. 活动的标志 指各部的关节、肌肉、肌腱、皮肤随着活动而出现的空隙、凹陷、皱纹、尖端等，是在活动姿势下才会出现的标志，据此亦可确定腧穴的位置。如在耳屏与下颌关节之间，微张口呈凹陷处取听宫。

二、骨度分寸定位法

骨度分寸定位法，是指主要以骨节为标志，将两骨节之间的长度折量为一定的分寸，用以确定腧穴位置的方法。不论男女、老少、高矮、胖瘦，均可按一定的骨度分寸在其自身测量。常用的骨度分寸见表 1-2、图 1-3。

表 1-2　常用的骨度分寸表

分部	起止点	常用骨度	度量法	说明
头部	前发际至后发际中点	12寸	直寸	用于确定头部腧穴的纵向距离
	两额角发际（头维）之间	9寸	横寸	用于确定头前部腧穴的横向距离
	耳后两完骨（乳突）之间	9寸		用于确定头部的横寸
胸腹部	天突至歧骨（胸剑联合）	9寸	直寸	用于确定胸部任脉腧穴的纵向距离
	歧骨至脐中	8寸		用于确定上腹部腧穴的纵向距离
	脐中至横骨上廉（耻骨联合上缘）	5寸		用于确定下腹部腧穴的纵向距离
	两肩胛骨内侧喙突内侧之间	12寸	横寸	用于确定胸部腧穴的横向距离
	两乳头之间	8寸		用于确定胸腹部腧穴的横向距离
背腰部	两肩胛骨脊柱缘之间	6寸	横寸	用于确定背腰部腧穴的横向距离
上肢部	腋前纹头（腋前皱襞）至肘横纹	9寸	直寸	用于确定上臂部腧穴的纵向距离
	肘横纹至腕横纹	12寸		用于确定前臂部腧穴的纵向距离
	耻骨联合上缘至髌底	18寸	直寸	用于确定大腿部腧穴的纵向距离
	髌底至髌尖	2寸	直寸	
下肢部	髌尖（膝中）至内踝尖	15寸	直寸	用于确定小腿内侧部腧穴的纵向距离
	胫骨内髁下缘至内踝高点	13寸		
	股骨大转子至腘横纹（平髌尖）	19寸		用于确定大腿前外侧部腧穴的纵向距离
	臀沟至腘横纹	14寸	直寸	用于确定大腿后部腧穴的纵向距离
	腘横纹至外踝尖	16寸		用于确定小腿外侧部腧穴的纵向距离

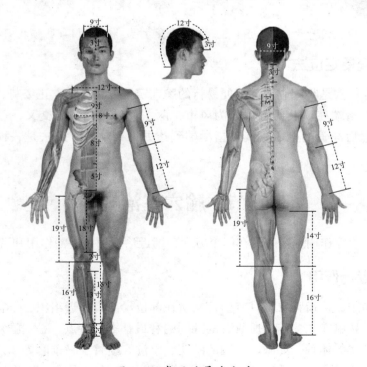

图1-3　常用的骨度分寸

三、手指同身寸定位法

手指同身寸定位法，是指依据患者本人手指为尺寸折量标准来量取腧穴的定位方法，又称"指寸法"。常用的手指同身寸有以下 3 种。

1. 中指同身寸　以患者中指中节桡侧两端纹头（拇、中指屈曲成环形）之间的距离作为 1 寸，见图 1-4。

2. 拇指同身寸　以患者拇指的指间关节的宽度作为 1 寸，见图 1-5。

3. 横指同身寸　令患者将食指、中指、无名指和小指并拢，以中指中节横纹为标准，其四指的宽度作为 3 寸，见图 1-6。用横指同身寸量取腧穴，又名"一夫法"。

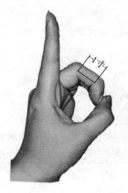 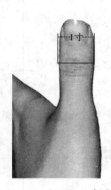 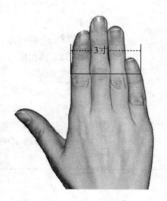

图1-4　中指同身寸　　　图1-5　拇指同身寸　　　图1-6　横指同身寸

四、简便定位法

简便定位法是临床中一种简便易行的腧穴定位方法。如立正姿势，手臂自然下垂，其中指端在下肢所触及处为风市；两手虎口自然平直交叉，一手食指压在另一手腕后高骨的上方，其食指尽端到达处取列缺等。此法是一种辅助取穴方法。

第三节　腧穴主治规律

腧穴的治疗作用主要表现在三个方面，即近治作用、远治作用和特殊作用。

一、近治作用

近治作用，是指腧穴均具有治疗其所在部位局部及邻近组织、器官病证的作用。这是一切腧穴主治作用所具有的共同的和最基本的特点，是"腧穴所在，主治所在"规律的体现。如眼区周围的睛明、承泣、攒竹、瞳子髎等经穴均能治疗眼疾；胃脘部周围的中脘、建里、梁门等经穴均能治疗胃痛；膝关节周围的鹤顶、膝眼等奇穴均能治疗膝关节疼痛；阿是穴均可治疗所在部位局部的病痛等。

二、远治作用

远治作用，是指腧穴具有治疗其远隔部位的脏腑、组织器官病证的作用。腧穴不仅能治疗局部病证，而且还有远治作用。十四经穴，尤其是十二经脉中位于四肢肘膝关节以下的经穴，远治作用尤为突出。如合谷穴不仅能治疗手部的局部病证，还能治疗本经所过处的颈部和头面部病证，这是"经脉所过，主治所及"规律的反映。

三、特殊作用

特殊作用，是指某些腧穴具有双向的良性调整作用和相对的特异治疗作用。所谓双向良性调整作用，是指同一腧穴对机体不同的病理状态，可以起到两种相反而有效的治疗作用。如腹泻时针天枢穴可止泻，便秘时针天枢穴可以通便；内关可治心动过缓，又可治疗心动过速；又如实验证明，针刺足三里穴既可使原来处于弛缓状态或处于较低兴奋状态的胃运动加强，又可使原来处于紧张或收缩亢进状态的胃运动减弱。此外，腧穴的治疗作用还具有相对的特异性，如大椎穴退热；至阴穴矫正胎位；阑尾穴治疗阑尾炎等。

分经主治规律、分部主治规律见表 1–3 ～表 1–6。

表 1–3　十二经腧穴主治规律

经　名		本经特点	二经相同主治	三经相同主治
手三阴经	手太阴经	肺、喉病	神志病	胸部病
	手厥阴经	心、胃病		
	手少阴经	心病		
手三阳	手阳明经	前头、口、齿、鼻病	眼病、耳病	咽喉病、热病
	手少阳经	侧头、胸胁病		
	手太阳经	后头、肩胛、神志病		
足三阳	足阳明经	前头、口齿、咽喉、胃肠病		眼病、神志病、热病
	足少阳经	侧头、耳、胁肋病		
	足太阳经	后头、背腰（背俞穴可治疗相应的脏腑疾病）		
足三阴	足太阴经	脾胃病		前阴病、妇科病
	足厥阴经	肝胆病		
	足少阴经	肾、肺、咽喉病		

表 1–4　任督二脉腧穴主治规律

经　名	本经特点	二经相同主治
任　脉	中风脱证、虚寒证	脏腑病、神志病、妇科病
督　脉	中风昏迷、热病、头面病	

表 1–5　头面颈项部经穴主治规律

分　布	主　治
前头、侧头区	眼、鼻病
后头区	神志病、头部病
项区	神志病、咽喉、眼、头项病
眼区	眼病
鼻区	鼻病
项区	舌、咽喉、气管、颈部病、喑哑、哮喘

表 1–6　胸腹背腰部经穴主治规律

前	后	主　治
前胸部	上背部	肺、心病
胁腹部	下背部	肝、胆、脾、胃病
少腹部	腰尻部	肾、膀胱、大肠、小肠病

第四节　常用腧穴

一、头面部腧穴

（一）头面部腧穴分布规律

　　头面部是同名的阳经与阳经的交接处，如手阳明大肠经和足阳明胃经于鼻旁交接，手太阳小肠经与足太阳膀胱经交接于目内眦，手少阳三焦经与足少阳胆经则于目外眦相通。因此，头面部分布的经脉主要是十二经脉中的阳经，包括手阳明大肠经、手太阳小肠经、手少阳三焦经、足阳明胃经、足太阳膀胱经、足少阳胆经，分布显示为头前部、前额为手足阳明经，头侧部为手足少阳经，头后部为手足太阳经，头顶部、颠顶部为督脉、足厥阴经。奇经八脉中的任脉和督脉也直接与头面部相联系。

（二）头面部腧穴主治概要

1. 头面五官病证　头痛、眩晕、眼睑眴动、近视、目翳、鼻衄、齿痛、咽喉肿痛、口眼㖞斜、耳鸣耳聋等。

2. 神志病　癫狂、癔症等。

3. 腧穴所在部位的局部病证。

（三）头面部常用腧穴

1. 印堂（yìn táng，GV29）

归经：督脉。

定位：在额部，两眉头连线的中点处。

主治：失眠、健忘、痴呆、痫病、小儿惊风等神志病；眩晕、头痛、眼、鼻部疾病等头面五官病证等。

操作方法：提捏局部皮肤，向下平刺，或向左右透刺攒竹、睛明等，0.5 ～ 1 寸。切忌深刺、捣刺。

2. 素髎（sù liáo，GV25）

归经：督脉。

定位：在面部，鼻尖正中处。

主治：惊厥、晕厥、脱证、昏迷等急症；鼻衄、鼻渊等鼻部疾病。

操作方法：向上斜刺 0.3 ～ 0.5 寸，或三棱针点刺出血。

3. 水沟（shuǐ gōu，GV26）

归经：督脉。

定位：在面部，人中沟的上 1/3 与中 1/3 交界处。

主治：昏迷、晕厥、中风、中暑、脱证等急症；癫狂、癔症、急慢惊风等 神志相关疾病；脊背强痛、腰部闪挫；口眼㖞斜、鼻塞、牙关紧闭、面痛等头面部五官疾病。

操作方法：向上方斜刺 0.3 ～ 0.5 寸，强刺激；或指甲掐按。

4. 承浆（chéng jiāng，CV24）

归经：任脉。

定位：在面部，下颌正中线颏唇沟的正中凹陷处。

主治：口眼㖞斜、流涎、齿痛、牙龈肿痛、口舌生疮、暴喑等头面口舌病证；癫狂。

操作方法：斜刺 0.3 ～ 0.5 寸。

5. 攒竹（cuán zhú，BL2）

归经：足太阳膀胱经。

定位：在面部，眉头凹陷中。

主治：头痛、面瘫、眉棱骨痛等头面部病证；眼睑瞤动、眼睑下垂、目赤肿痛、迎风流泪、目视不明等眼部病证；呃逆等。

操作方法：可向眉中或向眼眶内缘平刺或斜刺 0.5～0.8 寸，或直刺 0.2～0.4 寸，禁直接灸。

6. 睛明（jīng míng，BL1）

归经：足太阳膀胱经。

定位：在面部，目内眦内眼角上方凹陷处。

主治：目赤肿痛、流泪、视物不清、近视、雀目、色盲、目翳等眼部疾病；急性腰痛、坐骨神经痛；心悸、怔忡等。

操作方法：嘱患者闭目，医者以左手拇指向外轻推且固定眼球，右手紧靠眶缘缓慢进针，直刺 0.5～1 寸，若遇阻力，切记不宜强行进针，应改变进针方向或退针。不提插，不捻转（或仅轻微地提插或捻转）。出针后须按压针孔片刻以防出血。针具宜细，消毒宜严。禁直接灸。

7. 迎香（yíng xiāng，LI20）

归经：手阳明大肠经。

定位：在面部，鼻翼外缘中点旁，鼻唇沟内。

主治：鼻塞、鼻渊、鼻衄等鼻部疾病；口眼㖞斜、面部肿痛等面部疾病；胆道蛔虫病等。

操作方法：平刺或者略向上方斜刺 0.3～0.5 寸。

8. 阳白（yáng bái，GB14）

归经：足少阳胆经。

定位：在头部，瞳孔之上，眉上 1 寸处。

主治：头痛、眩晕；口眼㖞斜、视物不清、目痛、眼睑下垂等病证。

操作方法：平刺 0.3～0.5 寸。

9. 鱼腰（yú yāo，EX-HN4）

归经：经外奇穴。

定位：在面部，瞳孔直上，眉毛中点凹陷处。

主治：眉棱骨痛、眼睑瞤动、眼睑下垂、目赤肿痛、目视不明、目翳、口眼㖞斜等口面部、眼部病证。

操作方法：平刺 0.3～0.5 寸。

10. 四白（sì bái，ST2）

归经：足阳明胃经。

定位：在面部，当眶下孔处。

主治：口眼㖞斜、眼睑瞤动、头痛、眩晕、面痛、目赤肿痛、目翳、近视等头面部病证。

操作方法：直刺或向上斜刺 0.3 ～ 0.5 寸。

11. 地仓（dì cāng，ST4）

归经：足阳明胃经。

定位：在面部，瞳孔直下，口角旁开 0.4 寸。

主治：眼睑瞤动、口眼㖞斜、流涎、齿痛、面颊肿痛等头面五官病证。

操作方法：斜刺或平刺 0.3 ～ 0.8 寸，可向颊车穴透刺。

12. 丝竹空（sī zhú kōng，TE23）

归经：手少阳三焦经。

定位：在面部，眉梢外侧的凹陷处。

主治：头痛、眩晕、眼睑瞤动、视物不清、目赤肿痛等头目病证；痫病；牙关拘急、口眼㖞斜、齿痛等。

操作方法：平刺 0.3 ～ 0.5 寸。

13. 瞳子髎（tóng zǐ liáo，GB1）

归经：足少阳胆经。

定位：在面部，目外眦外侧 0.5 寸凹陷处。

主治：头痛、口眼㖞斜、面痛、眼睑瞤动、视物不清、目赤肿痛、目翳等头目部病证。

操作方法：平刺 0.3 ～ 0.5 寸，或三棱针点刺出血。

14. 下关（xià guān，ST7）

归经：足阳明胃经。

定位：在面部，颧弓下缘中央与下颌切迹之间凹陷中。

主治：牙关不利、齿痛、面痛、面瘫等面口病证；耳鸣、耳聋等耳部病证。

操作方法：直刺 0.5 ～ 1 寸。

15. 颧髎（quán liáo，SI18）

归经：手太阳小肠经。

定位：在面部，颧骨下缘，目外眦直下的凹陷中。

主治：口眼㖞斜、眼睑瞤动、面痛、齿痛等头面五官病证。

操作方法：直刺 0.3 ～ 0.5 寸，斜刺或平刺 0.5 ～ 1 寸。

16. 牵正（qiān zhèng）

归经：经外奇穴。

定位：在面颊部，当耳垂前 0.5 ～ 1 寸处。

主治：面瘫、口疮、下牙痛、痄腮等口面病证。

操作方法：向前斜刺 0.5 ～ 1 寸。

17. 颊车（jiá chē，ST6）

归经：足阳明胃经。

定位：在面部，下颌角前上方一横指（中指）凹陷处，咬肌隆起最高点。

主治：口眼㖞斜、口噤、齿痛、面痛等面口病证。

操作方法：直刺或斜刺 0.3 ～ 0.5 寸，可向地仓穴透刺 1.5 ～ 2 寸。

18. 太阳（tài yáng，EX-HN4）

归经：经外奇穴。

定位：在头部，眉梢与目外眦之间，向后约一横指的凹陷中。

主治：头痛；口眼㖞斜、眼睑瞤动、目赤肿痛、色盲等头面部病证。

操作方法：直刺 0.3 ～ 0.5 寸，或三棱针点刺出血。

19. 耳门（ěr mén，TE21）

归经：手少阳三焦经。

定位：在耳区，当耳屏上切迹前方，下颌骨髁突后缘，张口有凹陷处。

主治：耳鸣、耳聋、聤耳等耳部病证；齿痛、牙关拘急、面部疼痛、面瘫等口面病证。

操作方法：张口取穴，直刺 0.3 ～ 0.5 寸。

20. 听宫（tīng gōng，SI19）

归经：手太阳小肠经。

定位：在面部，当耳屏正中与下颌骨髁突之间的凹陷处。

主治：耳鸣、耳聋、聤耳等耳部病证；齿痛、面部疼痛、面瘫等口面病证；癫狂病等神志病。

操作方法：张口取穴，直刺 1 ～ 1.5 寸。

21. 听会（tīng huì，GB2）

归经：足少阳胆经。

定位：在面部，当耳屏间切迹与下颌骨髁突之间的凹陷处。

主治：耳鸣、耳聋、聤耳等耳部病证；齿痛、面部疼痛、面瘫等口面病证。

操作方法：张口取穴，直刺 0.5 ～ 1 寸，留针时要保持一定的张口姿势。

22. 神庭（shén tíng，GV24）

归经：督脉。

定位：在头部，当前发际正中直上 0.5 寸。

主治：癫狂病、失眠、惊悸等神志病；头痛、眩晕、目赤肿痛、目翳、鼻衄、鼻渊等五官病证。

操作方法：平刺 0.5 ～ 0.8 寸。

23. 百会（bǎi huì，GV20）

归经：督脉。

定位：在头部，当前发际正中直上 5 寸。

主治：晕厥、中风、失语、痴呆等脑病；癫狂、失眠、健忘等神志病；颠顶头痛、眩晕；脱肛、阴挺、胃部等脏器下垂等气虚下陷证。

操作方法：平刺 0.5 ～ 0.8 寸，升阳固脱作用多选用灸法。

24. 四神聪（sì shén cōng，EX-HN1）

归经：经外奇穴。

定位：在头部，百会前后左右各旁开1寸，共4穴。

主治：头痛、眩晕、健忘等头部病证；失眠、痫病等神志病证。

操作方法：平刺0.5～0.8寸。

25. 头临泣（tóu lín qì，GB15）

归经：足少阳胆经。

定位：在头部，瞳孔直上，当前发际正中上0.5寸处。

主治：头痛、眩晕、迎风流泪、鼻塞、鼻渊等头面五官病证；小儿惊风、痫病等神志病证。

操作方法：平刺0.3～0.5寸。

26. 头维（tóu wéi，ST8）

归经：足阳明胃经。

定位：在头部，额角发际直上0.5寸，头正中线旁开4.5寸处。

主治：头痛、眩晕、迎风流泪、目痛、眼睑𥆧动等头面五官病证。

操作方法：平刺0.5～1寸。

27. 率谷（shuài gǔ，GB8）

归经：足少阳胆经。

定位：在头部，耳尖直上入发际1.5寸。

主治：偏头痛、眩晕、耳鸣、耳聋；小儿急、慢惊风等病证。

操作方法：平刺0.5～0.8寸。

28. 角孙（jiáo sūn，TE20）

归经：手少阳三焦经。

定位：在头部，耳尖正对发际处。

主治：耳鸣、耳聋、聤耳、耳部肿痛、目赤肿痛、视物不清、目翳等五官病证；偏头痛、痄腮、面颊肿痛、齿痛、颈项强痛等病证。

操作方法：平刺0.3～0.5寸。治疗小儿痄腮亦可选用灯火灸。

29. 耳尖（ěr jiān，EX-HN6）

归经：经外奇穴。

定位：在耳区，当外耳轮最高处。

主治：头痛、高热；耳鸣、耳聋、聤耳、目疾、咽喉肿痛、颜面疔疮等头面五官病证。

操作方法：直刺或斜刺0.1～0.3寸，可选用三棱针点刺出血。

30. 完骨（wán gǔ，GB12）

归经：足少阳胆经。

定位：在头部，耳后乳突后下方的凹陷中。

主治：头痛、颈项强痛；失眠；齿痛、面瘫、口噤不开、面颊肿痛等头面 五官病证。

操作方法：直刺 0.5 ～ 0.8 寸。

二、颈项部腧穴

（一）颈项部腧穴分布规律

颈项部是连接胸背部、上肢部与头部经脉的重要解剖位置，十二经脉中的阳经、督脉、任脉均经过颈项部，上达于头部。包括手阳明大肠经、手太阳小肠经、手少阳三焦经、足阳明胃经、足太阳膀胱经、足少阳胆经，奇经八脉中的任脉和督脉也循行于颈项部。其分布以颈前正中线（任脉）向后排序，第 1 条经脉为足阳明经，第 2 条经脉是手阳明经，第 3 条经脉是足少阳经，第 4 条是手少阳经，第 5 条是手太阳经，第 6 条是足太阳经。以上 6 条阳经在颈项部排列的次序相对显示为：阳明经在"前"，少阳经在"中"，太阳经在"后"。督脉则分布于项部后正中线上。

（二）颈项部腧穴主治概要

1. 神志病证 癫狂、言语謇涩、痫病、癔症等。
2. 头面五官病证 舌、咽喉、目、气管、头项、颈等部位疾病。
3. 腧穴所在部位局部病证。

（三）颈项部常用腧穴

1. 廉泉（lián quán，**CV23**）
归经：任脉。
定位：在颈前区，前正中线上，喉结上方，舌骨上缘凹陷中。
主治：中风所致的舌强不语、流涎；吞咽困难、喉痹、舌下肿痛、咽喉肿 痛等相关病证。
操作方法：向舌根方向斜刺 0.5 ～ 0.8 寸。

2. 天突（tiān tū，**CV22**）
归经：任脉。
定位：在颈前区，前正中线上，胸骨上窝中央处。
主治：咳嗽、哮喘、肺痈、咳吐脓血、喉痹、咽喉肿痛、失音、暴喑、呕吐、呃逆、喉鸣、梅核气、瘿瘤、气喘、胸痛、噎膈、心痛、衄血、咯血、膈肌痉挛等胸肺及颈部疾患。

操作方法：先直刺 0.2 寸，继而将针尖转向下方、紧贴胸骨后方、气管前缘缓慢刺入 0.8 ～ 1.2 寸。针刺过程中，必须严格掌握针刺的角度与深度以防刺伤肺和有关动、静脉。

3. 人迎（rén yíng，ST9）

归经：足阳明胃经。

定位：在颈部，横平喉结，胸锁乳突肌的前缘，颈总动脉搏动处。

主治：咽喉肿痛、瘰疬、瘿气等咽喉颈部病证；眩晕；胸满、气喘等。

操作方法：避开颈总动脉，直刺 0.3 ～ 0.8 寸。

4. 扶突（fú tū，LI18）

归经：手阳明大肠经。

定位：在胸锁乳突肌区，横平喉结，胸锁乳突肌前、后缘中间。

主治：咳嗽、气喘、咳逆上气、咳嗽多唾、咽喉肿痛、暴喑、吞咽困难等肺系及咽喉疾患；瘰疬、瘿气；颈部手术针刺麻醉选穴。

操作方法：直刺 0.5 ～ 0.8 寸。避开颈动脉，禁深刺，且不可使用电针，避免引起迷走神经反应。

5. 天鼎（tiān dǐng，LI17）

归经：手阳明大肠经。

定位：在颈部，横平环状软骨，胸锁乳突肌后缘处。

主治：咽喉肿痛、喉痹、吞咽困难、暴喑等咽喉病证；梅核气、瘰疬、瘿气等。

操作方法：直刺 0.5 ～ 0.8 寸。

6. 翳风（yī fēng，TE17）

归经：手少阳三焦经。

定位：在颈部，耳垂后方，乳突与下颌角之间凹陷中。

主治：口眼㖞斜、口噤、痄腮、耳聋、耳鸣、聤耳、眼睑瞤动、面颊肿痛、牙关紧闭等头面五官疾患；瘰疬等。

操作方法：直刺 0.5 ～ 1 寸。

7. 安眠（ān mián）

归经：经外奇穴。

定位：在项部，翳风穴与风池穴连线的中点处。

主治：失眠、眩晕、头痛、健忘、心悸、癫狂等心神疾患。

操作方法：直刺 0.5 ～ 1 寸。

8. 风池（fēng chí，GB20）

归经：足少阳胆经。

定位：在项部，当枕骨之下，与风府相平，胸锁乳突肌上端与斜方肌上端之间的凹陷处。

主治：头痛、眩晕、失眠、痫病等脑部疾患；目赤肿痛、迎风流泪、雀目、青盲、面肿、鼻渊、鼻衄、耳鸣、耳聋、咽喉肿痛等五官病证；中风、感冒等内外风证；颈项强痛、肩背痛；热病等。

操作方法：向鼻尖方向斜刺 0.8 ～ 1.2 寸。

9. 天柱（tiān zhù，BL10）

归经：足太阳膀胱经。

定位：在颈后区，横平第 2 颈椎棘突上际，斜方肌外缘凹陷中。

主治：头痛、颈项强痛、肩背痛、颈椎病等疾患；目视不明、迎风流泪、近视、咽肿、鼻塞、眩晕等头面五官病证；癫狂、惊痫、角弓反张、小儿惊风、失眠等神志病证。

操作方法：直刺或斜刺 0.5 ～ 0.8 寸，禁止向内上方深刺，以防伤及延髓。

10. 风府（fēng fǔ，GV16）

归经：督脉。

定位：在颈后区，枕外隆凸直下，当后发际正中直上 1 寸，两侧斜方肌之间的凹陷处。

主治：中风、痴呆、痫病等脑病；癫狂、癔症等神志病；眩晕、头痛、颈项强痛、目眩、鼻塞、鼻衄、咽喉肿痛、失音等头面五官病证。

操作方法：伏案正坐位，头微前倾，项部肌肉放松，针尖向下颌方向缓慢刺入 0.5 ～ 1 寸。禁止针尖方向向上斜刺或深刺，以防刺入枕骨大孔，伤及延髓。

11. 哑门（yǎ mén，GV15）

归经：督脉。

定位：在颈后区，后正中线上，第 2 颈椎棘突上际凹陷处。

主治：音哑、重舌、言语涩滞、舌缓不语、暴喑、聋哑等语言障碍；头风头痛、颈项强急、项后痛、中风、眩晕等头部颈项部疾患；癫狂、痫病、癔症等神志病。

操作方法：伏案正坐位，头微前倾，项部肌肉放松，针尖向下颌方向缓慢刺入 0.5 ～ 1 寸。禁止针尖方向向上斜刺或深刺，以防刺入枕骨大孔，伤及延髓。

三、胸腹部腧穴

（一）胸腹部腧穴分布规律

十二经脉中相互衔接的阴经与阴经在胸中交接，如足太阴脾经与手少阴心经于心中交接，足少阴肾经与手厥阴心包经在胸中交接，足厥阴肝经与手太阴肺经则是在肺中交接。其中，足阳明胃经从头走足，循行经过胸腹部。因此，胸腹部主要分布的是十二经脉中的阴经以及足阳明胃经、任脉。经脉左右对称分布，胸部经脉循行从胸正中线（任脉）向外依次是足少阴肾经（胸正中线旁开 2 寸）、足阳明胃经（胸正中线旁开 4 寸）、足厥阴肝经（胸正中线旁开 4 寸）、足太阴脾经（胸正中线旁开 6 寸）；腹部经脉循行从腹正中线（任脉）向外依次是足少

阴肾经（腹正中线旁开 0.5 寸）、足阳明胃经（腹正中线旁开 2 寸）、足太阴脾经
（腹正中线旁开 4 寸），足厥阴肝经的章门穴位于侧腹部，但是急脉穴是前正中线
旁开 2.5 寸。

（二）胸腹部腧穴主治概要

1. 脏腑病证　心痛、心悸、怔忡、胸闷、黄疸、胸胁胀痛、呕逆、胃痛、腹
痛、泄泻、便秘、呕吐等。

2. 神志病证　癫狂、痫病、癔症等。

3. 妇科病、前阴病　痛经、闭经、月经不调、遗精、阳痿、遗尿、小便不
利等。

4. 腧穴所在部位局部病证。

（三）胸腹部常用腧穴

1. 膻中（dàn zhōng，CV17）心包募穴；八会穴之气会

归经：任脉。

定位：在胸骨体上，前正中线上，横平第 4 肋间隙。

主治：胸痹、心痛、心悸、咳嗽、气喘、咯血、肺痈等心肺疾患；乳少、乳
痛、乳癖等乳腺病证；呕吐、呃逆等胃气上逆证。

操作方法：直刺 0.3～0.5 寸，或平刺。

2. 俞府（shū fǔ，KI27）

归经：足少阴肾经。

定位：在胸部，锁骨下缘，前正中线旁开 2 寸处。

主治：咳嗽、气喘、胸闷、胸痛等肺胸病证。

操作方法：斜刺或平刺 0.5～0.8 寸，不可深刺，以免伤及心、肺。

3. 期门（qī mén，LR14）肝之募穴

归经：足厥阴肝经。

定位：在胸部，第 6 肋间隙，前正中线旁开 4 寸。

主治：胸胁胀满疼痛；腹胀、腹痛、呃逆、吐酸等肝郁乘脾证；乳痈、郁
病等。

操作方法：平刺或斜刺 0.5～0.8 寸。

4. 中府（zhōng fǔ，LU1）肺之募穴

归经：手太阴肺经。

定位：在胸部，横平第 1 肋间隙，前正中线旁开 6 寸。

主治：咳嗽、气喘、胸痛、咯血、肺胀满、少气不得息等胸肺病证；肩臂
疼痛。

操作方法：向外斜刺或平刺 0.5～0.8 寸，不可向内侧深刺以免伤及肺脏。

5. 大包（dà bāo，SP21）脾之大络

归经：足太阴脾经。

定位：在胸外侧区，第6肋间隙，位于腋中线上。

主治：咳嗽、气喘、胸胁胀满疼痛等肺胸疾患；周身疼痛、四肢无力等证。

操作方法：斜刺或向外平刺 0.5 ～ 0.8 寸。

6. 巨阙（jù què，CV14）心之募穴

归经：任脉。

定位：在上腹部，前正中线上，脐中上 6 寸。

主治：心悸、胸痛等心胸疾患；癫狂、痫病等神志病证；呕吐、呃逆、腹胀等。

操作方法：向下斜刺 0.5 ～ 1 寸，不可深刺以免伤及肝脏。

7. 上脘（shàng wǎn，CV13）

归经：任脉。

定位：在上腹部，前正中线上，脐中上 5 寸。

主治：胃痛、腹胀、呕吐、呃逆、泄泻等脾胃疾患；癫狂、痫病等神志病证等。

操作方法：直刺 1 ～ 1.5 寸（注意太过瘦弱者不可深刺，刺 0.5 ～ 1 寸即可）。

8. 中脘（zhōng wǎn，CV12）胃之募穴；八会穴之腑会

归经：任脉。

定位：在上腹部，前正中线上，脐中上 4 寸。

主治：胃痛、腹胀、呕吐、呃逆、完谷不化、食欲不振、小儿疳积、泄泻等脾胃病证；癫狂、痫病、失眠等神志病证；黄疸等。

操作方法：直刺 1 ～ 1.5 寸。

9. 建里（jiàn lǐ，CV11）

归经：任脉。

定位：在上腹部，前正中线上，脐中上 3 寸。

主治：胃脘痛、完谷不化、食欲不振、呕吐、腹痛肠鸣、腹胀、泄泻等脾胃疾患；水肿、小便不利等。

操作方法：直刺 1 ～ 1.5 寸。

10. 下脘（xià wǎn，CV10）

归经：任脉。

定位：在上腹部，前正中线上，脐中上 2 寸。

主治：胃痛、完谷不化、食欲不振、呕吐、腹痛肠鸣、腹胀、泄泻、小儿疳积、呃逆等脾胃疾患。

操作方法：直刺 1 ～ 1.5 寸。

11. 神阙（shén què, CV8）

归经：任脉。

定位：在脐区，脐中央处。

主治：中风脱证、虚脱、虚劳、脱肛、阴挺、胃下垂等气虚下陷证；腹胀、腹痛、泄泻、便秘、痢疾、水肿等脾胃虚损疾患；强身保健要穴。

操作方法：神阙穴禁针，多选用艾条灸或隔盐灸等。

12. 气海（qì hǎi, CV6）

归经：任脉。

定位：在下腹部，前正中线上，脐中下 1.5 寸。

主治：中风脱证、虚脱、虚劳羸瘦、脱肛、阴挺、疝气等气虚下陷证；遗精、阳萎、不育等男科病证；月经不调、痛经、经闭、不孕、崩漏、带下等妇科病证；胃痛、腹胀、呃逆、呕吐、便秘、泄泻；遗尿、癃闭等证。

操作方法：直刺 1～1.5 寸，孕妇慎用。

13. 石门（shí mén, CV5）三焦之募穴

归经：任脉。

定位：在下腹部，前正中线上，脐中下 2 寸。

主治：腹胀、腹痛、腹泻、便秘、痢疾等脾胃肠病证；小便不利、水肿、淋证；遗精、阳萎等男科病证；崩漏、经闭、带下病、产后恶露不尽等妇科病证；疝气（也有古籍记载石门妇人针刺致不孕，故本穴应慎用）。

操作方法：直刺 1～1.5 寸，孕妇慎用。

14. 关元（guān yuán, CV4）小肠之募穴

归经：任脉。

定位：在下腹部，前正中线上，脐中下 3 寸。

主治：中风脱证、虚脱、虚劳羸瘦、脱肛、阴挺等气虚下陷证；遗精、阳萎、不育等男科病证；月经不调、痛经、经闭、不孕、崩漏、带下等妇科病证；胃痛、腹胀、腹痛、呃逆、呕吐、便秘、泄泻；遗尿、癃闭、尿频、尿急等膀胱病证；强身保健要穴。

操作方法：直刺 1～1.5 寸，应在排尿后针刺，以免伤及深部膀胱。孕妇慎用。

15. 中极（zhōng jí, CV3）膀胱之募穴

归经：任脉。

定位：在下腹部，前正中线上，脐中下 4 寸。

主治：遗尿、癃闭、尿频、尿急等膀胱病证；遗精、阳萎、不育等男科病证；月经不调、痛经、经闭、不孕、崩漏、带下等妇科病证。

操作方法：直刺 1～1.5 寸，应在排尿后针刺，以免伤及深部膀胱。孕妇慎用。

16. 肓俞（huāng shū，**KI16**）

归经：足少阴肾经。

定位：在腹部，脐中旁开 0.5 寸。

主治：绕脐痛、腹胀、泄泻、痢疾、便秘、黄疸等脾胃病证；疝气；月经不调。

操作方法：直刺 0.8 ～ 1.2 寸。

17. 大赫（dà hè，**KI12**）

归经：足少阴肾经。

定位：在下腹部，脐中下 4 寸，前正中线旁开 0.5 寸。

主治：阳萎、遗精、不育等男科病证；女子赤白带下、月经不调、痛经、阴挺、不孕等妇科病证。

操作方法：直刺或斜刺 0.5 ～ 1 寸。

18. 梁门（liáng mén，**ST21**）

归经：足阳明胃经。

定位：在上腹部，脐中上 4 寸，前正中线旁开 2 寸。

主治：胃痛、腹部胀满、呕吐、纳少、腹痛等脾胃证候。

操作方法：直刺或斜刺 0.8 ～ 1.2 寸。

19. 天枢（tiān shū，**ST25**）大肠之募穴

归经：足阳明胃经。

定位：在腹部，横平脐中，前正中线旁开 2 寸。

主治：绕脐腹痛、泄泻、呃逆、便秘、痢疾、腹部胀满、呕吐、肠痈、黄疸等脾胃肠证候；癥瘕、痛经、月经不调、不孕等妇科病证。

操作方法：直刺或斜刺 1 ～ 1.5 寸。

20. 水道（shuǐ dào，**ST28**）

归经：足阳明胃经。

定位：在下腹部，脐中下 3 寸，前正中线旁开 2 寸。

主治：小腹胀满疼痛；小便不利、水肿；痛经、月经不调、不孕等妇科病证。

操作方法：直刺或斜刺 1 ～ 1.5 寸。

21. 归来（guī lái，**ST29**）

归经：足阳明胃经。

定位：在下腹部，脐中下 4 寸，前正中线旁开 2 寸。

主治：小腹胀满疼痛；疝气；痛经、月经不调、闭经、带下、阴挺、不孕等妇科病证。

操作方法：直刺或斜刺 1 ～ 1.5 寸。

22. 子宫（zǐ gōng，EX–CA1）

归经：经外奇穴。

定位：在下腹部，脐中下 4 寸，前正中线旁开 3 寸。

主治：月经不调、痛经、经闭、不孕、崩漏、带下等妇科病证。

操作方法：直刺 0.8 ～ 1.2 寸。

23. 大横（dà héng，SP15）

归经：足太阴脾经。

定位：在腹部，脐中旁开 4 寸。

主治：腹胀腹痛、肠鸣、腹泻、便秘等脾胃病证；肥胖症等。

操作方法：直刺 1 ～ 2 寸。

24. 章门（zhāng mén，LR13）脾之募穴；八会穴之脏会

归经：足厥阴肝经。

定位：在侧腹部，在第 11 肋游离端的下际。

主治：腹胀、泄泻、痞块；胁痛、黄疸等肝胆病证。

操作方法：斜刺 0.8 ～ 1 寸。

四、腰背部腧穴

（一）腰背部腧穴分布规律

腰背部是足太阳膀胱经与督脉的循行处。足太阳膀胱经一条分支沿着肩胛骨内侧，夹脊柱旁，到达腰部；另一条分支从肩胛骨内侧左右分别下行，经肩胛骨内缘沿着脊柱下行。督脉，起始于躯干最下部的长强穴，沿着脊柱里面，上行至风府穴，进入脑部。因此，在分布上，足太阳膀胱经与督脉在腰背部并行，足太阳膀胱经从上往下循行，督脉从下往上循行。

（二）腰背部腧穴主治概要

1. 脏腑病证 心痛、心悸、怔忡、胸闷、黄疸、胸胁胀痛、呕逆、胃痛、腹痛、泄泻、便秘、呕吐等。

2. 腰背部病证 腰背部疼痛、麻木，腰椎病，腰肌劳损，急性腰扭伤等。

3. 腧穴所在部位局部病证。

（三）腰背部常用腧穴

1. 大椎（dà zhuī，GV14）

归经：督脉。

定位：在脊柱区，第 7 颈椎棘突下凹陷中，后正中线上。

主治：热病、疟疾、恶寒发热、咳嗽、气喘等外感病证；骨蒸潮热；癫狂痫病、小儿惊风等神志病；项强，脊痛；风疹，痤疮。

操作方法：斜刺 0.5 ～ 1 寸。

2. 至阳（zhì yáng，**GV9**）

归经：督脉。

定位：当后正中线上，第 7 胸椎棘突下凹陷中。

主治：黄疸、胸胁胀痛、身热；咳嗽、气喘；胃痛；脊背强痛。

操作方法：斜刺 0.5 ～ 1.0 寸。

3. 命门（mìng mén，**DU4**）

归经：督脉。

定位：在腰部，当后正中线上，第 2 腰椎棘突下凹陷中。

主治：老人肾虚腰痛，目视不明；遗精，阳萎；角弓反折等。

操作方法：直刺 0.5 ～ 1.0 寸。

4. 腰阳关（yāo yáng guān，**DU3**）

归经：督脉。

定位：在腰部，当后正中线上，第 4 腰椎棘突下凹陷中。

主治：腰骶疼痛、下肢痿痹；月经不调、赤白带下、遗精、阳萎、便秘等。

操作方法：直刺 0.5 ～ 1 寸。

5. 腰俞（yāo shū，**DU2**）

归经：督脉。

定位：在骶部，当后正中线上，适对骶管裂孔。

主治：腰脊疼痛；脱肛、便秘、便血、溺血；月经不调；下肢痿痹。

操作方法：向上斜刺 0.5 ～ 1 寸。

6. 大杼（dà zhù，**BL11**）

归经：足太阳膀胱经。

定位：在脊柱区，第 1 胸椎棘突下，后正中线旁开 1.5 寸。

主治：发热、咳嗽、鼻塞；肩胛背酸痛、颈项强痛。

操作方法：斜刺 0.5 ～ 0.8 寸。不宜深刺，以免伤及内部重要脏器。

7. 风门（fēng mén，**BL12**）

归经：足太阳膀胱经。

定位：在脊柱区，第 2 胸椎棘突下，后正中线旁开 1.5 寸。

主治：感冒、咳嗽、发热、头痛等外感病证；项强、肩背痛。

操作方法：斜刺 0.5 ～ 0.8 寸。不宜深刺，以免伤及内部重要脏器。

8. 肺俞（fèi shū，**BL13**）肺之背俞穴

归经：足太阳膀胱经。

定位：在脊柱区，第 3 胸椎棘突下，后正中线旁开 1.5 寸。

主治：咳嗽、气喘、咳血、喉痹、鼻塞；骨蒸潮热、盗汗；皮肤瘙痒、瘾疹。

操作方法：斜刺 0.5 ～ 0.8 寸。不宜深刺，以免伤及内部重要脏器。

9. 心俞（xīn shū，BL15）心之背俞穴

归经：足太阳膀胱经。

定位：在脊柱区，第 5 胸椎棘突下，后正中线旁开 1.5 寸。

主治：心痛、心悸、心烦、失眠、健忘、梦遗；癫、狂、痫；咳嗽、吐血、盗汗。

操作方法：斜刺 0.5 ～ 0.8 寸。不宜深刺，以免伤及内部重要脏器。

10. 膈俞（gé shū，BL17）八会穴之血会

归经：足太阳膀胱经。

定位：在脊柱区，第 7 胸椎棘突下，后正中线旁开 1.5 寸。

主治：胃脘痛、呕吐、呃逆、噎膈、饮食不下；咳嗽、气喘、吐血、潮热、盗汗；皮肤瘙痒、瘾疹；贫血、瘀血诸症；背痛、脊强。

操作方法：斜刺 0.5 ～ 1 寸。

11. 肝俞（gān shū，BL18）肝之背俞穴

归经：足太阳膀胱经。

定位：在脊柱区，第 9 胸椎棘突下，后正中线旁开 1.5 寸。

主治：胁痛、黄疸、脊背痛；目赤肿痛、目视不明、夜盲；吐血、衄血；癫、狂、痫病。

操作方法：斜刺 0.5 ～ 0.8 寸。

12. 胆俞（dǎn shū，BL19）胆之背俞穴

归经：足太阳膀胱经。

定位：在脊柱区，第 10 胸椎棘突下，后正中线旁开 1.5 寸。

主治：胁痛、口苦、黄疸、呕吐、饮食不下；肺痨、潮热、盗汗。

操作方法：斜刺 0.5 ～ 0.8 寸。

13. 脾俞（pǐ shū，BL20）脾之背俞穴

归经：足太阳膀胱经。

定位：在脊柱区，第 11 胸椎棘突下，后正中线旁开 1.5 寸。

主治：腹胀、呕吐、泄泻、痢疾、完谷不化、便血；黄疸、水肿；背痛。

操作方法：斜刺 0.5 ～ 0.8 寸。

14. 胃俞（wèi shū，BL21）胃之背俞穴

归经：足太阳膀胱经。

定位：在脊柱区，第 12 胸椎棘突下，后正中线旁开 1.5 寸。

主治：胃脘痛、呕吐、反胃、腹胀、肠鸣、完谷不化、噎膈；胸胁痛。

操作方法：斜刺 0.5 ～ 0.8 寸。

15. 肾俞（shèn shū，BL23）肾之背俞穴

归经：足太阳膀胱经。

定位：在脊柱区，第 2 腰椎棘突下，后正中线旁开 1.5 寸。

主治：头晕、目昏、耳聋、耳鸣、腰膝酸软；遗精、阳痿、早泄、月经不调、带下、遗尿、水肿、小便不利；洞泄不化、咳喘少气；腰痛。

操作方法：直刺 0.5 ～ 1 寸。

16. 膀胱俞（páng guāng shū，BL28）膀胱之背俞穴

归经：足太阳膀胱经。

定位：在骶区，横平第 2 骶后孔，骶正中嵴旁开 1.5 寸。

主治：小便不利、尿频、遗尿、遗精；腹痛、腹泻、便秘；腰骶痛。

操作方法：直刺或斜刺 0.8 ～ 1.2 寸。

17. 次髎（cì liáo，BL32）

归经：足太阳膀胱经。

定位：在骶区，正对第 2 骶后孔中。

主治：月经不调、带下、痛经、疝气、小便不利、癃闭、遗精、阳痿；（本穴为治腰骶痛、妇科病常用穴）腰骶痛、下肢痿痹。

操作方法：直刺 1 ～ 1.5 寸。

18. 膏肓（gāo huāng，BL43）

归经：足太阳膀胱经。

定位：在脊柱区，第 4 胸椎棘突下，后正中线旁开 3 寸。

主治：咳嗽、气喘、吐血、盗汗、肺痨；健忘、遗精；完谷不化、四肢倦怠、虚劳羸瘦；肩胛背痛。

操作方法：斜刺 0.5 ～ 0.8 寸。此穴多用灸法，每次 7 ～ 15 壮，或温灸 15 ～ 30 分钟。

19. 志室（zhì shì，BL52）

归经：足太阳膀胱经。

定位：在腰区，第 2 腰椎棘突下，后正中线旁开 3 寸。

主治：遗精、阳痿、月经不调；水肿，小便不利；腰脊强痛。

操作方法：斜刺 0.5 ～ 0.8 寸。

20. 秩边（zhì biān，BL54）

归经：足太阳膀胱经。

定位：在骶区，横平第 4 骶后孔，骶正中嵴旁开 3 寸。

主治：腰骶痛、下肢痿痹；便秘、痔疾、阴部肿痛、小便不利。

操作方法：直刺 1 ～ 1.5 寸。

21. 肩井（jiān jǐng，GB21）

归经：足少阳胆经。

定位：在肩胛区，第 7 颈椎棘突与肩峰最外侧点连线的中点。

主治：肩背臂痛、上肢不遂、颈项强痛；瘰疬；乳痈、乳汁不下；难产、胞

衣不下。

操作方法：直刺 0.3 ～ 0.5 寸，深部正当肺尖，切不可深刺。

22. 天宗（tiān zōng，SI11）

归经：手太阳小肠经。

定位：在肩胛区，肩胛冈中点与肩胛骨下角连线上 1/3 与下 2/3 交点凹陷中。

主治：肩胛疼痛、肩臂痛；乳痈、乳癖；咳嗽、气喘。

注意事项：直刺或斜刺 0.5 ～ 1 寸。

五、上肢部腧穴

（一）上肢部腧穴分布规律

上肢部是相表里的手三阳经与手三阴经的交接处，如手太阴肺经与手阳明大肠经交于手指食指，手少阴心经与手太阳小肠经交于小指端，手厥阴心包经与手少阳三焦经交于无名指。因此，上肢部分布的经脉主要是十二经脉中的手部的经脉，包括手太阴肺经、手厥阴心包经、手少阴心经、手阳明大肠经、手少阳三焦经、手太阳小肠经，分布显示为手背侧为手三阳经，分别为手阳明大肠经在前、手少阳三焦经在中、手太阳小肠经在后；手掌侧为手三阴经，分别为手太阴肺经在前、手厥阴心包经在中、手少阴心经在后。"手之三阴从脏走手，手之三阳从手走头"，此为上肢部经脉的流注走向，因此上肢部腧穴不只可治疗上肢部疾病，也可以治疗胸部以及头面部如眼病、咽喉部、热病等病。

（二）上肢部腧穴主治概要

1. 头面部疾病　头痛、齿痛、目痛、眩晕、癫狂、昏迷、项强、鼻衄、失眠健忘、痴呆以及咽喉病。

2. 脏腑病证　心、肺系疾病，如咳嗽、气喘、胸痛、心悸等。

3. 腧穴所属经脉循行部位及其相应脏腑的病证。

（三）上肢部常用腧穴

1. 尺泽（chǐ zé，LU5）合穴

归经：手太阴肺经。

定位：在肘部，肘横纹上，肱二头肌腱桡侧凹陷中。

主治：咳嗽、气喘、潮热、咽喉肿痛、肺部胀满等肺热症状，急性吐泻、中暑、小儿惊风；肘臂挛痛。

操作方法：直刺 0.8 ～ 1.2 寸或点刺出血。

2. 孔最（kǒng zuì，LU6）郄穴

归经：手太阴肺经。

定位：在前臂前区，腕掌侧远端横纹上 7 寸，尺泽与太渊连线上。

主治：咳嗽、气喘、胸痛、头痛项强、口眼㖞斜；热病无汗；肘臂挛痛。

操作方法：直刺 0.5 ～ 1 寸。

3. 列缺（liè quē，**LU7**）络穴，八脉交会穴（**通于任脉**）

归经：手太阴肺经。

定位：在腕掌侧远端横纹上 1.5 寸，拇短伸肌腱与拇长展肌腱之间，拇长展肌腱沟的凹陷中。

简便取穴法：即两手虎口自然交叉，一手食指按在另一手桡骨茎突上，指尖下凹陷即为此穴。

主治：外感咳嗽、气喘、咽喉肿痛；头痛项强、口眼㖞斜、小便热、掌中热、上肢不遂。

操作方法：向上斜刺 0.5 ～ 0.8 寸。

4. 太渊（tài yuān，**LU9**）输穴；原穴；八会穴之脉会

归经：手太阴肺经。

定位：在腕前区，桡骨茎突与舟状骨之间，拇长展肌腱尺侧凹陷中。

主治：咳嗽、气喘、咳血、胸痛、咽喉肿痛；无脉症；腕臂痛。

操作方法：避开桡动脉，直刺 0.3 ～ 0.5 寸。

5. 鱼际（yú jì，**LU10**）荥穴

归经：手太阴肺经。

定位：在第一掌骨桡侧中点赤白肉际处。

主治：咳嗽、咽喉肿痛、失音、发热；小儿疳积；掌中热。

操作方法：直刺 0.5 ～ 0.8 寸。

6. 少商（shào shāng，**LU11**）井穴

归经：手太阴肺经。

定位：在手指拇指末节桡侧，指甲根角侧上方 0.1 寸。

主治：咽喉肿痛、鼻衄、咳嗽；高热、昏迷、癫狂；手指疼痛麻木。

操作方法：浅刺 0.1 寸或点刺出血。

7. 曲泽（qǔ zé，**PC3**）合穴

归经：手厥阴心包经。

定位：在肘前区，肱二头肌腱的尺侧缘凹陷中。

主治：心悸、心痛；胃痛、吐泻；热病、中暑；肘臂挛痛。

操作方法：直刺 1 ～ 1.5 寸或点刺出血。

8. 内关（nèi guān，**LU7**）络穴；八脉交会穴（**通于阴维脉**）

归经：手厥阴心包经。

定位：在腕掌侧远端横纹上 2 寸，掌长肌腱与桡侧腕屈肌腱之间。

主治：心痛、心悸、胸痛、胸闷；呕吐、呃逆；中风、眩晕、头痛；失眠、

郁证、癫狂；肘臂挛痛。

操作方法：直刺 0.5 ～ 1 寸。

9. 中冲（zhōng chōng，PC9）井穴

归经：手厥阴心包经。

定位：在中指末端最高点。

主治：中风昏迷、中暑、昏厥、小儿惊风；热病。

操作方法：浅刺 0.1 寸或点刺出血，本穴为急救要穴之一。

10. 极泉（jí quán，HT1）

归经：手少阴心经。

定位：在腋窝中央，腋动脉搏动处。

主治：心痛心悸；肩臂疼痛、上肢不遂；瘰疬；胁肋疼痛；腋臭；上肢针麻用穴。

操作方法：上臂外展，避开腋动脉，直刺 0.5 ～ 0.8 寸。

11. 通里（tōng lǐ，HT5）络穴

归经：手少阴心经。

定位：在前臂前区，腕掌侧远端横纹上 1 寸处，尺侧腕屈肌腱的桡侧缘。

主治：心痛、心悸、怔忡；暴喑、舌强；手臂痛。

操作方法：直刺 0.3 ～ 0.5 寸，不宜深刺，以免刺伤血管及神经。

12. 阴郄（yīn xì，HT6）郄穴

归经：手少阴心经。

定位：在前臂前区，腕掌侧远端横纹上 0.5 寸处，尺侧腕屈肌腱的桡侧缘。

主治：心痛、惊悸；吐血、衄血、骨蒸盗汗、暴喑。

操作方法：避开静脉，直刺 0.3 ～ 0.5 寸。

13. 神门（shén mén，HT7）输穴；原穴

归经：手少阴心经。

定位：在前臂前区，腕掌侧远端横纹尺侧端，尺侧腕屈肌腱的桡侧缘。

主治：心痛、惊悸、失眠、健忘、痴呆、胸胁痛、癫狂；腕臂痛；高血压。

操作方法：避开尺动、静脉，直刺 0.3 ～ 0.5 寸。

14. 少冲（shào chōng，HT9）井穴

归经：手少阴心经。

定位：在手小指末节桡侧，指甲根角侧上方 0.1 寸处。

主治：心悸、心痛、胸胁痛；癫狂、昏迷、热病。

操作方法：浅刺 0.1 ～ 0.2 寸或点刺出血。

15. 肩髃（jiān yú，LI15）

归经：手阳明大肠经。

定位：在三角肌区，屈臂外展，肩峰外侧缘呈现前后两个凹陷，前下方的凹陷即为本穴。

主治：肩臂疼痛不遂、手臂挛急；瘾疹；瘰疬。

操作方法：直刺或向下斜刺 0.8 ～ 1.5 寸，肩周炎宜向肩关节直刺，上肢不遂宜向三角肌方向斜刺。因腧穴部多有神经分布，故宜小心针刺。

16. 臂臑（bì nào，LI14）

归经：手阳明大肠经。

定位：在手臂部，曲池上 7 寸，三角肌前缘处。

主治：肩臂部疼痛不遂；瘰疬；目疾。

操作方法：直刺或向上斜刺 0.8 ～ 1.5 寸。

17. 曲池（qǔ chí，LI11）合穴

归经：手阳明大肠经。

定位：曲肘成 90°夹角，在肘横纹外侧端与肱骨外上髁连线中点处。

主治：上肢不遂；头痛、眩晕；热病；癫狂；腹痛吐泻；咽喉痛、齿痛、目痛；瘾疹、湿疹；瘰疬。

操作方法：直刺 1 ～ 1.5 寸。每日按压曲池穴 1 ～ 2 分钟，使酸胀感向下扩散，有预防高血压的作用。

18. 手三里（shǒu sān lǐ，LI10）

归经：手阳明大肠经。

定位：在肘横纹下 2 寸，阳溪与曲池连线上。

主治：手臂疼痛、上肢不遂；齿痛、颊肿；腹痛。

操作方法：直刺 0.8 ～ 1.2 寸。

19. 偏历（piān lì，LI6）络穴

归经：手阳明大肠经。

定位：在前臂，腕背侧远端横纹上 3 寸，阳溪与曲池连线上。

主治：鼻衄、喉痛、耳鸣耳聋；手臂疼痛；腹部疼痛。

操作方法：直刺或斜刺 0.5 ～ 0.8 寸。

20. 阳溪（yáng xī，LI5）经穴

归经：手阳明大肠经。

定位：在腕背侧远端横纹桡侧，桡骨茎突远端，即手拇指向上翘起时，拇长伸肌腱和拇短伸肌腱之间的凹陷中。

主治：手腕疼痛；头痛、齿痛、咽喉疼痛、耳鸣耳聋。

操作方法：直刺 0.5 ～ 0.8 寸。

21. 合谷（hé gǔ，LI4）原穴

归经：手阳明大肠经。

定位：在第 1、2 掌骨间，第 2 掌骨桡侧的中点处。

主治：头痛、目赤肿痛、咽喉肿痛、失音、齿痛、腹痛、上肢部疼痛等诸疼痛证；耳鸣耳聋、疟腮；热病；无汗、多汗；经闭、滞产；便秘。

操作方法：直刺 0.5 ～ 1 寸，针刺时手呈半握拳状，此穴提插幅度不宜过大，以免伤及血管，孕妇不宜针刺。

22. 肩髎（jiān liáo，TE14）

归经：手少阳三焦经。

定位：在三角肌区，肩峰角与肱骨大结节两骨间凹陷中，当臂外展时，于肩峰后下方凹陷中。

主治：肩臂挛痛。

操作方法：直刺 1 ～ 1.5 寸。

23. 支沟（zhī gōu，TE6）经穴

归经：手少阳三焦经。

定位：在腕背侧远端横纹上 3 寸，尺骨与桡骨间隙中点。

主治：头痛、耳鸣耳聋；热病；瘰疬；胁肋痛、落枕、上肢痹痛；便秘。

操作方法：直刺 0.5 ～ 1 寸。

24. 外关（wài guān，TE5）络穴，八脉交会穴（通于阳维脉）

归经：手少阳三焦经。

定位：在腕背侧远端横纹上 2 寸，尺骨与桡骨间隙中点。

主治：头痛、目赤、耳鸣耳聋；热病；瘰疬；胁肋痛；上肢痿痹。

操作方法：直刺 0.5 ～ 1 寸。

25. 阳池（yáng chí，TE4）原穴

归经：手少阳三焦经。

定位：在腕背侧远端横纹上，指伸肌腱的尺侧缘凹陷中。

主治：头痛、目赤肿痛、耳鸣耳聋等头面部五官疾患；消渴；腕痛、手臂痛。

操作方法：直刺 0.3 ～ 0.5 寸。

26. 中渚（zhōng zhǔ，TE3）输穴

归经：手少阳三焦经。

定位：在手背，第 4、5 掌骨间，第 4 掌指关节近端凹陷中。

主治：头痛、目赤、耳鸣耳聋等头面部五官疾患，热病；肩、背、肘、臂疼痛；疟疾。

操作方法：直刺 0.3 ～ 0.5 寸。

27. 关冲（guān chōng，TE1）井穴

归经：手少阳三焦经。

定位：在手指第 4 指末节尺侧，指甲根角侧上方 0.1 寸。

主治：头痛，目赤，耳鸣耳聋，热病，中暑，昏厥，肩背痛。

操作方法：浅刺 0.1 寸或点刺出血，本穴为急救要穴之一。

28. 后溪（hòu xī, SI3）输穴；八脉交会穴（通于督脉）

归经：手太阳小肠经。

定位：在手第 5 掌指关节尺侧近端赤白肉际凹陷中。

主治：头痛、落枕、腰背痛；耳聋、目赤、咽喉肿痛；癫狂痫、疟疾、盗汗；手臂挛急。

操作方法：直刺 0.5 ～ 1 寸，治疗手指挛痛常透刺到合谷穴。

29. 少泽（shào zé, SI1）井穴

归经：手太阳小肠经。

定位：在手小指末节尺侧，指甲根角侧上方 0.1 寸处。

主治：头痛、目翳、咽喉肿痛、耳鸣耳聋等头面部疾病；乳痈、乳汁过少；昏迷，热病。

操作方法：浅刺 0.1 ～ 0.2 寸或点刺出血。

六、下肢部腧穴

（一）下肢部腧穴分布规律

下肢部是足三阳经与足三阴经的交接处，如足阳明胃经和足太阴脾经在足大趾交接，足太阳膀胱经与足少阴肾经于足小趾交接，足少阳胆经和足厥阴肝经则在足大趾外侧相同。因此，下肢部分布的穴位主要是足三阴经和足三阳经，包括足太阴脾经、足少阴肾经、足厥阴肝经、足阳明胃经、足太阳膀胱经、足少阳胆经。足三阴三阳经在下肢的分布规律与上肢基本一致，但足三阴经的排列略有不同。足厥阴、足太阴经脉在内踝上 8 寸的位置前后交叉，所以在内踝上 8 寸以下，足三阴从前到后的排列为：足厥阴、足太阴、足少阴；而在内踝上 8 寸以上的排列则为：足太阴、足厥阴、足少阴；足三阳经与手三阳经的分布规律一致，从前到后为足阳明、足少阳、足太阳经。

（二）下肢部腧穴主治概要

1. 下肢部病证 下肢麻木、不遂、疼痛、屈伸不利、肿胀，关节炎，关节积液，关节损伤，扭伤等。

2. 脏腑病证 脾胃、肾、肝胆疾病。胃痛、呕吐、呃逆、胸胁疼痛、黄疸、月经不调、遗精、阳萎等。

3. 腧穴所属经脉循行部位及其相应脏腑的病证。

（三）下肢部常用腧穴

1. 血海（xuè hǎi, SP10）

归经：足太阴脾经。

定位：在股前区，髌底内侧端上 2 寸，股内侧肌隆起处。

主治：月经不调，痛经，闭经，崩漏；瘾疹，湿疹，丹毒；膝、股内侧痛。

操作方法：直刺 1 ～ 1.5 寸。

2. 阴陵泉（yīn líng quán，SP9）合穴

归经：足太阴脾经。

定位：在小腿内侧，胫骨内侧髁下缘与胫骨内侧缘之间的凹陷中。

主治：腹胀，腹泻，水肿，黄疸，小便不利；膝痛。

操作方法：直刺 1 ～ 1.5 寸。治疗膝痛可向阳陵泉或委中方向透刺。

3. 地机（dì jī，SP8）郄穴

归经：足太阴脾经。

定位：在小腿内侧，阴陵泉下 3 寸，胫骨内侧缘后际。

主治：痛经，崩漏，月经不调；食欲不振，腹痛，腹泻；小便不利，水肿。

操作方法：直刺 1 ～ 1.5 寸。

4. 三阴交（sān yīn jiāo，SP6）

归经：足太阴脾经。

定位：在小腿内侧，内踝尖上 3 寸，胫骨内侧缘后际。

主治：肠鸣、腹胀、腹泻等脾胃虚弱诸症；月经不调、带下、崩漏、阴挺、经闭、痛经、不孕、滞产、遗精、阳萎、遗尿、疝气、小便不利等生殖泌尿系统疾病；心悸，失眠，高血压；下肢痿痹；阴虚诸证；湿疹，荨麻疹，神经性皮炎。

操作方法：直刺 1 ～ 1.5 寸。孕妇禁针。

5. 公孙（gōng sūn，SP4）络穴；八脉交会穴（通于冲脉）

归经：足太阴脾经。

定位：在跖区，第 1 跖骨底的前下缘赤白肉际中。

主治：胃痛，呕吐，腹痛，腹胀，腹泻，痢疾；心烦失眠，嗜卧。

操作方法：直刺 0.6 ～ 1.2 寸。

6. 太白（tài bái，SP3）输穴；原穴

归经：足太阴脾经。

定位：在跖区，第 1 跖趾关节近端赤白肉际凹陷中。

主治：肠鸣、腹胀，腹泻，呕吐，胃痛，痢疾，便秘；体重节痛。

操作方法：直刺 0.5 ～ 0.8 寸。

7. 隐白（yǐn bái，SP1）井穴

归经：足太阴脾经。

定位：在足趾，大趾末节内侧，趾甲根角侧后方 0.1 寸。

主治：月经过多，崩漏；便血、尿血等慢性出血；昏厥、癫狂、多梦，惊风；腹满，暴泻。

操作方法：浅刺 0.1 ～ 0.2 寸。

8. 曲泉（qǔ quán，LR8）合穴

归经：足厥阴肝经。

定位：在膝部，腘横纹内侧端，半腱肌肌腱内侧缘凹陷中。

主治：月经不调，痛经，带下，阴挺，阴痒，产后腹痛；遗精，阳萎，疝气，小便不利；髌膝肿痛，下肢痿痹。

操作方法：直刺 1 ～ 1.5 寸。

9. 太冲（tài chōng，LR3）输穴；原穴

归经：足厥阴肝经。

定位：在足背，第 1、2 跖骨间，跖骨底结合部前方凹陷中或触及动脉搏动处。

主治：中风，癫狂痫，小儿惊风；头痛，眩晕，耳鸣，目赤肿痛，口㖞，咽痛；月经不调，痛经，经闭，崩漏，带下；胁痛，腹胀，呕逆，黄疸；癃闭，遗尿；下肢痿痹，足跗肿痛。

操作方法：直刺 0.5 ～ 1 寸。

10. 行间（xíng jiān，LR2）荥穴

归经：足厥阴肝经。

定位：在足背，第 1、2 趾间，趾蹼缘后方赤白肉际处。

主治：中风，痫病；头痛，目眩，目赤肿痛，青盲，口㖞；月经不调，痛经，闭经，崩漏，带下，阴中痛，疝气；遗尿；癃闭，五淋；胸胁满痛；下肢内侧痛，足跗肿痛。

操作方法：直刺 0.5 ～ 1 寸。

11. 大敦（dà dūn，LR1）井穴

归经：足厥阴肝经。

定位：在足趾，大趾末节外侧，趾甲根角侧后方 0.1 寸。

主治：疝气，少腹痛；遗尿，癃闭，五淋，尿血；月经不调，崩漏，缩阴，阴中痛，阴挺；痫病，善寐。

操作方法：浅刺 0.1 ～ 0.2 寸或点刺出血。

12. 复溜（fù liū，KI7）经穴

归经：足少阴肾经。

定位：在小腿内侧，内踝尖上 2 寸，跟腱前缘。

主治：水肿，腹胀，癃闭，泄泻；盗汗，热病无汗或汗出不止；下肢痿痹。

操作方法：直刺 0.5 ～ 1 寸。

13. 照海（zhào hǎi，KI6）八脉交会穴（通于阴跷脉）

归经：足少阴肾经。

定位：在踝区，内踝尖下 1 寸，内踝下缘边际凹陷中。

主治：月经不调，痛经，带下，阴挺，阴痒，小便频，癃闭；咽喉干痛，目赤肿痛；痫病，失眠。

操作方法：直刺 0.5 ～ 0.8 寸。

14. 太溪（tài xī，KI3）输穴；原穴

归经：足少阴肾经。

定位：在踝区，内踝尖与跟腱之间的凹陷中。

主治：月经不调，遗精，阳萎，小便频，消渴，泄泻；头痛，目眩，耳聋，耳鸣，咽喉肿痛，齿痛，失眠，健忘；咳喘，咳血；腰脊痛，下肢痹痛厥冷，下肢不遂，内踝及足跟痛。

操作方法：直刺 0.5 ～ 1 寸。

15. 大钟（dà zhōng，KI4）络穴

归经：足少阴肾经。

定位：在跟区，内踝后下方，跟骨上缘，跟腱附着部前缘凹陷中。

主治：癃闭，遗尿，便秘；咳血，气喘；痴呆，嗜卧；足跟痛。

操作方法：直刺 0.3 ～ 0.5 寸。

16. 涌泉（yǒng quán，KI1）井穴

归经：足少阴肾经。

定位：在足底，屈足卷趾时足心最凹陷中（当足底第 2、3 趾蹼缘与足跟连线的前 1/3 与后 2/3 的交点处）。

主治：头顶痛，眩晕，昏厥，癫狂，小儿惊风，失眠；便秘，小便不利；咽喉肿痛，舌干，失音，足心热。

操作方法：直刺 0.5 ～ 1 寸。针刺时要防止刺伤足底动脉弓。临床常用灸法或药物贴敷。

17. 梁丘（liáng qiū，ST34）郄穴

归经：足阳明胃经。

定位：在股前区，髌底上 2 寸，股外侧肌与股直肌肌腱之间。

主治：膝肿痛、下肢不遂；急性胃痛；乳痈、乳痛。

操作方法：直刺 1 ～ 1.2 寸。

18. 足三里（zú sān lǐ，ST36）合穴；下合穴

归经：足阳明胃经。

定位：在小腿外侧，犊鼻下 3 寸，胫骨前脊外 1 横指处，犊鼻与解溪的连线上。

主治：胃痛、呕吐、噎膈、腹胀、消化不良、腹泻、疳积、痢疾、便秘等胃肠诸疾；下肢痿痹；中风、心悸、高血压、癫狂；乳痈；虚劳诸证。本穴是强壮要穴。

操作方法：直刺 1 ～ 2 寸。强壮保健常用灸法。

19. 上巨虚（shàng jù xū，ST37）下合穴

归经：足阳明胃经。

定位：在小腿外侧，犊鼻下 6 寸，犊鼻与解溪的连线上。

主治：肠鸣、腹痛、腹泻、便秘、肠痈等胃肠疾病；下肢痿痹。

操作方法：直刺 1 ～ 2 寸。

20. 条口（tiáo kǒu，ST38）

归经：足阳明胃经。

定位：在小腿外侧，犊鼻下 8 寸，犊鼻与解溪的连线上。

主治：下肢痿痹，转筋；肩臂痛不能举；脘腹疼痛。

操作方法：直刺 1 ～ 1.5 寸。

21. 丰隆（fēng lóng，ST40）络穴

归经：足阳明胃经。

定位：在小腿外侧，外踝尖上 8 寸，胫骨前肌外缘，条口旁开 1 寸。

主治：头痛，眩晕，癫狂，痫病；咳嗽，痰多，哮喘；下肢痿痹。

操作方法：直刺 1 ～ 1.5 寸。

22. 解溪（jiě xī，ST41）经穴

归经：足阳明胃经。

定位：在踝区，踝关节前面中央凹陷中，拇长伸肌腱与趾长伸肌腱之间。

主治：下肢痿痹，足背肿痛，踝关节病；头痛，眩晕，癫狂；腹胀，便秘。

操作方法：直刺 0.5 ～ 1 寸。

23. 内庭（nèi tíng，ST44）荥穴

归经：足阳明胃经。

定位：在足背，第 2、3 趾间，趾蹼缘后方赤白肉际处。

主治：齿痛，咽喉肿痛，鼻衄；热病；胃病吐酸，腹泻，痢疾，便秘；足背肿痛。

操作方法：直刺 0.5 ～ 0.8 寸。

24. 厉兑（lì duì，ST45）井穴

归经：足阳明胃经。

定位：在足趾，第二趾末节外侧，趾甲根角侧后方 0.1 寸。

主治：面肿，鼻衄，齿痛，咽喉肿痛；热病，多梦，癫狂。

操作方法：浅刺 0.1 ～ 0.2 寸或点刺出血。

25. 环跳（huán tiào，GB30）

归经：足少阳胆经。

定位：在臀区，股骨大转子最凸点与骶管裂孔连线的外 1/3 与内 2/3 交点处。

主治：下肢痿痹；半身不遂；坐骨神经痛。

操作方法：直刺 2 ～ 3 寸。

26. 风市（fēng shì，GB31）

归经：足少阳胆经。

定位：在股部，大腿外侧部的中线上，髋底上 7 寸；或直立垂手，掌心贴于大腿时，中指尖所指凹陷中，髂胫束后缘。

主治：下肢痿痹，脚气；遍身瘙痒。

操作方法：直刺 1 ~ 1.5 寸。

27. 阳陵泉（yáng líng quán，**GB34**）合穴；下合穴；八会穴之筋会

归经：足少阳胆经。

定位：在小腿外侧，腓骨头前下方凹陷中。

主治：黄疸，口苦，呕吐，胁肋疼痛；下肢痿痹，膝髌肿痛，脚气，肩痛；小儿惊风。

操作方法：直刺 1 ~ 1.5 寸。

28. 光明（guāng míng，**GB37**）络穴

归经：足少阳胆经。

定位：在小腿外侧，外踝尖上 5 寸，腓骨前缘。

主治：目痛，夜盲，目视不明；乳房胀痛，乳汁少。

操作方法：直刺 1 ~ 1.5 寸。

29. 丘墟（qiū xū，**GB40**）原穴

归经：足少阳胆经。

定位：在踝区，外踝的前下方，趾长伸肌腱的外侧凹陷中。

主治：胸胁胀痛，下肢痿痹，外踝肿痛，脚气；疟疾。

操作方法：直刺 0.5 ~ 0.8 寸。

30. 足临泣（zú lín qì，**GB41**）输穴；八脉交会穴（通于带脉）

归经：足少阳胆经。

定位：在足背，第 4、5 跖骨底结合部的前方，第 5 趾长伸肌腱外侧凹陷中。

主治：偏头痛，目赤肿痛，目眩，目涩；乳痈，乳胀，月经不调；胁肋疼痛，足跗肿痛；瘰疬；疟疾。

操作方法：直刺 0.3 ~ 0.5 寸。

31. 侠溪（xiá xī，**GB43**）荥穴

归经：足少阳胆经。

定位：在足背，第 4、5 趾间，趾蹼缘后方赤白肉际处。

主治：头痛，眩晕，目赤肿痛，耳鸣，耳聋；乳痈，胁肋胀痛；热病。

操作方法：直刺 0.3 ~ 0.5 寸。

32. 足窍阴（zú qiào yīn，**GB44**）井穴

归经：足少阳胆经。

定位：在足趾，第 4 趾末节外侧，趾甲根角侧后方 0.1 寸。

主治：头痛，咽喉肿痛，目赤肿痛，耳鸣，耳聋；失眠多梦；胁痛，足跗肿痛；热病。

操作方法：浅刺 0.1 ～ 0.2 寸或点刺出血。

33. 委中（wěi zhōng，**BL40**）合穴；下合穴

归经：足太阳膀胱经。

定位：在膝后区，腘横纹中点。

主治：腰痛，下肢痿痹，下肢不遂，腘挛急；腹痛，吐泻；小便不利，遗尿；丹毒，瘾疹，皮肤瘙痒，疔疮。

操作方法：直刺 1 ～ 1.5 寸。或用三棱针点刺腘静脉出血。针刺不宜过快、过强、过深，以免损伤血管和神经。

34. 承山（chéng shān，**BL57**）

归经：足太阳膀胱经。

定位：在小腿后区，腓肠肌两肌腹与肌腱交角处，当伸直小腿后或足跟上提时，腓肠肌肌腹下出现尖角凹陷处。

主治：痔疾，便秘；腰腿拘急疼痛，足跟痛，脚气。

操作方法：直刺 1 ～ 2 寸。不宜做过强的刺激，以免引起腓肠肌痉挛。

35. 昆仑（kūn lún，**BL60**）经穴

归经：足太阳膀胱经。

定位：在踝区，外踝尖与跟腱之间的凹陷中。

主治：头痛，项强，目眩，鼻衄；腰痛，足跟肿痛；难产；痫病。

操作方法：直刺 0.5 ～ 0.8 寸。孕妇禁用，经期慎用。

36. 申脉（shēn mài，**BL62**）八脉交会穴（通于阳跷脉）

归经：足太阳膀胱经。

定位：在踝区，外踝尖直下，外踝下缘与跟骨之间凹陷中。

主治：头痛，眩晕，失眠，嗜卧，癫狂痫；目赤痛，眼睑下垂；腰腿痛，项强脊痛，足外翻。

操作方法：直刺 0.3 ～ 0.5 寸。

37. 至阴（zhì yīn，**BL67**）井穴

归经：足太阳膀胱经。

定位：在足趾，小趾末节外侧，趾甲根角侧后方 0.1 寸。

主治：难产，胎位不正，胞衣不下；头痛，目痛，鼻塞，鼻衄。

操作方法：浅刺 0.1 寸。胎位不正用灸法。

第二章 推拿基础知识

推拿是中医临床学科中的一门外治法，是中医学伟大宝库的重要组成部分。推拿防治疾病的手段主要是手法治疗和功法训练。手法治疗是指操作者用手或肢体的其他部位或借助一定的器具，在受治者的体表做规范性的动作，以防病治病为目的的一种治疗方法；功法训练是根据推拿临床医疗的需要，由推拿医务人员指导患者进行功法训练，以巩固、延伸推拿治疗效果。本章重点介绍推拿手法的基本要求和小儿推拿特定穴内容。

第一节 手法的基本要求

手法，是指按特定技巧和规范化动作在受治者体表操作，用于治疗疾病和保健强身的一种临床技能。以手法治病古称按摩，经过历史沿革又叫推拿，施术时一般用手，也可因需要而用除手以外的腕、臂、肘、膝、足等部位进行操作，甚至借助一定的工具，延伸手的功能进行操作，因以手操作较多，故名手法。以手法治疗疾病，其疗效的判定，在诊断、取穴及施治部位无误的情况下，关键取决于手法操作的准确性、应用熟练程度和功力的深浅。只有规范地掌握手法要领，操作娴熟并经过长期的功法训练和临床实践，才能极尽手法的运用之妙，正如《医宗金鉴·正骨心法要旨》所说："一旦临证，机触于外，巧生于内，手随心转，法从手出。"

手法根据其适用部位、作用目的有不同分类，一般将作用于软组织起到松解作用的手法称为松解类手法或基本手法；将适用于关节部位起到整复错位效果的手法称为整复类手法或活动关节类手法。下面简要介绍两类手法的基本技术要求。

一、松解类手法基本技术要求

松解类手法种类较多，如一指禅推法、擦法、揉法、推法、摩法等等，每一种手法都有其特定的技术要求，但一般认为，这类手法均须符合持久、有力、均匀、柔和、深透的基本技术要求，才能达到较好的临床效果。

（一）持久

所谓"持久"是指手法能够严格按照规定的技术要求和操作规范，持续操作足够的时间而不变形，保持动作的准确性和连贯性。因为不少推拿手法在临床应用的时候，需要操作较长的时间才能够取得较好的临床疗效，如果缺乏持久性，势必影响疗效。

（二）有力

所谓"有力"是指手法必须具备一定的力量，就是通常所说的基础力，同时还要具备一定的技巧力。同一个手法的操作，一般需要重复三到五遍，才能达到很好的累积效应。临床推拿手法在力的运用上，必须做到因人制宜、因证制宜。要根据治疗对象的年龄、性别、体质、施治部位、病证虚实来灵活掌握。如老年人、儿童手法宜轻；青壮年，肌肉丰厚处可用力稍重。基本原则就是既要保证有较好临床治疗的效果，又要避免发生不良反应，切忌使用暴力，以免造成医源性损伤。

（三）均匀

所谓"均匀"是指手法动作要有节奏，用力要平稳，速度不能时快时慢，幅度不可时大时小，用力不能时轻时重。

（四）柔和

所谓"柔和"是指手法动作的温柔灵活及力量的缓和，使手法轻而不浮，重而不滞，刚中有柔，刚柔相济。手法操作要具有较强的舒适感，动作要灵活，从容和缓，切忌暴力，动作变换自然流畅，毫无涩滞感。正如《医宗金鉴·正骨心法要旨》所说"法之所施，使患者不知其苦，方称为手法也"，明确提出了手法柔和的重要性。

（五）深透

所谓"深透"是指"力"达到所要治疗的部（穴）位，也就是古人所指的"适达病所"，只有掌握住持久、有力、均匀、柔和，才能保证深透。

以上松解类手法的基本要求，这几个方面是有机统一的，不是孤立的，临床运用，需灵活掌握，只有通过长期刻苦的训练和临床实践，才能够熟练掌握，得心应手。

二、整复类手法基本技术要求

由于关节软组织的保护作用，特别是在病理状况，错缝关节周围的肌肉、韧带等软组织多呈痉挛、紧张状态，给手法操作带来一定难度，如果强制暴力操作，也会因之造成危险。因此，为了保证手法的安全性和有效性，整复类手法的操作应符合稳、准、巧、快的基本技术要求。

（一）稳

所谓"稳"是对整复类手法安全性方面的要求，强调在施行手法整复时，首先要考虑到安全问题，它包括排除整复手法的禁忌证和具体手法的选择应用两个方面。就手法操作本身而言，应做到平稳自然、因势利导、避免生硬粗暴。

（二）准

所谓"准"是对整复类手法有效性方面的要求，强调进行关节整复时，一定要有针对性。首先必须具有明确的手法应用指标，即明确诊断，做到手法与病证相合；其次，在手法操作过程中，定位要准确，如施行拔伸类手法时，通过变换拔伸力的方向和作用点，可以使应力更好地集中于要整复地关节部位，而在施行脊柱旋转扳法时，则可以通过改变脊柱屈伸和旋转的角度、以及手指的支点位置，使应力集中于需要整复的关节部位。

（三）巧

所谓"巧"是对整复类手法施力方面的要求，强调运用巧力，以柔克刚，即所谓"四两拨千斤"，不可使用蛮力、暴力。从力学角度分析，大多数整复类手法是运用了杠杆原理，因此，在施行关节整复类手法时，力的支点选择和力的组合运用十分重要，同时还要考虑到不同体位下的灵活变化，要尽可能地借患者自身之力以完成手法的操作，只有这样，才能符合"巧"的技术要求。

（四）快

所谓"快"是对整复类手法发力方面的要求，强调发力时要疾发疾收。首先，需要对发力时机做出判断，它主要依靠手下的感觉，一般在关节活动到极限位置而又没有明显阻力的时候发力；其次，术者无论采用哪一个部位发力，一般都是运用自身机理的等长收缩方式进行，即所谓的"寸劲"，极少有形体和关节大幅度的运动；另外，需要对发力时间和力的大小进行控制，不能过大过小。

以上四个方面的技术要求应贯穿于每一个整复手法操作的全过程，只有这样，才能确保手法的安全性和有效性。

第二节　推拿介质

推拿时，为了减少对皮肤的摩擦损害，或者为了借助某些药物的辅助作用，可在推拿部位的皮肤上涂些液体、膏剂或洒些粉末，这种液体、膏剂或粉末通称为推拿介质，也称推拿递质。推拿时应用介质，在我国有悠久的历史，如《圣济总录》载："若疗伤寒以白膏摩体，手当千遍，药力乃行，则摩之用药，又不可不知也。"《景岳全书》载："治发热便见腰痛者，以热麻油按痛处揉之可止"。本节主要介绍推拿介质的分类和选择。

一、介质的种类及作用

目前，推拿临床中运用的介质种类颇多，既有单方，也有复方，主要有药炭、药膏、药散、药酒、油、清水、姜汁等，现介绍几种较常用的介质。

1. 滑石粉　即医用滑石粉。有润滑皮肤的作用，一般在夏季常用，适用于各种病证，是临床上最常用的一种介质，在小儿推拿中运用最多。

2. 爽身粉　有润滑皮肤、吸汗、吸水的作用，质量较好的爽身粉可代替滑石粉应用，可用于多种病证。

3. 葱姜汁　由葱白和生姜捣碎取汁使用，亦可将葱白和生姜切片，浸泡于75%乙醇中使用，能加强温热散寒作用，常用于冬春季及小儿虚寒证。

4. 白酒　即食用白酒。适用于成人推拿，有活血驱风，散寒除湿，通经活络的作用，对发热患者尚有降温作用，一般用于急性扭挫伤。

5. 冬青膏　由冬青油、薄荷脑、凡士林和少许麝香配置而成，具有温经散寒和润滑作用，常用于治疗小儿虚寒性腹泻及软组织损伤。

6. 薄荷水　取5%薄荷脑5g，浸入75%医用酒精100mL内配制而成。具有温经散寒，清凉解表，清利头目和润滑作用，常用于治疗小儿虚寒性腹泻以及软组织损伤，用于擦法、按揉法可加强透热效果。

7. 木香水　取少许木香，用开水浸泡后放凉去渣后使用，有行气、活血、止痛作用。常用于急性扭挫伤及肝气郁结所致的两胁疼痛等症。

8. 凉水　即食用洁净凉水。有清凉肌肤和退热作用，一般用于外感热证。

9. 红花油　由冬青油、红花、薄荷脑配制而成，有消肿止痛等作用。常用于急性或慢性软组织损伤。

10. 传导油　由玉树油、甘油、松节油、酒精、蒸馏水等量配制而成。用时摇匀，有消肿止痛，驱风散寒作用，适用于软组织慢性劳损和痹证。

11. 麻油　即食用麻油。运用擦法时涂上少许麻油，可加强手法透热的作用而提高疗效，常用于刮痧疗法中。

12. 蛋清　将鸡蛋穿一小孔，取蛋清使用。有清凉去热、祛积消食作用。适用于小儿外感发热，消化不良等症。

13. 外用药酒　取当归尾 30g、乳香 20g、没药 20g、血竭 10g、马钱子 20g、广木香 10g、生地 10g、桂枝 30g、川草乌各 20g、冰片 1g。浸泡于 1.5kg 高浓度白酒中，两周后使用。有行气活血、化瘀通络功效，适用于各种慢性软组织损伤，骨和软骨退行性病证。

二、介质的选择

1. 辨证选择　根据中医学理论进行辨证分型，依据证型的不同选择不同的介质。但总的来说可分为两大类，即辨寒热和辨虚实。寒证，用有温热散寒作用的介质，如葱姜水，冬青膏等；热证，用具有清凉退热作用的介质，如凉水、医用乙醇等；虚证，用具有滋补作用的介质，如药酒、冬青膏等；实证，用具有清、泻作用的介质，如蛋清、红花油、传导油等。其他证型可用一些中性介质，如滑石粉、爽身粉等，取其润滑皮肤作用。

2. 辨病选择　根据病情的不同，选择不同的介质。软组织损伤，如关节扭伤、腱鞘炎等选用活血化瘀、消肿止痛、透热性强的介质，如红花油、传导油、冬青膏等；小儿肌性斜颈选用润滑性能较强的滑石粉、爽身粉等；小儿发热选用具有物理退热功效的凉水、酒精等。

3. 根据年龄选择　成年人，一般而言，不论水剂、油剂、粉剂均可应用。老年人常用的介质有油剂和酒剂；小儿常用的介质主要选择滑石粉、爽身粉、凉水、酒精、薄荷水、葱姜汁、蛋清等。

第三节　小儿推拿特定穴位

推拿的特定穴是指除十四经穴、经外奇穴以外的，只有推拿所具有的一些特定的穴位。这些穴位在临床中绝大多数只用于儿科疾病的治疗，因此又称为小儿推拿特定穴。它们分布于全身各部，但以两掌为多，故有"小儿百脉汇于两掌"之说。

推拿的特定穴不像十四经穴那样有线路相连，成为经络系统，而是散在分布，这些穴位不仅有"点"状，还有"线"状及"面"状。

这些穴位的命名一般是根据人体部位、穴位作用功能、脏腑的名称，以及五行学说、自然界山谷河流和动物名称等作为穴位命名的依据，例如心经穴、腹穴、端正穴、山根穴，老龙穴等。

小儿推拿特定穴临床应用时有以下特点：一是穴位与手法往往合起来称呼，如推三关、揉板门、掐老龙等；二是手法操作时间往往是以"次数"为计算。穴位中标示的"次数"仅作为 6 个月至 1 周岁患儿临床应用时参考，临诊时还要根据患儿年龄大小，身体强弱，病情轻重等情况而有所增减；三是小儿推拿操作的顺序，一般是先上肢，次头面，再胸腹、腰背，最后是下肢，也可根据病情轻重缓急或患儿体位而定先后顺序，年龄较大患儿可配合经穴使用；四是上肢特定穴位，习惯于推左手，一般不分男女。见图2-1～图2-4。

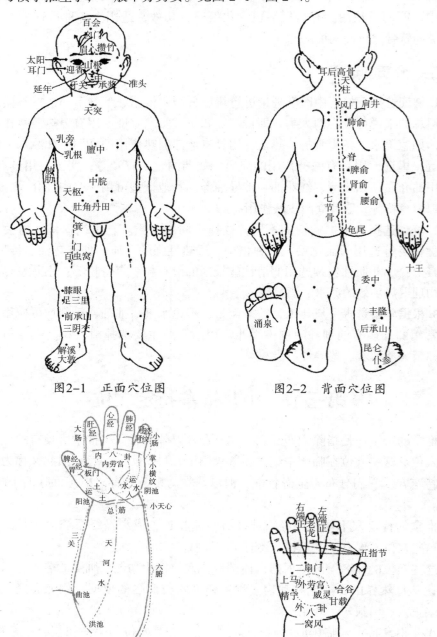

图2-1　正面穴位图　　　　　图2-2　背面穴位图

图2-3　上肢正面及掌面穴位图　　图2-4　上肢背面及掌背面穴位图

一、头面部穴位及主治

（一）头面部穴位

1. 天门（攒竹）

定位：两眉中间至前发际成一直线。

操作：两拇指自下而上交替直推，30～50次，称开天门，又称推攒竹。若自眉心推至囟门，30～50次，则称为"大开天门"。见图2-5。

作用：发汗解表，镇静安神，开窍醒神。

应用：常用于风寒感冒、头痛、无汗、发热等症，多与推坎宫、揉太阳等合用；若惊惕不安，烦躁不宁多与清肝经、捣小天心、掐揉五指节、揉百会等合用。对体质虚弱出汗较多，佝偻病患儿慎用。

2. 坎宫

定位：自眉头起沿眉向眉梢成一横线。

操作：两拇指自眉心向眉梢作分推，称推坎宫，又称推眉弓。30～50次。见图2-6。

作用：疏风解表，醒脑明目，止头痛。

应用：常用于外感发热、头痛，多与推攒竹、揉太阳等合用；若用于治疗目赤痛，多与清肝经、掐揉小天心、揉肾纹、清天河水等合用。

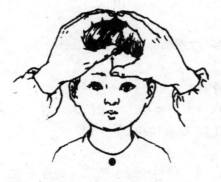
图2-5　开天门

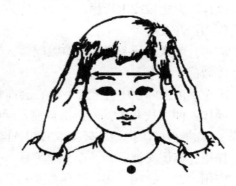
图2-6　推坎宫

3. 太阳

定位：眉后凹陷处。

操作：两拇指桡侧自前向后直推，称推太阳。用中指端揉该穴，称揉太阳或运太阳。30～50次。向眼方向揉为补，向耳方向揉为泻。见图2-7。

作用：疏风解表、清热、明目止头痛。

应用：推、揉太阳主要用于外感发热。若外感表实头痛用泻法；若外感表虚、内伤头痛用补法。主治发热、头痛、惊风、目赤痛。

4. 山根

定位：两目内眦之中。

操作：拇指甲掐，称掐山根。3 ～ 5 次。见图 2-8。

作用：开窍，醒目定神。

应用：掐山根主用于治疗惊风、昏迷、抽搐等症，多与掐人中、掐老龙等合用。

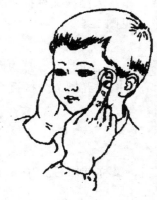 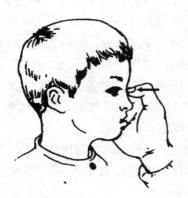

图2-7　揉太阳　　　　　　　　图2-8　掐山根

5. 牙关

定位：耳下一寸，下颌骨陷中。

操作：拇指按或中指揉，名曰按牙关或揉牙关。5 ～ 10 次。

作用：开关窍。

应用：临床对牙关紧闭、口眼㖞斜，多与按颊车、承浆、人中等合用。

6. 囟门

定位：前发际正中直上 2 寸，百会前骨陷中。

操作：两手扶儿头，两拇指自前发际向该穴轮换推之（囟门未合时，仅推至边缘），称推囟门。拇指端轻揉本穴称揉囟门。推或揉均 50 ～ 100 次。

作用：镇惊安神通窍，止头痛头晕。

应用：推、揉囟门多用于治疗头痛、惊风、神昏烦躁、鼻塞、衄血等症。正常前囟在生后 12 ～ 18 个月之间才闭合，故临床操作时手法需注意，不可用力按压。

7. 耳后高骨

定位：耳后入发际高骨下凹陷中。

操作：两拇指或中指端揉，称揉耳后高骨。30 ～ 50 次，见图 2-9。

作用：疏风解表，安神除烦。

应用：治感冒头痛，多与推攒竹、推坎宫、揉太阳等合用；亦可治神昏烦躁等症。

8. 天柱骨

定位：颈后发际正中至大椎穴成一直线。

操作：用拇指或食指、中指自上向下直推，100 ～ 500 次，称推天柱骨。或用汤匙边蘸水自上向下刮，刮至皮下轻度瘀血即可，称刮天柱。见图 2-10。

作用：降逆止呕，祛风散寒。

应用：推、刮天柱骨，主要治疗呕吐、恶心和外感发热、项强等症。治疗呕恶多与横纹推向板门、揉中脘等合用；治疗外感发热、颈项强痛等症多与拿风池、掐揉二扇门等同用。用刮法多以汤匙边蘸姜汁或凉水自上向下刮至局部皮下有轻度瘀血，可治暑热发痧等症。

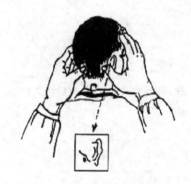

图2-9 揉耳后高骨

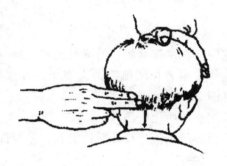

图2-10 推天柱骨

9. 瞳子髎

定位：目外眦外 0.5 寸，眶骨外侧凹陷中。

操作：术者用两拇指掐或揉，掐 3 ～ 5 次，揉 30 ～ 50 次，称掐揉瞳子髎。

作用：掐瞳子髎：醒脑镇惊。揉瞳子髎：祛风通络。

应用：治疗惊风常与掐人中、眉心等合用；治疗目赤肿痛，常与揉四白、揉睛明、按揉太阳等同用。

10. 迎香

定位：鼻翼旁 0.5 寸，鼻唇沟中。

操作：术者用食中二指按揉，揉 20 ～ 30 次，称揉迎香，见图 2-11。

作用：宣肺气、通鼻窍。

应用：治疗感冒或慢性鼻炎等引起的鼻塞流涕，呼吸不畅，效果较好，多与清肺经、拿风池等合用。

11. 人中

定位：人中沟正中线上 1/3 与下 2/3 交界处。

操作：术者用拇指甲或食指甲掐之，掐 5 ～ 10 次或醒后即止，称掐人中，见图 2-12。

作用：醒神开窍。

应用：常用于急救，对于人事不省、窒息、惊厥或抽搐，多与掐十宣、掐老龙等合用。

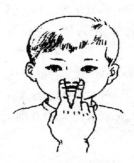 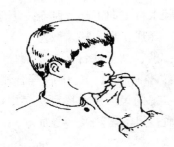

图2-11　揉迎香　　　　　　　图2-12　掐人中

12. 桥弓

定位：在颈部两侧，沿胸锁乳突肌成一线。

操作：术者在两侧胸锁乳突肌处揉、抹、拿。揉30次，抹50次，拿3～5次，见图2-13。

作用：活血化瘀消肿。

应用：用于治疗小儿肌性斜颈，常与摇颈项法同用。

13. 百会

定位：头顶正中线与两耳尖连线的交点处。后发际正中直上7寸。

操作：术者用拇指端按或揉，按30～50次，揉100～200次，称按百会或揉百会，见图2-14。

作用：安神镇惊，升阳举陷。

应用：治疗惊风、惊痫、烦躁等症，多与清肝经、清心经、掐揉小天心等合用；用于遗尿、脱肛等症，常与补脾经、补肾经、推三关、揉丹田等合用。

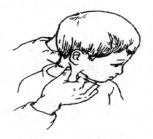 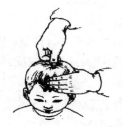

图2-13　拿桥弓　　　　　　　图2-14　揉百会

（二）头面部穴位主治归纳

1. 治疗外感表证。

2. 治疗惊风、抽搐。

3. 推天柱骨可降逆止呕。

4. 治外感四法：开天门、推坎宫、运太阳、揉耳后高骨。

二、躯干部穴位及主治

（一）躯干部穴位

1. 天突

定位：胸骨上窝正中，正坐仰头取穴。

操作：有按揉天突、点天突、捏挤天穴之分。术者一手扶儿头侧部，另一手中指端按或揉该穴 10 ～ 30 次，称按天突或揉天突。以食指或中指端微屈，向下用力点 3 ～ 5 次，称点天突。若用两手拇、食指捏挤天突穴，至皮下瘀血成红紫色为止，称捏挤天突，见图 2-15。

作用：理气化痰，降逆平喘，止呕。

应用：常用治气机不利，痰涎壅盛或胃气上逆所致之痰喘、呕吐，多与推揉膻中、揉中脘、运内八卦等合用。若中指端微屈向下，向里按，动作快，可催吐。若由中暑引起的恶心、呕吐、头晕等症，捏挤天突，再配合捏挤大椎、膻中、曲池等穴，亦有良效。

2. 膻中

定位：两乳头连线中点，胸骨中线上，平第四肋间隙。

操作：有揉膻中与分推膻中、推膻中之分。患儿仰卧，术者以中指端揉 50 ～ 100 次，称揉膻中，见图 2-16。术者以两拇指指端自穴中向两侧分推至乳 50 ～ 100 次，称为分推膻中。用食指、中指自胸骨切迹向下推至剑突 50 ～ 100 次，名推膻中。

作用：宽胸理气，止咳化痰。

应用：治疗呕吐、呃逆、嗳气，常与运内八卦，横纹推向板门、分腹阴阳等合用；治疗喘咳常与推肺经、揉肺俞等合用；治疗吐痰不利常与揉天突、按弦走搓摩、按揉丰隆等同用。

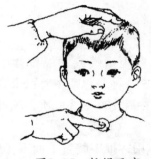

图2-15　按揉天突

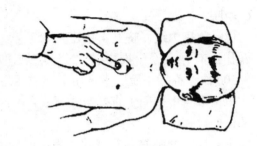

图2-16　揉膻中

3. 乳根

定位：乳下 2 分。

操作：中指端揉，称揉乳根。20 ～ 50 次，见图 2-17。

作用：宽胸理气，止咳化痰。

应用：主要治疗胸闷、咳嗽、痰鸣、呕吐等症。临床上多两穴配用，以食、中两指同时操作。

4. 乳旁

定位：乳外旁开 2 分。

操作：中指端揉，称揉乳旁。20 ～ 50 次，见图 2-18。

作用：宽胸理气，止咳化痰。

应用：同乳根穴。

5. 胁肋

定位：从腋下两胁至天枢处。

操作：以两手掌从腋下两胁搓摩至天枢处，称搓摩胁肋，又称按弦走搓摩，50 ～ 100 次，见图 2-19。

作用：顺气化痰，除胸闷，开积聚。

应用：本穴性开而降，多用于小儿由于食积、痰壅、气逆所致的胸闷、腹胀等症。若肝脾肿大，则需久久搓摩，非一日之功，但对中气下陷，肾不纳气者宜慎用。

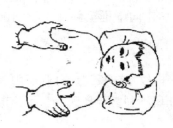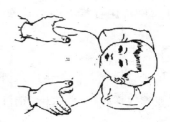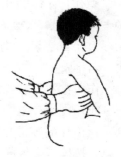

图2-17　揉乳根　　　　图2-18　揉乳旁　　　　图2-19　搓摩胁肋

6. 中脘

定位：前正中线，脐上 4 寸处。

操作：有揉、摩、推中脘之分。患儿仰卧，术者用指端或掌根按揉中脘 100 ～ 300 次，称揉中脘。术者用掌心或四指摩中脘 5 分钟，称摩中脘；术者用食指、中指端自中脘向上直推至喉下或自喉向下推至中脘 100 ～ 300 次，称推中脘，又称推胃脘。

作用：揉、摩中脘具有健脾和胃、消食和中的作用；推中脘自上而下操作，有降胃气的作用；自下而上操作，有涌吐的作用。

应用：揉、摩中脘，用治泄泻、呕吐、腹胀、腹痛、食欲不振等症，多与按揉足三里、推脾经等合用。自上而下推中脘，主治呕吐恶心。

7. 腹

定位：腹部。

操作：沿肋弓角边缘或自中脘至脐，向两旁分推，称分推腹阴阳；掌或四指摩称摩腹。分推 100～200 次；摩 5 分钟，见图 2-20。

作用：健脾和胃，理气消食。

应用：对于小儿腹泻、呕吐、恶心、便秘、腹胀、厌食等消化功能紊乱效果较好，常与捏脊、按揉足三里合用，作为小儿保健手法。

8. 脐

定位：肚脐。

操作：用中指端或掌根揉，称揉脐；指摩或掌摩称摩脐；用拇指和食、中两指抓住肚脐抖揉，亦称揉脐。揉 100～300 次；摩 5 分钟，见图 2-21。

作用：温阳散寒，补益气血，健脾和胃，消食导滞。

应用：揉脐、摩脐多用于腹泻、便秘、腹痛、食积、肠鸣、疳积等症。临床上揉脐、摩腹、推上七节骨、揉龟尾常配合应用，简称"龟尾七节，摩腹揉脐"，治疗腹泻效果较好。

9. 天枢

定位：脐旁 2 寸。

操作：患儿仰卧位。术者用食指、中指端按揉二穴 50～100 次，称揉天枢。可用中指按脐，食指与无名指各按两侧天枢穴同时揉动。见图 2-22。

作用：疏调大肠、理气消滞。

应用：用治急慢性胃肠炎及消化功能紊乱引起的腹泻、呕吐、食积、腹胀、大便秘结等症，常与摩腹、揉脐、推上七节、揉龟尾等同用。

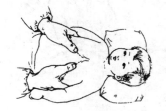　　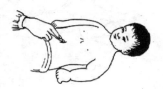　　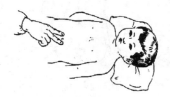

图2-20　分推腹阴阳　　　　图2-21　揉脐　　　　　图2-22　揉天枢

10. 丹田

定位：小腹部（脐下 2 寸与 3 寸之间）。

操作：或揉或摩，称揉丹田或摩丹田。揉 50～100 次；摩 5 分钟。

作用：培肾固本，温补下元，分清别浊。

应用：多用于小儿先天不足，寒凝少腹及腹痛、疝气、遗尿、脱肛等病证，常与补肾经、推三关、揉外劳等合用。揉丹田对尿潴留有一定效果，临床上常与推箕门、清小肠等合用。

11. 肚角

定位：脐下 2 寸（石门）旁开 2 寸大筋。

操作：用拇、食、中三指作拿法，称拿肚角；或用中指端按，称按肚角。3 ~ 5 次。见图 2-23。

作用：止腹痛。

应用：对各种原因引起的腹痛均可应用，特别是对寒痛、伤食痛效果更好。为防止患儿哭闹影响手法的进行，可在诸手法推毕，再拿此穴。

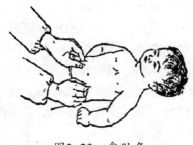

图2-23 拿肚角

12. 脊柱

定位：大椎至长强成一直线。

操作：用食、中二指面自上而下作直推，称推脊，见图 2-24；用捏法自下而上称为捏脊，见图 2-25。捏脊一般捏 3 ~ 5 遍，每捏三下再将背脊皮提一下，称为捏三提一法。推 100 ~ 300 次，捏 3 ~ 5 次。

作用：调阴阳，理气血，和脏腑，通经络，培元气，清热。

应用：捏脊法是小儿保健常用主要手法之一。临床上多与补脾经、补肾经、推三关、摩腹、按揉足三里等配合应用，治疗先、后天不足的一些慢性病证。捏脊疗法，不仅常用于小儿疳积、腹泻等病证，还可应用于成人失眠、肠胃病、月经不调等病证。推脊柱穴从上至下，能清热，多与清天河水、退六腑、推涌泉等合用。

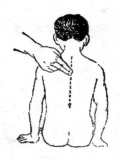

图2-24 推脊

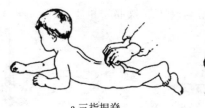
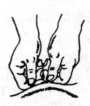

a.三指捏脊　　　　　　　b.二指捏脊

图2-25 捏脊

13. 七节骨

定位：第四腰椎至尾椎骨端（长强）成一直线。

操作：用拇指桡侧面或食、中二指面自下向上或自上向下作直推，分别称为推上七节骨和推下七节骨，见图 2-26。100 ~ 300 次。

作用：温阳止泻，泻热通便。

应用：推上七节骨能温阳止泻，多用于虚寒腹泻、久痢等病证。临床上常于按揉百会、揉丹田等合用治疗气虚下陷的脱肛、遗尿等病证。推下七节骨能泻热通便，多用于肠热便秘或痢疾等病证。《幼科推拿秘书》："七节骨，水泻，从龟尾向上擦如数，立刻即止；若痢疾，必先从七节骨往下擦之龟尾，以去肠中热毒，次日方自下而上也。"

14. 龟尾

定位：尾椎骨端。

操作：拇指端或中指端揉，称揉龟尾。100～300次，见图2-27。

作用：调理大肠。

应用：本穴即督脉经之长强穴，揉之能通调督脉之经气。穴性平和，能止泻，也能通便。多与揉脐、推七节骨配合应用，以治腹泻、便秘等症。

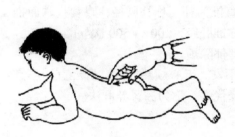

图2-26 推七节骨

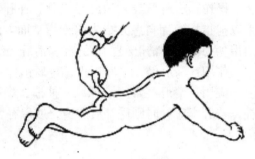

图2-27 揉龟尾

（二）躯干部穴位主治归纳

主治消化系统疾病：捏脊、推上或下七节骨、揉龟尾。其中捏脊还是保健手法之一。推脊可清热；推上七节骨可温阳止泻，推下七节骨可泻热通便；肺俞可调肺气、补虚损、止咳嗽。

三、上肢部穴位及主治

（一）上肢部穴位

1. 脾经

定位：拇指桡侧缘，自指尖直至指根赤白肉际处，见图2-28。

操作：有补脾经与清脾经、清补脾经之分。术者以一手持患儿拇指以固定，另一手以拇指螺纹面旋推患儿拇指螺纹面；或将患儿拇指屈曲，以拇指端循患儿拇指指尖桡侧缘向指根方向直推100～500次，称补脾经。术者一手持患儿拇指伸直以固定，另一手以拇指指端自患儿指根方向直推至指尖100～500次，称清脾经。往返推为平补平泻，称清补脾经。补脾经、清脾经、清补脾经统称为推脾经。

作用：补脾经能健脾胃，补气血；清脾经则清热利湿，化痰止呕。

应用：补脾经常用于脾胃虚弱，气血不足所致食欲不振，肌肉消瘦，消化不良等，常与补胃经、揉中脘、摩腹、按揉足三里等合用。清脾经常用于湿热熏蒸导致的皮肤发黄、恶心呕吐、腹泻痢疾、食积等，多与清胃经、揉板门、清大肠、揉中脘、揉天枢等合用。清补脾经能和胃消食、增进食欲，常用于治疗饮食停滞，脾胃不和而引起的胃脘痞闷，吞酸纳呆、腹泻、呕吐等病证，多与运八卦、揉板门、分腹阴阳等相配合。但小儿脾胃薄弱，不宜攻伐太甚，一般多用补法，体壮邪实者方能用清法。

2. 肝经

定位：食指末节螺纹面，见图 2-29。

操作：有补肝经和清肝经之分。补肝经：术者以一手持儿食指以固定，另一手以拇指螺纹面自患儿指尖向食指掌面方向直推为补，称补肝经；自食指掌面推向指尖为清，称清肝经。补肝经和清肝经统称推肝经，100～500 次。

作用：清肝经，平肝泻火，息风镇惊，解郁除烦。

应用：清肝经常用于惊风、抽搐、烦躁不安、五心烦热等症。肝经宜清不宜补，若肝虚应补时则需补后加清，或以补肾经代之，称为滋肾养肝法。

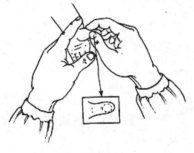 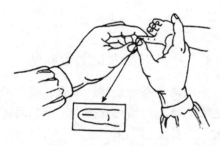

图2-28　脾经　　　　　　　　　　　　图2-29　肝经

3. 心经

定位：中指末节螺纹面，见图 2-30。

操作：术者以一手持患儿中指以固定，另一手以拇指螺纹面自患儿指尖向中指掌面方向直推为补，称补心经。自中指掌面向指尖方向直推为清，称清心经。补心经和清心经统称推心经。100～500 次。

作用：清心经可清心泻火；补心经可养心安神。

应用：本穴宜用清法，不宜用补法。清心经常用于心火旺盛而引起的高热神昏、面赤口疮、小便短赤等，多与清天河水、清小肠等合用。

4. 肺经

定位：无名指末节螺纹面，见图 2-31。

操作：术者以一手持儿无名指以固定，另一手以拇指螺纹面自患儿指尖向无名指掌面方向直推为补，称补肺经；自无名指掌面向指尖方向直推为清，称清肺经。补肺经和清肺经统称推肺经。100 ～ 500 次。

作用：补肺经可补益肺气；清肺经可宣肺清热、疏风解表，化痰止咳。

应用：补肺经用于肺经虚寒及肺气虚损引起的咳嗽气喘，汗出畏寒等症。清肺经用于肺经实热引起的感冒发热、咳嗽、气喘、痰鸣等症。

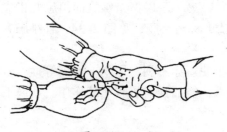
图2-30　心经

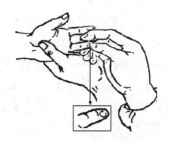
图2-31　肺经

5. 肾经

定位：小指末节螺纹面，见图 2-32。

操作：术者以一手持患儿无名指以固定，另一手以拇指螺纹面自患儿指根向指尖方向直推为补，称补肾经；自指尖向指根方向直推为清，称清肾经。补肾经和清肾经统称为推肾经。100 ～ 500 次。

作用：补肾经可补肾益脑，温养下元；清肾经可清利下焦湿热。

应用：补肾经可用治疗于先天不足、久病体虚、肾虚久泻、多尿、遗尿、虚汗喘息等。清肾经用于膀胱蕴热，小便赤涩等症。临床上肾经穴一般多用补法，需用清法时，也多以清小肠代之。

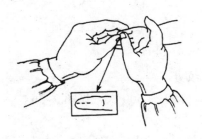
图2-32　肾经

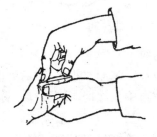
图2-33　补大肠

6. 大肠

定位：食指桡侧缘，自食指尖至虎口成一直线。

操作：术者以一手持患儿食指以固定，另一手以拇指螺纹面由患儿食指尖直推向虎口 100 ～ 500 次，称补大肠，见图 2-33；由患儿虎口推向食指尖100 ～ 500 次，称清大肠，补大肠和清大肠统称为推大肠。

作用：补大肠可涩肠固脱，温中止泻；清大肠可清利肠腑，除湿热，导积滞。

应用：补大肠多用于虚寒腹泻、脱肛等病证。清大肠多用于湿热，积食滞留肠道，身热腹痛，痢下赤白，大便秘结等症。

7. 小肠

定位：小指尺侧边缘，自指尖到指根成一直线。

操作：术者以一手持患儿小指以固定，另一手以拇指螺纹面由患儿指尖推向指根 100～500 次，称补小肠；反之为清，称清小肠，见图 2-34。补小肠和清小肠统称为推小肠。作用：清热利尿。

应用：清小肠可泌清别浊，多用于小便短赤不利，尿闭，水泻等症。若心经有热，移热于小肠，以本法配合清天河水，能加强清热利尿的作用。若属下焦虚寒，多尿、遗尿则宜用补小肠。

8. 肾顶

定位：小指顶端。

操作：以中指或拇指端按揉，称揉肾顶。100～500 次，见图 2-35。

作用：收敛元气，固表止汗。

应用：常用于自汗、盗汗或大汗淋漓不止等症，阴虚盗汗，多与揉肾经、揉二人上马、补肺经等同用。阳虚自汗配补脾经。

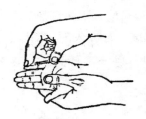
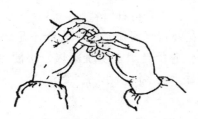

图2-34　清小肠　　　　　　　图2-35　揉肾顶

9. 肾纹

定位：手掌面，小指第二指间关节横纹处。

操作：中指或拇指端按揉，称揉肾纹。100～500 次，见图 2-36。

作用：祛风明目，散瘀结。

应用：治疗目赤肿痛，常与清心经、清肝经合用。治疗口舌生疮、弄舌，常与清胃经、清心经、清天河水同用。治疗高热，呼吸气凉，手足逆冷等症，常与清肝经、清心经、清肺经、揉小天心、退六腑、清天河水、推脊同用。

10. 四横纹

定位：掌面食、中、无名、小指第一指间关节横纹处。

操作：拇指甲掐揉，称掐四横纹；四指并拢从食指横纹处推向小指横纹处，称推四横纹。掐各 5 次；推 100～300 次，见图 2-37。

作用：掐之能退热除烦，散瘀结；推之能调中行气，和气血，消胀满。

应用：临床上多用于疳积、腹胀、气血不和、消化不良等病证。常与补脾经、揉中脘等合用。也可用毫针或三棱针点刺本穴出血以治疗疳积，效果佳。

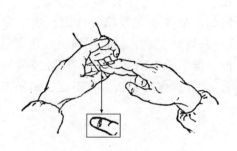 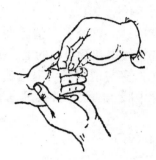

图2-36　揉肾纹　　　　　　　　　图2-37　掐四横纹

11. 小横纹

定位：掌面食、中、无名、小指掌指关节横纹处。

操作：以拇指甲掐，称掐小横纹；拇指侧推，称推小横纹。掐各5次；推100～300次，见图2-38。

作用：退热，消胀，散结。

应用：推掐本穴主要用于脾胃热结所致口唇破烂及腹胀等症。临床上用推小横纹治疗肺部干性啰音，有一定疗效。

12. 掌小横纹

定位：掌面小指根下，尺侧掌纹头。

操作：中指或拇指端按揉，称揉掌小横纹。100～500次，见图2-39。

作用：清热散结，宽胸宣肺，化痰止咳。

应用：主要用于喘咳，口舌生疮等，为治疗百日咳、肺炎的要穴。临床上用揉掌小横纹治疗肺部湿性啰音，有一定的疗效。

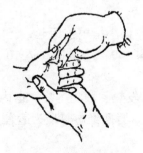 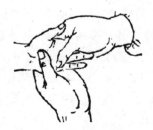

图2-38　掐小横纹　　　　　　　　图2-39　揉掌小横纹

13. 胃经

定位：拇指掌面近掌端第一节（或鱼际桡侧赤白肉际处），见图2-40。

操作：自拇指根向掌根方向直推为补，称补胃经；反之为清，称清胃经。补胃经和清胃经统称推胃经。100～500 次。

作用：清胃经可清中焦湿热，和胃降逆，泻胃火，除烦止渴；补胃经可健脾胃，助运化。

应用：清胃经多与清脾经、推天柱骨、横纹推向板门等合用，治疗脾胃湿热，或胃气不和所引起的上逆呕恶等症；若胃肠实热、脘腹胀满、发热烦渴、便秘纳呆，多与清大肠、退六腑、揉天枢、推下七节骨等合用。补胃经多与补脾经、揉中脘、摩腹、按揉足三里等合用，治疗脾胃虚弱、消化不良、纳呆腹胀等病证。

14. 板门

定位：手掌鱼际平面。

操作：指端揉，称揉板门或运板门；用推法自指根推向腕横纹，称板门推向横纹，反之称横纹推向板门。100～300 次。见图 2-41。

作用：健脾和胃，消食化滞，止泄，止呕。

应用：揉板门多用于乳食停积，食欲不振或嗳气、腹胀、腹泻、呕吐等症。板门推向横纹能止泻，横纹推向板门能止呕吐。

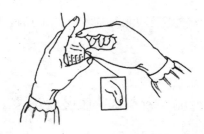
图2-40　胃经

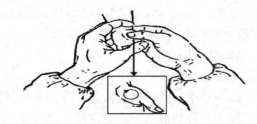
图2-41　揉板门

15. 内劳宫

定位：掌心中，屈指时中指、无名指之间中点。

操作：中指端揉，称揉内劳宫，见图 2-42；自小指根掐运起，经掌小横纹、小天心至内劳宫，称运内劳宫（水底捞明月）。揉 100～300 次；运 10～30 次。

作用：清热除烦，清虚热。

应用：揉内劳用于心经有热而致口舌生疮、发热、烦渴等症。运内劳为运掌小横纹、揉小天心、运内劳宫的复合手法，对心、肾两经虚热最为适宜。

16. 内八卦

定位：手掌面，以掌心为圆心，从圆心至中指根横纹约 2/3 处为半径所作圆周。

操作：用运法，顺时针方向运（即从乾卦 1 运至兑卦 8），称顺运内八卦（图 2-43）或运八卦；反之（从兑卦 8 运至乾卦 1）称逆运内八卦。100～300 次。

作用：顺运内八卦能宽胸利膈，理气化痰，行滞消食；逆运则降气平喘。

应用：主要用于咳嗽、痰喘、胸闷、纳呆、腹胀呕吐，乳食内伤等症，多与推脾经、推肺经、揉板门、揉中脘等合用。

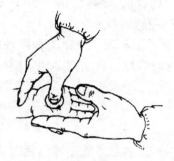 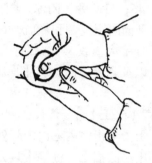

图2-42　揉内劳宫　　　　　　　　图2-43　顺运内八卦

17. 小天心

定位：大小鱼际交接处凹陷中。

操作：中指端揉，称揉小天心，见图 2-44；拇指甲掐，称掐小天心；以中指尖或屈曲的指间关节捣，称捣小天心。揉 100 ～ 300 次；掐、捣 5 ～ 20 次。

作用：清热，镇惊，利尿，明目。

应用：揉小天心主要用于心经有热而致目赤肿痛、口舌生疮、惊惕不安或心经有热，移热于小肠而见小便短赤等症。掐、捣小天心主要用于惊风抽搐，夜啼，惊惕不安等症。

18. 总筋

定位：掌后腕横纹中点。

操作：按揉本穴称揉总筋，见图 2-45；用拇指甲掐称掐总筋。揉 100 ～ 300 次；掐 3 ～ 5 次。

作用：清心经热，散结止痉，通调周身气机。

应用：揉总筋临床上多与清天河水、清心经配合，治疗口舌生疮、潮热、夜啼等实热证。治疗惊风抽掣多用掐法。

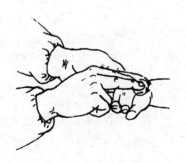 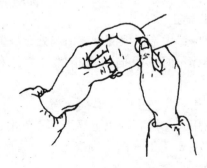

图2-44　揉小天心　　　　　　　　图2-45　揉总筋

19. 大横纹

定位：仰掌，掌后横纹。近拇指端称阳池，近小指端称阴池。

操作：两拇指自掌后横纹中（总筋）向两旁分推，称分推大横纹，又称分阴阳，见图 2-46；自两旁（阴池、阳池）向总筋合推，称合阴阳。30 ～ 50 次。

作用：平衡阴阳，调和气血，行滞消食，行痰散结。

应用：分推大横纹又称分阴阳，多用于阴阳不调，气血不和而致寒热往来，烦躁不安，以及乳食停滞，腹胀，腹泻，呕吐等症。合阴阳多用于痰结喘嗽，胸闷等症。

20. 十宣（十王）

定位：十指尖指甲内赤白肉际处。

操作：用掐法掐之，称掐十宣，见图 2-47。各掐 5 次，或醒后即止。

作用：醒神开窍。

应用：掐十宣主要用于急救，有清热作用。对惊风、高热、昏厥等，多与掐老龙、掐人中、掐小天心等合用。

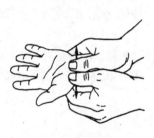　　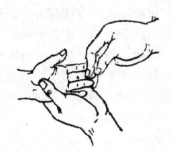

图2-46　分阴阳　　　　　　　图2-47　掐十宣

21. 老龙

定位：中指甲后一分处。

操作：用掐法，称掐老龙。掐 5 次，或醒后即止。

作用：醒神开窍。

应用：掐老龙主要用于急救。用于急惊风或高热抽搐等。

22. 端正

定位：中指甲根两侧赤白肉处，桡侧称左端正，尺侧称右端正。

操作：拇指甲掐或拇指螺纹面揉称掐、揉端正。掐 5 次；揉 50 次，见图 2-48。

作用：降逆止呕，升提止泻。

应用：①揉右端正主要用于胃气上逆而引起的恶心呕吐等症；揉左端正功能升提，主要用于水泻、痢疾等证。②掐端正多用于治疗小儿惊风，常与掐老龙、清肝经等配合。

23. 五指节

定位：掌背五指第一指间关节。

操作：拇指甲掐之，称掐五指节；用拇、食指揉搓称揉五指节。各掐 3 ～ 5 次；揉搓 30 ～ 50 次，见图 2-49。

作用：安神镇惊，祛风痰，通关窍。

应用：掐五指节主要用于惊惕不安，惊风等症，多与清肝经、掐老龙等合用；揉五指节主要用于胸闷、痰喘、咳嗽等症，多与运内八卦、推揉膻中等合用。

24. 二扇门

定位：掌背中指根本节两侧凹陷处。

操作：两拇指甲掐之，称掐二扇门，见图 2-50；以一手食指、中指端揉之，称揉二扇门。掐 5 次；揉 100 ～ 500 次。

作用：发汗透表，退热平喘。

应用：掐、揉二扇门是发汗效法。揉时要稍用力，速度宜快，多用于风寒外感。本法与揉肾顶、补脾经、补肾经等配合应用，适宜于平素体虚外感者。

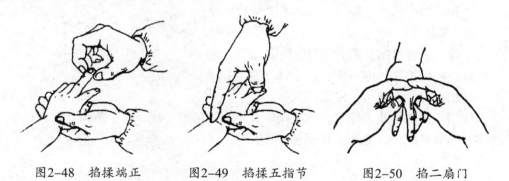

图2-48　掐揉端正　　　图2-49　掐揉五指节　　　图2-50　掐二扇门

25. 二人上马

定位：手背无名及小指掌指关节后陷中。

操作：拇指端揉之或拇指甲掐之，称揉上马或掐上马，见图 2-51。掐 3 ～ 5 次；揉 100 ～ 500 次。

作用：滋阴补肾，顺气散结，利水通淋。

应用：临床上用揉法为多，主要用于阴虚阳亢所致潮热烦躁，牙痛，小便赤涩淋漓等症。

26. 外劳宫

定位：掌背中，与内劳宫相对处。

操作：用拇指或中指端揉之，称揉外劳宫，见图 2-52；用掐法称掐外劳宫。掐 5 次；揉 100 ～ 300 次。

作用：温阳散寒，升阳举陷，发汗解表。

应用：本穴性温。临床上用揉法为多，揉外劳主要用于一切寒证，主治风寒感冒、腹痛腹胀、肠鸣腹泻、痢疾、脱肛、遗尿、疝气等症。

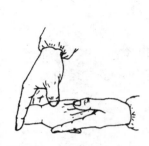
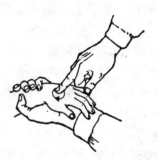

图2-51　掐揉二人上马　　　　图2-52　揉外劳宫

27. 威灵

定位：手背二、三掌骨歧缝间。

操作：用掐法，称掐威灵，见图2-53。掐5次，或醒后即止。

作用：开窍醒神。

应用：主要用于急惊风、昏迷不醒时的急救。

28. 精宁

定位：手背第四、第五掌骨歧缝间。

操作：用掐法，称掐精宁，见图2-54。掐5～10次。

作用：行气、破结、化痰。

应用：多用于痰食积聚，气吼痰喘，干呕，疳积等症。用于急惊昏厥时，本法多与掐威灵配合，能加强开窍醒神的作用。

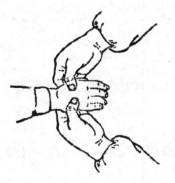
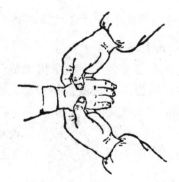

图2-53　掐威灵　　　　图2-54　掐精宁

29. 外八卦

定位：掌背外劳宫周围，与内八卦相对处。

操作：拇指作顺时针方向掐运，称运外八卦，见图2-55。100～300次。

作用：宽胸理气，通滞散结。

应用：运外八卦临床上多与摩腹、推揉膻中等合用，治疗胸闷、腹胀、便结等症。

30. 一窝风

定位：手背腕横纹正中凹陷处。

操作：拇指或中指端揉之，称揉一窝风，见图 2-56。100 ～ 300 次。

作用：温中行气，止痹痛，利关节，发散风寒。

应用：常用于受寒，食积等原因引起的腹痛等症，多与拿肚角、推三关、揉中脘等合用。

31. 膊阳池

定位：在手背一窝风后 3 寸处。

操作：拇指甲掐或指端揉，称掐膊阳池或揉膊阳池，见图 2-57。掐 3 ～ 5 次；揉 100 ～ 300 次。

作用：止头痛，通大便，利小便。

应用：特别对大便秘结，多揉之有显效，但大便滑泻者禁用；用于感冒头痛，或小便赤涩短少，多与其他解表、利尿法同用。

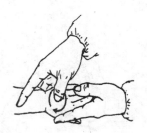　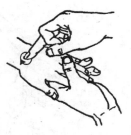　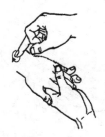

图2-55　运外八卦　　　图2-56　揉一窝风　　　图2-57　揉膊阳池

32. 三关

定位：前臂桡侧，阳池至曲池成一直线。

操作：用拇指桡侧面或食指、中指面自腕推向肘，称推三关，见图 2-58；屈患儿拇指，自拇指外侧端推向肘称为大推三关。100 ～ 300 次。

作用：补气行气，温阳散寒，发汗解表。

应用：本穴性温热，主治一切虚寒病证，对非虚寒病证者宜慎用。临床上治疗气血虚弱，命门火衰，下元虚冷，阳气不足引起的四肢厥冷，面色无华，食欲不振，疳积，吐泻等症。多与补脾经、补肾经、揉丹田、捏脊、摩腹等合用。对感冒风寒，畏寒无汗或疹出不透等症，多与清肺经、推攒竹、掐揉二扇门等合用。此外对因虚寒出现的疹毒内陷、黄疸、阴疽等证亦有疗效。

33. 天河水

定位：前臂正中，总筋至洪池（曲泽）成一直线。

操作：用食、中二指面自腕推向肘，称清天河水；用食、中二指沾水自总筋处，一起一落弹打如弹琴状，直至洪池，同时一面用口吹气随之，称打马过天河。100～300次，见图2-59。

作用：清热解表，泻火除烦。

应用：本穴性微凉，主要用于治疗热性病证，清热而不伤阴分。多用于五心烦热，口燥咽干，唇舌生疮，夜啼等症；对于感冒发热，头痛，恶风，汗微出，咽痛等外感风热者，也常与推攒竹、推坎宫、揉太阳等合用。打马过天河清热之力大于清天河水，多用于实热，高热等症。

34. 六腑

定位：前臂尺侧，阴池至肘成一直线。

操作：用拇指面或食指、中指面自肘推向腕，称推六腑或退六腑。100～300次，见图2-60。

作用：清热、凉血、解毒。

应用：本穴性寒凉，对温病邪入营血，脏腑郁热积滞而致的壮热烦渴，腮腺炎等实热症状均可应用。本穴与补脾经合用，有止汗的效果。若患儿平素大便溏薄，脾虚腹泻者，本法慎用。

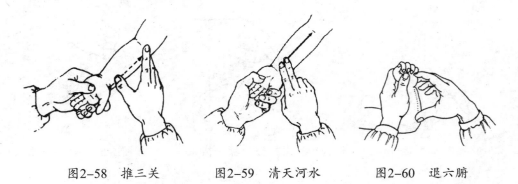

图2-58 推三关　　　图2-59 清天河水　　　图2-60 退六腑

（二）上肢部穴位主治归纳

1. 板门、内八卦　和中行气，消食。

2. 小天心、内劳宫、总筋　清心经热。

3. 运土入水　主治泄泻。

4. 运水入土　主治便秘。

5. 内八卦　宽胸理气、化痰平喘。

6. 脾、肝、心、肺、肾、胃、大肠、小肠经分别主治本脏和本腑的病证。

7. 主治消化系统疾病　推揉板门；运内八卦；揉端正；揉脾经；揉胃经；清、补或推大、小肠；运水入土、运土入水。

8. 解肌发表，主治外感病　掐揉二扇门、清天河水、掐揉一窝风、推三关。其中掐揉二扇门发汗力强；清天河水以清热为主，主治风热感冒；掐揉一窝风、推三关能温阳散寒，主治风寒感冒。

9. 清热　清天河水、退六腑、揉小天心、揉运内劳宫、揉总筋、分阴阳。其中清天河水清卫分气分之热；退六腑清营分血分之热；运内劳宫清虚热；揉上马能滋阴清热；揉内劳宫、揉小天心、揉总筋清心经有热分阴阳用于寒热往来、气血不和。

10. 镇静止抽搐　掐捣小天心、掐四横纹、清肝经、掐总筋、掐二扇门、掐老龙。

四、下肢部穴位及主治

1. 箕门

定位：大腿内侧，膝盖上缘至腹股沟成一直线。

操作：用食、中二指自膝盖内上缘至腹股沟部作直推法，称推箕门。100～300次。

作用：利尿，清热，见图2-61。

应用：推箕门性平和，常用于治疗癃闭，小便赤涩不利，尿闭，水泻及该处痿软无力等病证。推箕门性平和，有较好的利尿作用，多与揉丹田、按揉三阴交等相配合，用于治疗尿潴留等病证；与清小肠等相配合，用于治疗心经有热的小便赤涩不利等症；治疗尿闭则自上往下推或拿；治疗水泻无尿，则自下向上推，有利小便，实大便的作用；治疗股内痛或该处痿软无力，则轻拿足膀胱穴处的肌筋。

2. 百虫

定位：膝上内侧肌肉丰厚处。

操作：或按或拿，称按百虫或拿百虫（图2-62），5次。

作用：通经络，止抽搐。

应用：按、拿百虫多用于主治下肢瘫痪及痹痛等证，常与拿委中、按揉足三里等合用。若用于惊风、抽搐，手法刺激宜重。

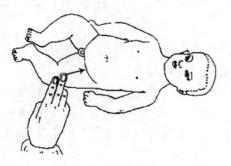 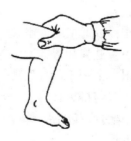

图2-61　推箕门　　　　　　　图2-62　拿百虫

3. 膝眼

定位：膝关节两侧凹陷中。

操作：有按膝眼、揉膝眼与掐膝眼之分。以拇指端着力，或用拇食两指端同时着力，稍用力按压一侧或内外两侧膝眼穴10～20次，称按膝眼；以一手或两手拇指螺纹面着力，揉动一侧或两侧膝眼穴50～100次，称揉膝眼；若用拇指爪甲掐一侧或两侧膝眼穴3～5次，称掐膝眼。

作用：通经络、止抽搐。

应用：常用于治疗下肢痿软无力，惊风抽搐，膝痛等病证。临床上按、掐膝眼多用于治疗惊风抽搐；揉膝眼配合拿委中多用于治疗下肢痿软无力，并能治疗膝关节软组织扭挫伤及膝部疾病。

4. 前承山

定位：小腿胫骨旁，与后承山相对处。

操作：有掐前承山与揉前承山之分。以拇指爪甲掐该穴3～5次，称掐前承山；用拇指螺纹面揉该穴30次左右，称揉前承山。

作用：止抽搐。

应用：常用于治疗惊风，下肢抽搐，下肢痿软无力等病证。但掐、揉本穴主要治疗惊风抽搐。多与拿委中、按百虫、掐解溪等相配合，以治疗角弓反张，下肢抽搐；揉前承山能通经络，行气血，纠正畸形，与揉解溪等相配合，用于治疗下肢痿软无力，肌肉萎缩，足下垂等病证。

5. 后承山

定位：腓肠肌腹下陷中。

操作：以食指、中指指端着力，稍用力在后承山穴按拨该处的筋腱3～5次，称拿承山。

作用：止抽搐、通经络。

应用：拿后承山主治腿痛转筋，下肢痿软。常与拿委中等配合治疗惊风抽搐，下肢痿软，腿痛转筋等。

6. 足三里

定位：足三里又名三里，在外膝眼下3寸，距胫骨前嵴约一横指处，当胫骨前肌上。

操作：以拇指端或螺纹面着力，稍用力按揉20～100次，称按揉足三里。

作用：健脾和胃，调中理气，导滞通络，强壮身体。

应用：常用于治疗腹胀、腹痛、呕吐、泄泻等消化系统疾病及下肢痿软乏力等病证。多与推天柱骨、分推腹阴阳等相配合，以治疗呕吐；与推上七节骨、补大肠等相配合，以治疗脾虚泄泻；常与捏脊、摩腹等相配合，以作小儿保健。

7. 丰隆

定位：丰隆在外踝尖上8寸（当外膝眼与外踝尖连线之中点），胫骨前缘外侧（距胫骨前嵴约二横指，即1.5寸），胫腓骨之间。属足阳明胃经之经穴，系本经络穴。

操作：以拇指或中指端着力，稍用力在丰隆穴上揉动50～100次，称揉丰隆。

作用：和胃气，化痰湿。

应用：临床上多与揉膻中、运内八卦等相配合，用以治疗痰涎壅盛，咳嗽气喘等病证。

8. 涌泉

位置：在足掌心前三分之一与后三分之二交界处的凹陷中。属足少阴肾经的起始经穴，系本经井穴。

操作：有推涌泉、揉涌泉和掐涌泉之分。以拇指螺纹面着力，向足趾方向作直推法或旋推法100～400次，称推涌泉；以拇指螺纹面着力，稍用力在涌泉穴上揉30～50次，称揉涌泉；以拇指爪甲着力，稍用力在涌泉穴上掐3～5次，称掐涌泉。

作用：滋阴、退热。

应用：推涌泉能引火归元，退虚热，多与揉上马、运内劳宫等相配合，以治疗五心烦热，烦躁不安，夜啼等病证；与退六腑，清天河水等相配合，可用于退实热；揉涌泉能治吐泻，左揉止吐，右揉止泻；掐涌泉能治惊风。

第三章　推拿技术

第一节　成人手法技术

一、一指禅推法

（一）定义

术者用拇指指端或螺纹面着力，通过腕部的往返摆动，使产生的功力通过拇指持续不断地作用于受术部位上，称为一指禅推法。

（二）动作要领

1. 姿势放松　身体松静自然，取端坐或站立位（丁字步或八字步）练习，具体要求如下，见图 3-1。

（1）沉肩　肩关节自然下沉，不耸肩用力，以腋下空松能容一拳为宜；

（2）垂肘　肘关节自然下垂，略低于腕部，肘部不要向外支起，亦不宜过度夹紧内收；

（3）悬腕　手掌自然悬屈，不可生硬用力；

（4）掌虚　手握虚拳，除大拇指外的其余四指及手掌都要放松，不可挺劲；

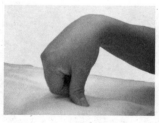

图 3-1　一指禅推法坐位
姿势

（5）指实　拇指指端或螺纹面着实吸定，不能离开体表或来回摩擦。

2. 动作自然　术者前臂做主动摆动，带动腕部的摆动，再带动拇指关节做屈伸运动，见图 3-2、图 3-3。

3. 紧推慢移　操作时腕部摆动频率要快，一般控制在 120 ～ 160 次 / 分钟，手法移动时宜缓慢。

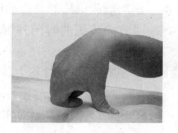 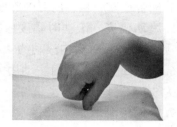

图3-2　前臂及腕部向外摆动+拇指关节伸　图3-3　前臂及腕部向内摆动+拇指关节屈

（三）操作示范

一指禅推法砂袋练习。

（四）临床应用

一指禅推法具有刺激量中等，接触面积小，深透性强的特点，临床适应于全身各部经络穴位，以"循经络、推穴道"，治疗头痛、眩晕、咳嗽、胃脘痛、腹痛等内科病证见长。

二、滚法

（一）定义

术者以第五掌指关节背侧吸附于体表施术部位，通过前臂的推旋运动和腕关节的屈伸运动，使手背在施术部位上做持续不断地来回往返滚动的手法称为滚法。

（二）动作要领

1. 姿势放松

（1）沉肩　肩部放松，不可耸肩，使上臂中部距离胸壁约一拳远。

（2）垂肘　肘部下垂，肘关节屈曲120°～ 140°。

（3）松腕　手腕放松，不可挺劲。

（4）舒指　掌指关节自然屈曲，五指自然收拢或散开，手如握蛋或呈半握拳状。

2. 着力部位　即滚法作用力的部位，为第五掌指关节尺侧缘至第三掌骨围成的三角形区域，大小占手背的 1/3 ～ 2/5。

3. 吸定部位　即操作手动态吸附于受术者表面的部位，为第五掌指关节背侧。

4. 分解动作 以肘关节为支点，前臂主动做推旋运动，带动腕关节屈伸；前臂外旋配合逐渐屈腕、前臂内旋配合逐渐伸腕，前后滚动形成㨰法的复合动作。

5. 滚动幅度 滚动时幅度应控制在120°左右，即腕关节屈曲时向外滚动约80°，腕关节伸展时向内滚动约40°。

6. 滚三回一 前滚时主动用力，后滚时惯性回撤，前滚和回滚时着力轻重之比约为3∶1。

7. 紧滚慢移 滚动频率要比较快，为120～160次/分钟，移动操作时宜缓慢。

（三）操作示范

（1）㨰法砂袋练习，见图3-4。
（2）㨰法颈部练习。
（3）㨰法腰部练习。
（4）㨰法肩部练习。

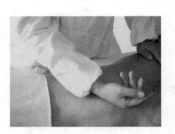

图3-4 㨰法

（四）临床应用

㨰法着力面积大，作用力深透，刺激量较大。适用于颈项、肩背、腰臀、四肢等肌肉丰厚处操作，在关节部位操作时常配合该关节的被动运动。临床上多用于治疗运动及神经系统疾病，为伤科、内科、妇科的常用手法。主要适于颈椎病，肩周炎，腰椎间盘突出症，半身不遂，高血压，糖尿病，痛经，月经不调等多种病证，也是常用的保健推拿手法之一。

附：㨰法衍化手法

1. 指背㨰法

（1）定义 术者手握空拳，用食、中、无名、小指四指的近侧指间关节凸起部分着力，附着于体表一定部位，腕部放松，通过腕关节做均匀的屈伸和前臂的前后往返摆动，使指背做小幅度的来回滚动，滚动幅度应控制在90°左右，见图3-5。

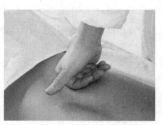

图3-5 指背㨰法

（2）操作示范 指背㨰法腰臀部练习。

2. 前臂㨰法

（1）定义 术者用前臂尺侧部着力进行滚动，动作要领与㨰法基本相同。操作时前臂旋转度较㨰法大，腕关节屈伸活动小，故作用力更大，见图3-6。

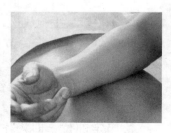

图3-6 前臂㨰法

（2）操作示范 前臂㨰法背腰部练习。

三、揉法

（一）定义

术者用手指螺纹面、掌根、大鱼际或前臂等处着力，吸定于一定部位或穴位上，带动该处的皮下组织做轻柔缓和的环旋揉动，称为揉法。

（二）动作要领

1. 肩臂放松，肘部自然弯曲，手腕放松，手指自然。
2. 以肩肘为支点，手臂主动摆动，带动着力部位环形揉动。
3. 压力轻柔适中，需带动皮下组织。
4. 节律均匀，频率为 120 ～ 160 次 / 分钟。

（三）操作示范

1. 大鱼际揉前额　用大鱼际着力于前额进行揉动，见图 3-7。
2. 拇指揉太阳　用拇指指腹着力在太阳穴进行揉动，见图 3-8。
3. 掌根揉背部　用掌根部分着力在背部进行揉动，多以两手重叠加重手法刺激量，见图 3-9。
4. 前臂揉背部　用前臂尺侧部着力在背部进行揉动，见图 3-10。

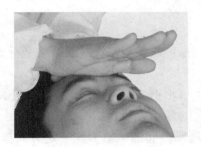

图3-7　大鱼际揉法

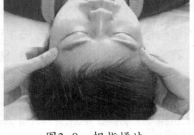

图3-8　拇指揉法

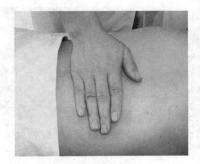

图3-9　掌根揉法

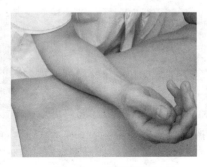

图3-10　前臂揉法

（四）临床应用

揉法和缓舒适，是常用的放松手法。其接触面可大可小，适用于胸腹部、胁肋部、头面部、腰部及四肢部，尤其多用于全身各穴位。揉法常配合按法，按揉穴位，治疗胃脘痛、颈椎病、软组织扭挫伤、骨折术后康复、头痛、近视等多种病证。

四、推法

（一）定义

术者以指、掌或肘等着力于施术部位上，做单方向直线推移的手法，称为推法。

（二）动作要领

1. 紧贴体表 术者以指掌等部位着力，采用适中压力使着力部位紧贴受术部位体表。

2. 直线推进 一般依据受术部位体表轮廓直线向前推进。

3. 压力均匀 推进过程中以重心移动或大关节部位带动着力部位，压力均匀一致。

4. 速度缓慢 推动的速度宜较慢。一般压力越大，摩擦力越大，速度就越慢。

（三）操作示范

1. 指推法 用拇指指腹着力于操作部位，沿经络循行路线或肌纤维平行方向推进，其余四指分开助力，见图3-11。

2. 掌推法 用手掌着力向一定方向推进，可根据被按摩部位与受力大小的不同，用掌根或鱼际推法，也可叠掌操作，增大压力，见图3-12。

3. 肘推法 肘关节屈曲，用肘尖（尺骨鹰嘴凸起部）着力向一定方向推动，见图3-13。

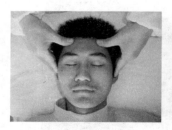 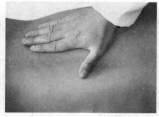 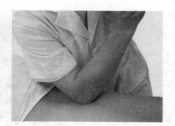

图3-11　拇指推法　　　　图3-12　掌推法　　　　图3-13　肘推法

（四）临床应用

推法具有通经活络、荡涤积滞的作用。指推法适用于全身各部位，常用于头面部、肩背部、胸腹部、腰臀及四肢部；掌推法多用于肩背部、腰臀部及四肢肌肉较丰厚的部位；肘推法多用于体形肥胖者，或用于背脊部、腰臀部、大腿肌肉较丰厚的部位和脊柱两侧膀胱经。

五、摩法

（一）定义

术者用指面或手掌面贴附在体表，以腕部连同前臂做环形的抚摩动作的手法，称为摩法。

（二）动作要领

1. 肘关节微屈，腕关节放松，做环形或直线往返摩动。
2. 摩动的速度、压力宜均匀，频率约 120 次 / 分钟。
3. 在人体操作时，不带动操作部位的皮下组织。

（三）操作示范

1. 掌摩法　手掌自然伸直，腕关节微背伸，将手掌平放于体表一定部位上，以掌心、掌根着力，随腕关节连同前臂做环转移动，见图 3-14。

2. 指摩法　手指并拢，指掌部自然伸直，腕部微屈，用食指、中指、无名指和小指面附着于一定部位，随同腕关节做环转移动，见图 3-15。

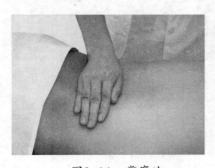　　　　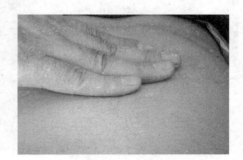

图3-14　掌摩法　　　　　　　　　图3-15　指摩法

（四）临床应用

摩法轻柔舒适，刺激量小，是常用的保健推拿手法之一。具有镇静安神、疏肝理气、消郁散结、温中和胃的作用。其中，指摩法多用于颜面部，掌摩法多用于胸腹、胁肋部。可用于治疗腹胀、泄泻、便秘、消化不良、咳喘、月经不调、痛经、失眠、外伤肿痛等病证。

六、擦法

(一)定义

术者用手掌大鱼际、小鱼际或全掌着力,稍用力下压紧贴于体表做直线往返摩擦运动的手法,称为擦法。

(二)动作要领

1. 操作时呼吸自然,腕关节伸直,使前臂与手接近相平。
2. 暴露局部皮肤,术手贴附体表。
3. 以肩关节为支点,上臂主动运动,蓄力于掌,直线往返摩擦,距离宜长。
4. 动作连续,频率 100 ~ 120 次 / 分钟。
5. 压力均匀适中,以透热为度。

(三)操作示范

1. 掌擦法　用全掌着力做擦法,见图 3–16。
2. 小鱼际擦法　用小鱼际着力做擦法,又称侧擦法,见图 3–17。
3. 大鱼际擦法　用大鱼际着力做擦法,见图 3–18。

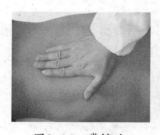 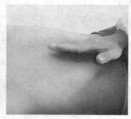 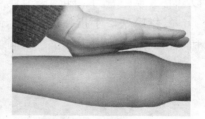

图3–16　掌擦法　　　　图3–17　小鱼际擦法　　　　图3–18　大鱼际擦法

(四)临床应用

擦法具有温经散寒的作用,能治疗寒证。用于风寒外感,风湿痹痛,胃脘冷痛及肾阳虚所致的腰腿痛、小腹冷痛、月经不调等病证。其中,掌擦法多用于胸胁、腹部及肩背面积较大而较平坦的部位;大鱼际擦法多用于上肢、腰背、胸腹部;小鱼际擦法接触面积小,多用于腰骶、臀部及下肢部、肩背部。

七、搓法

（一）定义

术者用双手掌面夹住受术者肢体的一定部位，相对用力做方向相反的来回快速搓揉，并同时做上下往返移动的手法，称为搓法。

（二）动作要领

1. 术者呼吸自然，双腿站稳，两臂伸开，掌心空虚。
2. 双掌夹持住患者上肢上部，引导其外展 45°～ 60°。
3. 以肘关节和肩关节为支点，前臂与上臂主动施力，做方向相反的快速搓动。搓动中含有擦、揉、摩等多种运动成分。
4. 搓时动作柔和，力量均匀，可做出搓揉、搓擦、搓摩等手法效果。
5. 紧搓慢移，搓动速度要快，移动速度宜缓慢。

（三）操作示范

（1）搓上肢，见图 3-19。
（2）搓肩部，见图 3-20。
（3）搓下肢，见图 3-21。

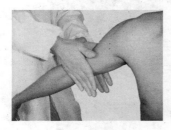 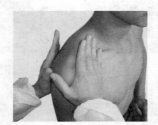 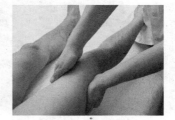

图3-19　上肢搓法　　　　图3-20　肩关节搓法　　　　图3-21　下肢搓法

（四）临床应用

搓法具有疏松肌筋、调和气血的作用，常作为推拿治疗的结束手法使用。可治疗肢体酸痛、关节活动不利及胸胁屏伤等病证。多用于四肢部、肩部、胁肋及腰背。

八、按法

（一）定义

术者用指、掌或肘着力，逐渐用力按压体表一定的部位或穴位，按而留之的手法，称为按法。

（二）动作要领

1. 着力部位紧贴体表。
2. 垂直体表向下用力。
3. 以得气为度，持续片刻，逐渐撤力。
4. 重复 3～5 遍，力量由轻到重，要有缓慢的节奏性。
5. 操作结束时，应逐渐撤力，同时可配合揉法，形成按揉法。

（三）操作示范

1. 指按法　拇指伸直，用拇指指面着力于经络穴位上，垂直向下按压，其余四指张开起支持作用，并协同助力，见图 3-22。

2. 掌按法　腕关节背伸，用掌面或掌根着力进行按压。可双掌重叠进行按压，或将肘关节伸直，并使身体略前倾，以借助上身体重来增加按压力量，见图 3-23、图 3-24。

3. 肘按法　肘关节屈曲，用肘尖着力进行按压，见图 3-25。

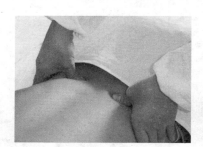

图3-22　指按法

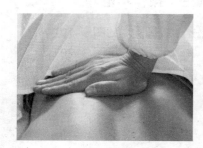

图3-23　单掌按法

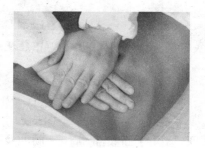

图3-24　叠掌按法

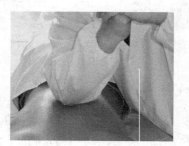

图3-25　肘按法

（四）临床应用

按法刺激强而舒适，为临床上最为常用的治疗手法，具有补虚泻实的作用。可用于伤科、内科、妇科等多种疾病的治疗。其中，指按法用于全身各部位的经络穴位；掌按法用于腰背、胸腹等面积较大而平坦的部位；肘按法多用于臀、腰骶部等。

九、点法

（一）定义

术者以指端或关节凸起部位持续点压施术部位或穴位的手法，称为点法。

（二）动作要领

1. 取穴宜准。
2. 着力部位垂直向下用力。
3. 用力由轻渐重，以产生强烈的得气感为度。
4. 持续 5 ～ 10 秒，点后缓慢撤力，可轻揉局部。

（三）操作示范

1. 拇指指端点法　食指中节，用拇指端点压一定部位，见图 3-26。手握空拳，拇指伸直并紧靠于受术部位。

2. 拇指屈指点法　拇指屈曲，用拇指指间关节桡侧点压一定部位。操作时可用拇指端抵在食指中节外缘，以助力，见图 3-27。

3. 食指屈指点法　食指屈曲，其他手指相握，用食指第一指间关节凸起部分点压一定部位。操作时，可用拇指末节内侧缘紧压食指指甲部，以助力，见图 3-28。

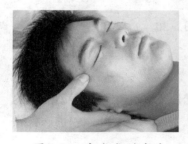 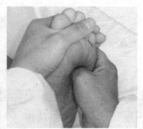 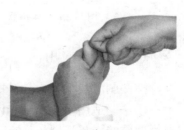

图3-26　拇指指端点法　　图3-27　拇指屈拇指点法　　图3-28　食指屈食指点法

（四）临床应用

点法刺激量大，具有较强的通经止痛作用，主要用于各种痛证。常用于全身各部穴位及关节骨缝处。

十、捏法

（一）定义

术者用拇指和食、中两指或拇指和其余四指指面相对用力，做对称性的挤捏动作，称为捏法。

（二）动作要领

1.操作时肩臂要放松，腕要灵活，要求手指面对合用力。
2.挤捏动作要均匀而柔和，移动宜缓慢并循序往返。
3.动作要连贯且有节奏。

（三）操作示范

1.三指捏法　用拇指和食指、中指指面相对用力挤压，见图3-29。
2.五指捏法　用拇指和其余四指相对用力挤压，见图3-30。

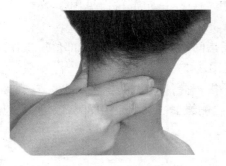 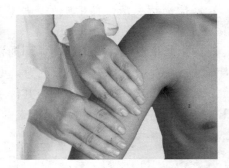

图3-29　三指捏法　　　　　　　　图3-30　五指捏法

（四）临床应用

捏法刺激量柔和，是常用的放松手法，具有舒松肌筋的作用，属于动法中的静态手法。适用于颈项部和四肢部，常配合其他手法治疗风湿痹痛、颈椎病、疲劳性四肢酸痛及头晕、头痛等病证。

十一、拿法

（一）定义

术者用拇指和食、中两指，或用拇指和其余四指指面相对用力，做一紧一松地对称性捏提动作，称为拿法。捏而提起谓之拿法。

（二）动作要领

1. 操作时肩臂要放松，腕要灵活，要求手指面的对合用力。

2. 拿法动作中含捏、提、揉，即先挤捏，再在挤捏的基础上提拉，最后揉捏放松，须将三者有机结合。

3. 用力由轻到重，再由重到轻。

4. 动作要连贯且有节奏。

（三）操作示范

1. 三指拿法　用拇指和食指、中指着力提捏，见图3-31。

2. 五指拿法　用拇指和食、中、无名、小指着力提捏，见图3-32。

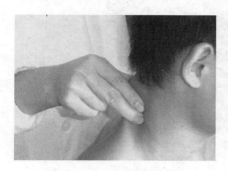 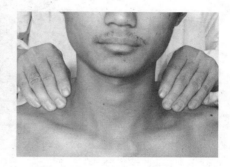

图3-31　三指拿法　　　　　　　　　图3-32　五指拿法

（四）临床应用

拿法刺激量较强，具有舒经通络、行气活血、缓解痉挛、消除疲劳等作用，是临床常用的治疗与放松手法。可用于颈椎病、肩周炎、肢体麻木及头痛、外感风寒等病证。

十二、拨法

（一）定义

术者用手指面深按于穴位或一定部位上，适当用力做与肌纤维方向垂直的单方向或往返拨动的手法，称为拨法。

（二）动作要领

1. 拇指伸直，以指端着力于施术部位，其余四指对应助力。

2. 拇指用力下压至一定深度，有轻微酸胀感时，再做与软组织成垂直方向的拨动。

3. 用力由轻而重，实而不浮。

4. 频率均匀适中。

5. 可配合揉法，组成揉拨复合手法。

6. 可双拇指同时操作或叠指操作。

（三）操作示范

1. 拇指指拨背部膀胱经第一侧线　用拇指指端着力于受术部位拨动，其余四指置于对侧以助力，也可双手拇指重叠进行拨法操作。

2. 掌拨腰背部　用掌根着力于受术部位进行拨动，见图3-33。

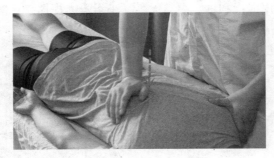

图3-33　掌根拨法

（四）临床应用

拨法属于中重度刺激手法，常用于经络穴位上的肌束、肌腱、韧带等条索状软组织。具有解痉止痛、解除粘连的作用，用于治疗局部软组织粘连等病证。

十三、抖法

（一）定义

术者以双手或单手握住受术者肢体远端，做快速、连续、小幅度的上下或左右抖动，使关节、肌肉有松动感的手法，称为抖法。

（二）动作要领

1. 双手或单手握住患者手、腕或踝部。

2. 抖上肢时将上肢向前外抬高60°，抖下肢时将下肢抬高15°～30°。

3. 手臂同时施力，做快速地连续抖动。抖动时使力量持续不断地由远端传递到近端。

4. 抖动的幅度要小，频率要快，抖上肢幅度2～3cm，频率约200次/分钟，抖下肢幅度较大，频率约 100 次 / 分钟。

（三）操作示范

1. 上肢抖法　受术者取坐或卧位，肩臂放松。术者站在其前外侧，上身略为前俯，用双手握住腕部，慢慢将其向前外侧方向抬起至 60°左右，然后做连续的、小幅度的上下抖动，使抖动似波浪般地传递到肩部，见图 3-34。

2. 下肢抖法　受术者仰卧位，下肢放松。术者站其足后方，用双手分别握住受术者两踝部将其抬离床面约 30cm 左右，然后做连续的上下抖动，使大腿和髋部有舒松感，见图 3-35。

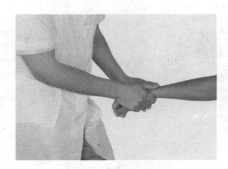
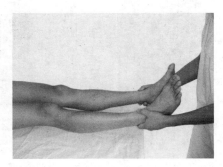

图3-34　上肢抖法　　　　　　　图3-35　下肢抖法

（四）临床应用

抖法轻快柔和，具有舒筋活络、滑利关节的功效，临床上常与搓法配合作为治疗的结束手法。适用于四肢部，常用于治疗上肢筋伤、肩关节周围炎、神经根型颈椎病、急性腰扭伤、腰椎间盘突出症等。

十四、振法

（一）定义

术者以指或掌着力于受术者一定部位，做高频率、小幅度振动的手法，称为振法。

（二）动作要领

1. 呼吸自然，指或掌紧贴体表穴位上。

2. 前臂和手部的肌肉做主动静止性用力，功力集中于指端或手掌上，使振动感持续不断地传递到体内。

3. 动作持续连贯，操作时振动频率要快，维持在 400 次 / 分钟以上。

（三）操作示范

1. 指振法　用拇指或中指指面着力于一定部位，运用手臂的静止性用力，使肌肉强力收缩，发生快速而强烈的振颤，集功力于指端并传递到体内，见图3-36、图3-37。

2. 掌振法　用掌面着力于一定部位或捧夹住肌体两侧做振颤动作，见图3-38。

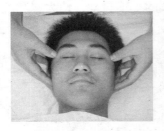 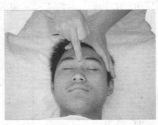 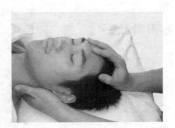

图3-36　拇指振法　　　　图3-37　中指振法　　　　图3-38　掌振法

（四）临床应用

振法是内功推拿流派的代表性治疗手法，具有温补、通调的作用，多用于阳虚气弱、经络不通之证，常用于治疗内科病证。

十五、拍法

（一）定义

术者用手指指面或虚掌拍打受术者体表的手法，称为拍法。

（二）动作要领

1. 操作时，肩、肘、腕要放松。

2. 掌拍时，手指自然并拢，掌指关节微屈，使掌心形成一个空凹，即虚掌，以虚掌面着力；指拍时，以手指面着力。

3. 拍时以肘腕的屈伸运动发力，用力轻巧而有弹性，动作协调灵活。

4. 有节奏，频率80～160次/分钟。

5. 拍打操作时如直接接触皮肤，以皮肤轻度充血发红为度。

（三）操作示范

1. 指拍法　以食指、中指、无名指、小指并拢，指腹平拍操作部位称为指腹拍法，见图3-39。五指自然屈曲，用腕部屈伸带动手指以指背拍打操作部位称为指背拍法，见图3-40。

2.掌拍法　五指自然并拢，掌指关节微屈，用虚掌平稳而有节奏地在体表进行拍打，见图3-41。

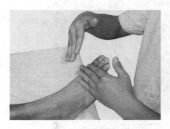 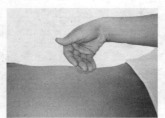 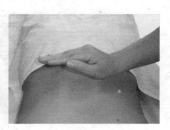

图3-39　指腹拍法　　　图3-40　指背拍法　　　图3-41　掌拍法

（四）临床应用

拍法刺激量可轻可重，多作为治疗结束前的整理手法，具有疏通经络、宣泄邪气的作用。既能疏散肌表经脉阻塞之病气，又能宣泄五脏六腑郁闭之邪气，消除疲劳，振奋精神。

十六、击法

（一）定义

术者用拳背、掌根、掌侧小鱼际、指尖或桑枝棒等击打受术者体表一定部位或穴位的手法，称为击法。

（二）动作要领

1.术者以不同着力部位或手型着力击打受术者体表。
2.用力快速而短暂，刚中有柔，速度均匀而有节奏。

（三）操作示范

1.指尖击法　用指端着力有节奏地击打受术者体表某一部位，如雨点下落状，见图3-42。

2.拳背击法　用拳背着力有节奏地击打受术者体表某一部位，见图3-43。

3.拳底击法　用单或双手空拳的小指及小鱼际尺侧缘着力有节奏地击打受术者体表某一部位，见图3-44。

4.掌根击法　用掌根着力有节奏地击打受术者体表某一部位，见图3-45。

5.单掌侧击法　用单手掌尺侧缘部分或全部有节奏地击打受术者体表某一部位，见图3-46。

6. 合掌侧击法　双手合掌，用两手掌尺侧缘部分或全部有节奏地击打受术者体表某一部位，见图3–47。

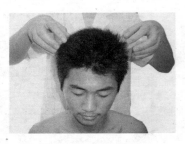

图3–42　指尖击法

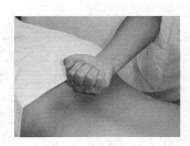

图3–43　拳背击法

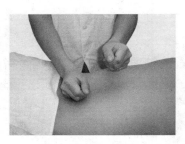

图3–44　拳底击法

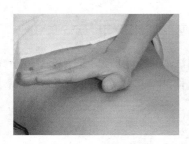

图3–45　掌根击法

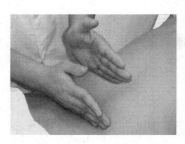

图3–46　单掌侧击法

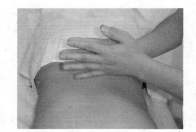

图3–47　合掌侧击法

（四）临床应用

击法刺激量适中，常在治疗结束时应用。其中，指尖击法常用于头面、胸腹部；拳背击法常用于大椎及腰骶部；拳底击法常用于肩背部；掌根击法常用于头顶、腰臀及四肢部；单掌及合掌侧击法常用于腰背及四肢部。

十七、摇法

（一）定义

术者使受术者关节做被动的环转运动的手法，称为摇法。

（二）动作要领

1. 术者一手握住受术者关节近端以固定肢体，另一手握住关节的远端以运动关节。

2. 嘱受术者放松，术者带动受术者关节远端做环转摇动。

3. 摇转的动作宜缓慢，幅度由小到大，并控制在正常生理许可范围或受术者对疼痛能耐受范围内进行。

4. 一般顺逆时针摇转操作各半。

（三）操作示范

1. 颈项部摇法 受术者取坐位，颈项部放松，略前屈。术者立于其侧后方。以一手扶按其头顶后部，另一手扶托于下颌部，两手协调运动，反方向施力，使颈椎做环形摇转运动，可反复操作数次，见图3-48。

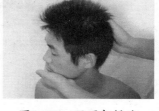

图3-48 颈项部摇法

2. 肩关节摇法 术者用一手扶住受术者肩部，另一手握住其腕部或托住肘部，作环转摇动。

（1）托肘摇肩法，见图3-49。

（2）握手摇肩法，见图3-50。

（3）握臂摇肩法，见图3-51。

（4）大幅度摇肩法，见图3-52。

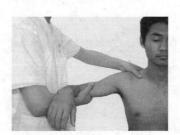

图3-49 托肘摇肩法

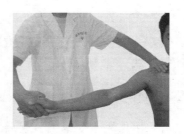

图3-50 握手摇肩法

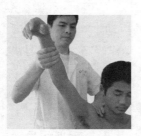

图3-51 握臂摇肩法

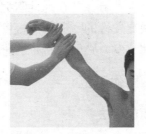

图3-52 大幅度摇肩法

3. 腰部摇法 受术者俯卧位，术者用一手掌根按压住受术者腰椎棘突部，然后做腰部左右摇动，见图3-53。

4. 髋关节摇法 受术者仰卧位，髋膝屈曲。术者一手托住受术者足跟，另一手扶住其膝部，做髋关节环转摇动，见图3-54。

5. 踝关节摇法 术者用手托住患者足跟，另一手握住足大趾部，做踝关节环转摇动，见图3-55。

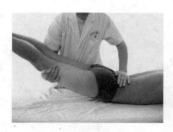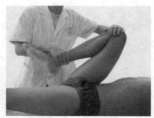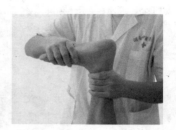

图3-53　腰部摇法　　　图3-54　髋关节摇法　　　图3-55　踝关节摇法

（四）临床应用

摇法重在活动关节，属被动导引手法，具有改善关节运动功能的作用。适用于颈椎、腰椎及四肢各关节。用于治疗颈椎病、肩关节周围炎及关节强直、屈伸不利、运动功能障碍等病证。

十八、扳法

（一）定义

术者用双手向同一方向或相反方向瞬间用力，使关节做被动地伸展、屈曲或旋转扳动的手法，称为扳法。

（二）动作要领

1. 术者一手作用于受术关节近端，另一手作用于关节远端。
2. 先使受术关节做屈伸、展收或旋转的放松运动。
3. 将受术关节保持在弹性阻力位短暂停留。
4. 再做突发性的、稍增加幅度的、可控制的扳动。
5. 扳动时发力必须果断而迅速，用力要稳，动作轻巧，发力要快，收力及时。

（三）操作示范

1. 颈项部扳法

（1）颈项部斜扳法　受术者头部略向前屈。术者一手抵住受术者头侧后部，另一手抵住对侧下颏部，使头向一侧旋转至最大限度时，两手同时用力做相反方向的扳动，见图3-56。

（2）颈部旋转定位扳法 受术者坐位，颈前屈到某一需要的角度后，术者在其背后，用一肘部托住其下颏部，手则扶住其枕部（向右扳则用右手，向左扳则用左手），另一手扶住受术者肩部。托扶其头部的手用力，先作颈项部向上牵引，同时把受术者头部做被动向患侧旋转至最大限度后，再做扳法，见图3-57。

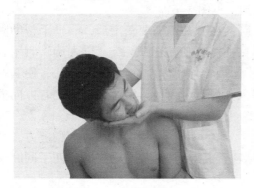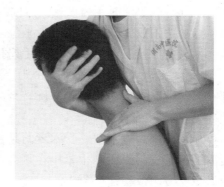

图3-56 斜扳法　　　　　　　　图3-57 旋转定位扳法

2.胸背部扳法

（1）扩胸牵引扳法 受术者坐位，令其两手交叉扣住，置于项部。术者两手托住受术者两肘部，并用一侧膝部顶住其背部，嘱受术者自行俯仰，并配合深呼吸，做扩胸牵引扳动，见图3-58。

（2）胸椎对抗复位扳法 受术者坐位，令其两手交叉扣住，置于项部。术者在其后面，用两手从其腋部伸入其上臂之前，前臂之后，并握住其前臂下段，同时术者用一侧膝部顶住患部脊柱。嘱受术者身体略向前倾，术者两手同时做向后上方用力扳动，见图3-59。

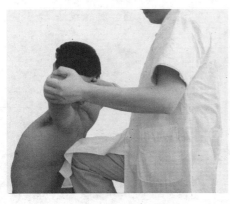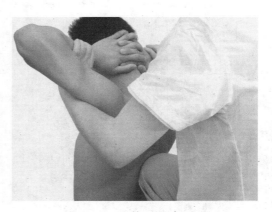

图3-58 扩胸牵引扳法　　　　　　图3-59 胸椎对抗复位扳法

3. 腰部扳法

（1）腰部斜扳法　受术者侧卧位，术者用一手抵住受术者肩前部，另一手抵住臀部。把腰被动旋转至最大限度后，两手同时用力做相反方向扳动，见图3-60。

（2）直腰旋转扳法　受术者坐位，两腿分开。术者用腿夹住受术者下肢以固定骨盆，一手抵住受术者近术者侧的肩后部，另一手从受术者另一侧腋下伸入抵住肩前部，两手同时用力做相反方向扳动，见图3-61。

（3）弯腰旋转扳法　受术者坐位。腰前屈到某一需要角度后，一助手帮助固定受术者下肢及骨盆。术者用一手拇指按住需扳动的脊椎棘突（向左旋转时用右手），另一手从腋前到后伸出勾扶住受术者项背部（向左旋转时用左手），使其腰部在前屈位时再向患侧旋转。旋转至最大限度时，再使其腰部向健侧侧弯方向扳动，见图3-62。

（4）腰部后伸扳法　受术者俯卧位。术者一手托住受术者两膝部稍上方，缓缓向上抬起，另一手掌根紧压在腰部患处，当腰后伸到最大限度时，两手同时用力做相反方向扳动，见图3-63。

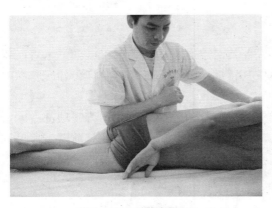

图3-60　腰部斜扳法

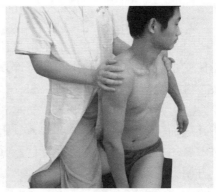

图3-61　直腰旋转扳法

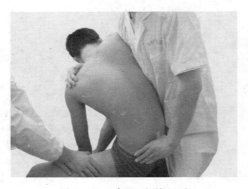

图3-62　弯腰旋转扳法

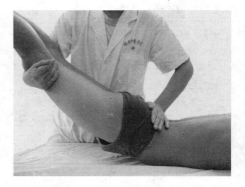

图3-63　腰部后伸扳法

4. 肩关节扳法

（1）肩关节内收扳法 受术者坐位，屈肘关节，置于胸前。术者立于其后，紧靠其背部，稳住其身体，用同侧手按住肩部，另一手握托住其肘部，做肩关节的内收，至有阻力时，做一快速、果断、有控制的内收扳法，见图3-64。

（2）肩关节外展扳法 受术者坐位。术者两手交叉相握扣住肩关节前后部，且用前臂托住受术者上臂，做肩关节外展运动，至有阻力位时，术者两手下按，前臂上抬做外展扳动，见图3-65。

（3）肩关节上举扳法 受术者坐位，两臂自然下垂。术者立于其身体后方。以一手托握住一侧上臂下段，并自前屈位或外展位缓缓向上抬起，至120°～140°时，以另一手握住其上臂下段或前臂近腕关节处。两手协调施力，向上逐渐拔伸牵引，至有阻力时，做一较快速的、有控制的向上拉扳，见图3-66。

（4）肩关节后伸扳法 受术者坐位或侧卧位。术者一手按住肩后部，另一手握住手臂，做上肢后伸，上提至最大限度，做向上小幅度的扳动，按肩之手稳定肩关节、躯干，见图3-67。

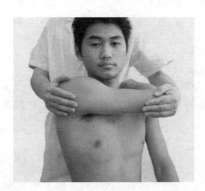

图3-64 内收扳法

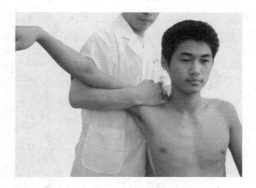

图3-65 外展扳法

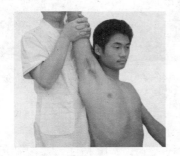

图3-66 上举扳法

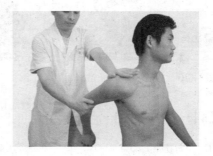

图3-67 后伸扳法

5. 肘关节扳法 受术者坐或仰卧位。术者一手托其肘关节后部，另一手握其腕部，反复伸、屈肘关节，至肘关节伸直至最大限度时，两手同时用力，做伸肘的运动扳法（托肘之手为稳定肘关节）。

6. 腕关节扳法　受术者坐位或仰卧位。术者一手握住其前臂下端，另一手握住其掌或指部（五指交叉相握），先将腕关节拔伸，在拔伸基础上，做腕关节的屈、伸、内收、外展各方向扳动。主要有屈腕扳法和伸腕扳法，见图 3-68、图 3-69。

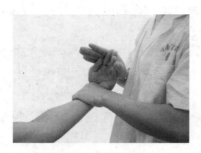　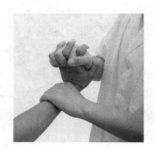

图3-68　屈腕扳法　　　　　　　图3-69　伸腕扳法

7. 髋关节扳法　受术者仰卧，髋、膝屈曲。术者一手握住受术者足踝部，另一手扶住膝部，做髋关节环转摇动，或反复伸、屈髋关节 3～5 次，至髋关节屈曲至最大限度时，两手同时用力，做屈髋屈膝扳法，见图 3-70。其他还有"4"字扳法、直腿抬高扳法、后伸扳法等。

8. 膝关节扳法　参照肘关节扳法操作。

9. 踝关节扳法　受术者仰卧位或俯卧位。术者一手托住其足跟部，另一手握住其跖掌部，先做拔伸，在拔伸的基础上，做背屈、跖屈方向扳动。亦可双手同时进行扳动，见图 3-71、图 3-72。

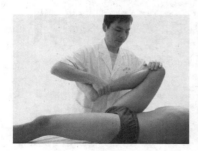　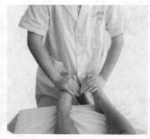　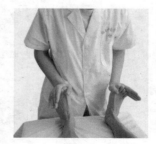

图3-70　屈髋屈膝扳法　　　　图3-71　跖屈扳法　　　　图3-72　背屈扳法

（四）临床应用

扳法为理筋整复手法，具有舒筋活络、滑利关节、松解粘连、整复错缝的作用，能整复小关节错位、松解软组织粘连。适用于颈项、胸腰及四肢关节等部位，用于治疗颈椎、胸椎、腰椎及骶髂关节错位、四肢关节功能障碍等病证。

十九、拔伸法

（一）定义

术者应用对抗力量对受术者关节或肢体进行牵拉，使关节伸展的手法，称为拔伸法。

（二）动作要领

1. 操作时，动作要平稳柔和。
2. 用力要均匀而持续，力量应由小到大，逐渐增力。
3. 要根据不同的部位，适当控制拔伸力量和方向，一般沿肢体的纵轴方向进行拔伸。

（三）操作示范

1. 头颈部拔伸法

（1）掌托拔伸法　受术者坐位。术者站于受术者身后，用双手拇指顶按枕骨下方，掌根分别夹住下颌部助力，然后两手同时用力向上拔伸，两前臂同时用力向下按压，见图3-73。

（2）肘托拔伸法　受术者坐位。术者一手扶住受术者枕后部，另一手用肘窝部托住其下颌，手掌扶住对侧颞部，两手同时用力向上拔伸，见图3-74。

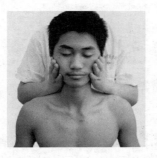

图3-73　掌托拔伸法

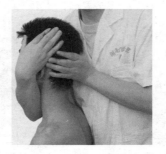

图3-74　肘托拔伸法

2. 肩关节拔伸法　受术者坐于低凳上，上肢放松。术者站于受术者后外侧，用双手握住其腕部，逐渐用力拔伸，嘱受术者身体同时向另一侧倾斜或有一助手协助固定其身体，以牵拉之力相对抗，见图3-75。或受术者取坐位，术者用一侧膝部顶于其同侧腋窝部，双手握其腕部，用力向下拔伸。

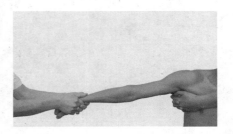

图3-75　肩关节拔伸法

3. 肘关节拔伸法　助手双手握住受术者上臂下端，术者双手握住受术者腕部，双方相对用力做肘关节拔伸活动，见图3-76。

4. 腕关节拔伸法　术者一手握受术者前臂下端，另一手握其手部，两手相对用力做腕关节拔伸活动，见图3-77。

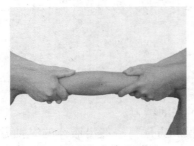 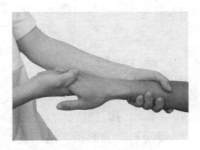

图3-76　肘关节拔伸法　　　　　　　　图3-77　腕关节拔伸法

5. 指（趾）关节拔伸法　一手握住被拔伸关节近侧端，另一手捏住远侧端，两手相对用力做指趾关节拔伸法。

6. 腰部拔伸法　受术者俯卧，双手用力抓住床头，或受术者仰卧，由助手抓住受术者腋部以固定其身体。术者两手分别握住其两踝关节上端，然后逐渐用力做持续性的腰部拔伸牵拉活动，见图3-78。

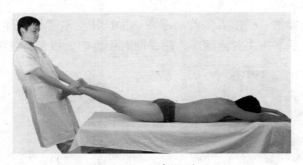

图3-78　腰部拔伸法

7. 踝关节拔伸法　受术者仰卧或坐于床上，助手双手握住受术者小腿下端。术者双手握住受术者足掌部，双方相对用力做相反方向的用力拔伸，见图3-79。

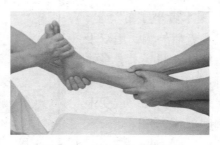

图3-79　踝关节拔伸法

（四）临床应用

本法具有整复错位、矫正畸形、增大关节间隙、减轻压迫刺激的作用。常用于扭错的肌腱和移位关节的整复过程中拉开关节间隙或松解关节周围粘连，使关节功能恢复。

二十、按揉法

（一）定义

由按法和揉法复合而成的手法称为按揉法。

（二）动作要领

1. 按法和揉法有机结合，做到按中含揉，揉中寓按。
2. 按揉并重，施力不可失之偏颇。
3. 动作要有节奏性。

（三）操作示范

1. 指按揉法　用单指或双指指面按压于治疗部位，按照揉法的动作要领进行节律性的揉动。

2. 掌按揉法　用单掌或双掌叠按于治疗部位上，按照揉法的动作要领进行节律性的揉动。施术者上身略前倾以增加按揉力度，单掌按揉时，用掌根部着力，双掌按揉时，可用全掌或掌根部着力。

（四）临床应用

按揉法刚柔并济，作用舒适，易被人接受。具有加强按法效应、消除按后不适的作用。

二十一、牵抖法

（一）定义

由拔伸法与抖法复合而成的手法称为牵抖法。

（二）动作要领

1. 牵抖法要将牵引力同抖动力有机地结合起来。先拔伸，在减缓牵引力后，行较大幅度的抖动。
2. 在持续拔伸未减力之前不可进行抖动，亦不可在完全撤去拔伸力的情况下抖动。

3. 操作时术者自然呼吸，不可屏气。

（三）操作示范

1.上肢牵抖法 受术者取坐位。术者用双手握住其腕关节近端，先拔伸片刻，待肩部放松时，减缓牵引力，做 2～3 次较大幅度的抖动，使抖动力作用于肩关节。

2.下肢牵抖法 受术者取俯卧位，全身放松，两手紧握床头或由一助手固定其两腋部。术者两手紧握其两足踝部位，将受术者下肢提起，身体后仰，使对抗牵拉力作用于受术者腰部，同时腰部做小幅度摇摆，待其完全放松时，术者用两臂同时用力做瞬间的腰部较大幅度牵抖 2～3 次，使抖动力作用于腰部然后缓慢放下。也可受术者取俯卧位，使抖动力作用于髋关节。

（四）临床应用

牵抖法具有滑利关节、松解粘连和理筋整复的作用，适用于肩关节周围炎、髋部伤筋、急性腰扭伤、腰椎后关节功能紊乱、腰椎间盘突出症等病证。

第二节　小儿手法技术

一、掐法

以拇指爪甲切掐患儿的穴位或部位，称为掐法。又称"切法""爪法""指针法"。

（一）操作

医生手握空拳，拇指伸直，指腹紧贴在食指中节桡侧缘，以拇指指甲着力，吸定在患儿需要治疗的穴位或部位上，逐渐用力进行切掐，见图 3-80。

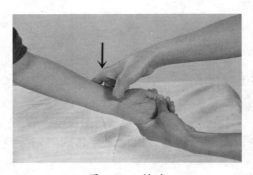

图3-80　掐法

（二）动作要领

操作时，应垂直用力切掐，可持续用力，也可间歇性用力，以增强刺激。取穴宜准。

（三）注意事项

掐法是强刺激手法之一，不宜反复长时间应用，更不能掐破皮肤。掐后常继用揉法，以缓和刺激、减轻局部的疼痛或不适感。

（四）适用部位

适用于头面部和手足部的穴位。

二、推法

以拇指或食、中两指的螺纹面着力，附着在患儿体表一定的穴位或部位上，做直线或环旋移动，称为推法。临床上根据操作方向的不同，可分为直推法、旋推法、分推法、合推法。

（一）操作

1.直推法　以一手握持患儿肢体，使被操作的部位或穴位向上；另一手拇指自然伸直，以螺纹面或其桡侧缘着力，或食、中两指伸直，以螺纹面着力做直线性推动。频率约 250 次 / 分钟，见图 3-81、图 3-82。

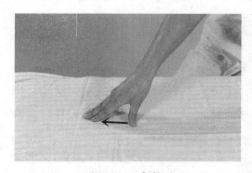
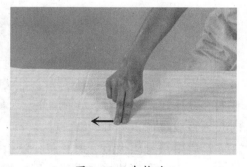

图3-81　直推法　　　　　　　　图3-82　直推法

2.旋推法　以拇指螺纹面着力于一定的穴位上，拇指主动运动，带动着力部分做顺时针方向的环旋移动，频率约 200 次 / 分钟，见图 3-83。

3.分推法　以双手拇指螺纹面或其桡侧缘，或用双掌着力，稍用力附着在患儿所需治疗的穴位或部位上，用腕部或前臂发力，带动着力部分自穴位或部位的中间向两旁做直线或弧线推动。一般可连续分推 20 ～ 50 次，见图 3-84。

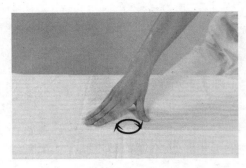

图3-83　旋推法

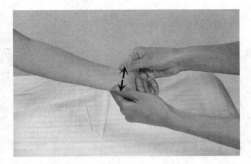

图3-84　分推法

4. 合推法　合推法是与分推法相对而言。以双手拇指螺纹面或双掌着力，稍用力附着在患儿所需治疗的穴位或部位的两旁，用腕部或前臂发力，同着力部分自两旁向中间做相对方向的直线或弧线推动。本法又称合法或和法，见图3-85、3-86。

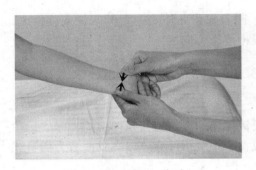

图3-85　合推法（1）

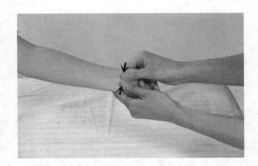

图3-86　合推法（2）

（二）动作要领

1. 直推法　用拇指着力做直推法时，主要依靠腕部带动拇指做主动的内收和外展活动；用食指、中指着力做直推法时，主要依靠肘部做适当的屈伸活动。操作时，动作要轻快连续，一拂而过，如帚拂尘状，以推后皮肤不发红为佳。操作时必须直线进行，不可歪斜。

2. 旋推法　医生肩、肘、腕、掌指关节均要放松，仅依靠拇指做小幅度的旋转推动。动作要轻快连续，犹如用拇指做摩法，仅在皮肤表面推动，不得带动皮下组织。要求动作协调，均匀柔和，速度较直推法稍缓慢。

3. 分推法　操作时主要依靠肘关节的屈伸活动带动指、掌着力部分做横向直线分推，依靠腕部和拇指掌指关节的内收、外展活动带动拇指着力部分做弧线分推。双手用力要均匀，动作要柔和而协调，节奏要轻快而平稳。

4. 合推法　其动作和要求与分推法基本相同，但推动方向相反，主要是做直线合推，不做弧线合推，动作幅度较小，不要使皮肤向中间起皱。

（三）注意事项

1. 不可推破皮肤，一般需要辅以介质，随蘸随推。

2. 根据病情、部位和穴位的需要，注意掌握手法的方向、轻重、快慢，以求手法的补泻作用，达到预期的疗效。

3. 推法是从摩法中演变而出，但比摩法、运法为重，而较指揉法为轻，所以旋推法与指摩法极为相似，操作时需准确掌握运用。

4. 操作时手法不可呆滞。

（四）适用部位

直推法适用于小儿推拿特定穴中的线状穴位和五经穴，多用于头面部、四肢部、脊柱部；旋推法主要用于手部五经穴及面状穴位；分推法适用于头面部、胸腹部、腕掌部及肩胛部等；合推法适用于头面部、胸腹部、腕掌部。

三、运法

以拇指螺纹面或食指、中指的螺纹面在患儿体表做环形或弧形移动，称为运法。

（一）操作

以一手托握住患儿手臂，使被操作的部位或穴位平坦向上，另一手以拇指或食指、中指的螺纹面着力，轻附着在治疗部位或穴位上，做由此穴向彼穴的弧形运动；或在穴周做周而复始的环形运动，频率为 60 ～ 120 次 / 分钟，见图 3-87。

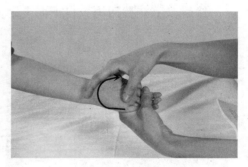

图3-87　运法

（二）动作要领

1. 操作时，医生着力部分要轻贴体表。

2. 用力宜轻不宜重，作用力仅达皮表，只在皮肤表面运动，不带动皮下组织。运法的操作较推法和摩法轻而缓慢，幅度较旋推法为大。运法的方向常与补泻有关，操作时应视病情需要而选用。

3. 操作频率宜缓不宜急。

（三）注意事项

操作时一般可配合使用润滑剂作为介质，以保护患儿皮肤。

（四）适用部位

多用于弧线形穴位或圆形面状穴位。

四、捏脊法

以单手或双手的拇指与食、中两指或拇指与四指的指面作对称性着力，夹持住患儿的肌肤或肢体，相对用力挤压并一紧一松逐渐移动者，称为捏法。小儿推拿主要用于脊柱，故又称捏脊法。

（一）操作

1.患儿俯卧位，被捏部位裸露，医生双手呈半握拳状，拳心向下，拳眼相对，用两拇指指面的前三分之一处或指面的桡侧缘着力，吸定并顶住患儿龟尾穴旁的肌肤，食、中两指的指面前按，拇、食、中三指同时用力将该处的皮肤夹持住并稍提起，然后双手交替用力，自下而上，一紧一松挤压向前移动至大椎穴处，见图3-88。

2.患儿俯坐位或俯卧位，被捏部位裸露，医生双手呈半握拳状，拳心相对，拳眼向上，食指半屈曲，用其中节的桡侧缘及背侧着力，吸定并顶住患儿龟尾穴处的肌肤，拇指端前按，拇、食两指同时用力将该处的皮肤夹持住并稍提起，然后双手交替用力，自下而上，一紧一松挤压向前移动至大椎穴处，见图3-89。

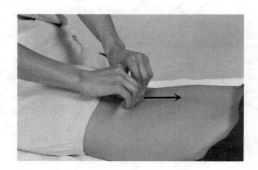
图3-88 捏脊法

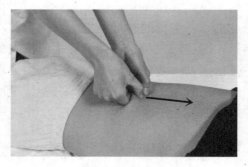
图3-89 捏脊法

（二）动作要领

1.肩、肘关节要放松，腕指关节的活动要灵活、协调。

2.操作时既要有节律性，又要有连贯性。

3.操作时间的长短和手法强度的轻重及挤捏面积的大小要适中，用力要均匀。

（三）注意事项

1. 捏脊时要用指面着力，不能以指端着力挤捏，更不能将肌肤拧转，或用指甲掐压肌肤，否则容易产生疼痛。

2. 捏拿肌肤不可过度，捏拿肌肤过多，则动作呆滞不易向前推进；过少则易滑脱。用力过重也易导致疼痛，过轻又不易得气。

3. 挤压向前推进移动时，需做直线移动，不可歪斜。

4. 捏法靠慢功奏效，不可急于求成。

（四）适用部位

脊柱。

五、捣法

以中指指端，或食指、中指屈曲的指间关节着力，做有节奏的叩击穴位的方法，称为捣法。实为"指击法"或"叩点法"。

（一）操作

患儿坐位，以一手握持住患儿食、中、无名、小指四指，使手掌向上，用另一手的中指指端或食指、中指屈曲后的第一指间关节凸起部着力，其他手指屈曲相握，以腕关节做主动屈伸运动来发力，有节奏的叩击穴位 5 ~ 20 次，见图3-90、图3-91。

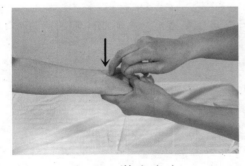
图3-90 捣法（1）

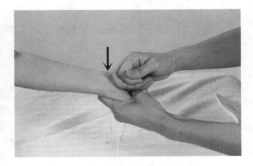
图3-91 捣法（2）

（二）动作要领

1. 前臂为动力源，腕关节放松。

2. 捣击时取穴要准确，发力要稳，而且要有弹性。

（三）注意事项

1. 捣击时不要用暴力。

2. 操作前要将指甲修剪圆钝、平整，以免损伤小儿肌肤。

（四）适用部位

适用于承浆穴及手部小天心穴。

六、黄蜂入洞

（一）操作

患儿仰卧位。以一手轻扶患儿头部，使患儿头部相对固定，另一手食、中两指的指端着力，紧贴在患儿两鼻孔下缘处，以腕关节为主动，带动着力部分做反复、不间断揉动 50 ～ 100 次，见图 3-92。

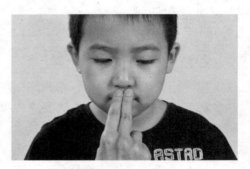

图3-92　黄蜂入洞

（二）功效

发汗解表，宣肺通窍。

（三）临床应用

用于治疗外感风寒，发热无汗，急慢性鼻炎，鼻塞流涕，呼吸不畅等病证。

（四）注意事项

本法操作要均匀、持续、用力要轻柔和缓。

七、开璇玑

（一）操作

患儿仰卧位。医生先用两手拇指自患儿璇玑沿胸肋分推，并自上而下分推至季肋；再从胸骨下端之鸠尾穴处向下直推至脐部；再由脐部向左右推摩儿腹部；并从脐部向下直推至小腹部；最后再做推上七节骨。上述各法各操作 50 ～ 100 次。

（二）功效

宣通气机，消食化痰。

（三）临床应用

用于治疗痰闭胸闷、咳喘气促、食积腹胀、腹痛、呕吐、泄泻、外感发热、神昏惊搐等病证。

（四）按语

本法包括分推璇玑、腹中，直推中脘，摩脐、腹，直推小腹，推上七节骨等5种操作法的联合，有序运用。

八、按弦走搓摩

（一）操作

患儿坐位，家长将患儿抱坐怀中。将患儿两手交叉搭在对侧肩上，医生面对患儿坐其身前，用两手掌面着力，轻贴在患儿两侧胁肋部，呈对称性地搓摩，并自上而下搓摩至肚角处，50～500次，见图3-93。

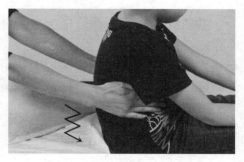

图3-93　按弦走搓摩

（二）功效

理气化痰，健脾消食。

（三）临床应用

用于治疗痰积，咳嗽气喘，胸胁不畅，腹痛，腹胀，饮食积滞，肝脾肿大等病证。

九、揉脐及龟尾并推七节骨

（一）操作

患儿仰卧位，医生坐其身旁，用一手中指或食、中、无名三指螺纹面着力揉脐；患儿俯卧位，医生再用中指或拇指螺纹面揉龟尾穴；最后再用拇指螺纹面自龟尾穴向上推至命门穴为补，或自命门穴向下推至龟尾穴为泻。操作100～300次。

（二）功效

通调任督，调理肠腑，止泻导滞。

（三）临床应用

用于治疗泄泻、痢疾、便秘等病证。

（四）按语

本法的补泻主要取决于推擦七节骨的方向，推上七节骨为补，能温阳止泻；推下七节骨为泻，能泄热通便。

十、清天河水

（一）操作

患儿坐位或仰卧位。医生坐其身前一侧，用一手捏住患儿食、中、无名、小指四指，将患儿前臂掌侧向上，用另一手食、中二指并拢，自腕横纹推向肘横纹，20～30次，见图3-94。

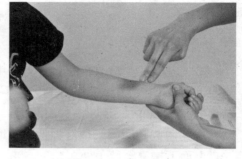

图3-94　清天河水

（二）功效

清火退热。

（三）临床应用

用于治疗一切热病发热。

（四）按语

本法操作须向心性推之，用力要均匀，向前推动不要歪斜。

十一、水底捞月

（一）操作

患儿坐位或仰卧位。医生坐其身前一侧，用一手握捏住患儿食、中、无名、小指四指，将掌面向上，用冷水滴入患儿掌心，用另一手拇指螺纹面着力，紧贴患儿掌心并做旋推法，边推边用口对着掌心吹凉气，反复操作3～5分钟，见图3-95。

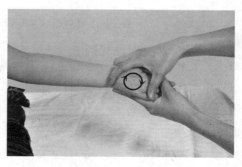

图3-95　水底捞月

（二）功效

本法大凉，有清心、退热、泻火之功。

（三）临床应用

用于治疗一切高热神昏、热入营血，烦躁不安，便秘等实热病证。

十二、运水入土

（一）操作

患儿坐位或仰卧位。医生坐其身前一侧，用一手握住患儿食、中、无名、小指四指，使掌面向上，另一手大指外侧缘着力，自患儿肾水穴推起，沿手掌边缘，经掌横纹、小天心，推运至拇指端脾土穴止，呈单方向反复推运100～300次，见图3-96。

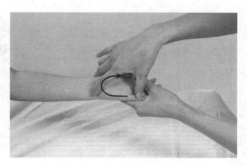

图3-96 运水入土

（二）功效

健脾运胃，润燥通便。

（三）临床应用

用于治疗脾胃虚弱的消化不良，食欲不振，便秘，腹胀，泻痢，疳积等病证。

十三、运土入水

（一）操作

患儿坐位或仰卧位。医生坐其身前一侧，用一手握住患儿食、中、无名、小指四指，使掌面向上，另一手大指外侧缘着力，自患儿脾土穴推起，沿手掌边缘，经小天心、掌小横纹，推运至小指端肾水穴止，呈单方向反复推运100～300次，见图3-97。

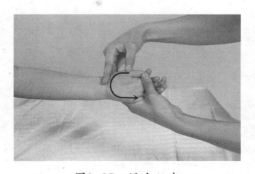

图3-97 运土入水

（二）功效

滋补肾水，清脾胃湿热，利尿止泻。

（三）临床应用

用于治疗小便赤涩频数、小腹胀满、泄泻、痢疾等病证。

十四、总收法

（一）操作

患儿坐位。医生坐其身前一侧，用一手食指或中指螺纹面着力，先掐后按揉患儿肩井穴；用另一手拇、食、中三指拿捏住患儿食指和无名指，屈伸患儿上肢并摇动其上肢 20 ~ 30 次，见图 3-98。

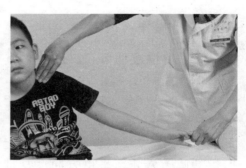

图3-98　总收法

（二）功效

通行一身之气血，提神。

（三）临床应用

用于久病体虚，内伤外感诸证。推拿操作结束之前用本法收尾。

（四）按语

此作为结束手法，故称总收法。

第四章　针刺技术

第一节　毫针技术

　　毫针起源于古代"九针"，为"九针"之一，针体纤细精巧，适用于全身穴位，适应范围最广，是临床应用最为广泛的一种针具。因此，毫针刺法是针灸临床最基本的技术。

　　毫针基本操作方法包括毫针的持针、进针、行针、留针、出针等。每一种方法，都有严格的操作规程和明确的目的要求，其中以针刺的术式、手法、刺激量、得气等关键性技术尤为重要。毫针法是各种针法的基础，是针灸医师必须掌握的基本方法和操作技能。

一、毫针的结构和规格

(一) 毫针的结构

　　毫针一般是用金属制成的，其中最常用的是不锈钢为制针材料的针具。不锈钢毫针的特点：针体挺直滑利，具有较高的强度和韧性，能耐热、防锈，不易被腐蚀，故目前被临床广泛采用。此外，也有用其他金属制作的毫针，如金针、银针，其传热、导电性能虽优于不锈钢针，但针身较粗，针体强度和韧性不如不锈钢针适中，并且价格昂贵，除特殊需要外，一般临床较少应用。

　　毫针的结构，分为针尖、针身、针根、针柄、针尾5部分（图4-1）。针尖是针身的尖端锋利部分，亦称针芒，是毫针刺入腧穴的关键部分；针身是针尖至针柄间的主体部分，又称针体，是毫针刺入腧穴内相应深度的主要部分；针根是针身与针柄分界的部分，是观察针身刺入腧穴深度和提插幅度的标志；针柄是针根至针尾的部分，也是医师操作捏持的部位；针尾是针柄的末端部分。

根据毫针针柄与针尾的构成和形状的不同（见图4-2），可分为4类。

1. 环柄针　又称圈柄针，即针柄用镀银或经氧化处理的金属丝缠绕成环形针尾的毫针。

2. 花柄针　又称盘龙针，即针柄中间用两根金属丝交叉缠绕呈盘龙形的毫针。

3. 平柄针　又称平头针，即针柄用金属丝缠绕，末端不做收尾处理的毫针。

4. 管柄针　即用金属或树脂材料制成管状针柄的毫针。

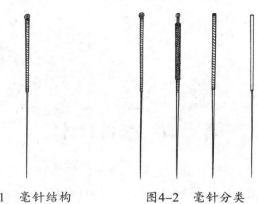

图4-1　毫针结构　　　　　图4-2　毫针分类

（二）毫针的规格

毫针的不同规格，主要以针身的直径和长度区分。毫针的直径规格，见表4-1。毫针的长度规格，见表4-2。

表 4-1　毫针的直径规格

规格（号数）	26	27	28	29	30	31	32	33
直径（mm）	0.45	0.42	0.38	0.34	0.32	0.30	0.28	0.26

表 4-2　毫针的长度规格

规格（寸）	0.5	1	1.5	2	2.5	3	4	5
长度（mm）	13	25	40	50	60	75	100	125

临床一般以粗细为 0.32 ～ 0.38mm（30 ～ 28 号）和长短为 25 ～ 75mm（1 ～ 3 寸）为常用，短毫针主要用于肌肉浅薄部位的腧穴或在浅刺时应用，长毫针多用于肌肉丰厚部位的腧穴或在深刺时应用；毫针的粗细与针刺的刺激强度有关，供因人因时及辨证施治时选用。

（三）毫针的检查

目前按照国家标准的要求，临床使用一次性无菌针灸针，使用前要注意检查针具包装及有效期，确保所使用的针具在有效期内，包装完好者方可使用。如发现包装有破损或超过有效期等不合格者，应予剔除。

为确保针刺操作顺利进行，针刺前，应对拟选用的毫针进行检查。检查时主要注意：针尖应端正不偏，形如"松针"，尖而不锐，圆而不钝，无毛钩；针身应光滑挺直，圆正匀称，富有弹性，无弯曲、折痕、斑剥、锈痕；针根应牢固，无剥蚀、损伤及毛刺；针柄的金属丝应缠绕均匀、牢固而无松动或断丝。

二、毫针刺法练习

针刺练习是进行针刺操作的第一步，包括对指力和手法的锻炼。良好的指力是针刺手法操作的基础，熟练的手法是针刺治病取效的保证。经过持之以恒的练习，使指力充足、手法熟练后，才能在针刺时做到进针时迅速无痛，手法熟练，运用自如。反之，如果指力不够，手法生疏，施术时将难以控制针体，进针困难，患者会有明显疼痛，行针时动作不协调，影响患者治疗体验和针刺治疗效果。因此，初学者必须按照规范，勤练指力和进针、行针手法。针刺的练习，一般分指力练习、手法练习和手感练习。

（一）指力练习

指力练习可使用纸垫进行。纸垫规格一般为长约 8cm，宽约 5cm，厚 2～3cm，用线呈"井"字形扎紧。练习时，左手扶持纸垫，右手拇、食指或拇、食、中三指持针柄，针身垂直于纸垫，逐渐加力捻动针柄，将针刺入纸垫内。也可采用注射式进针法将针刺入纸垫，反复练习。练习初期，可选用 1～1.5 寸、24～30 号的毫针，指力逐渐增加后，可再改用其他型号的毫针。

（二）手法练习

手法练习可在棉团上进行。将棉花塞入白色布袋中扎口，做成直径 6～7cm 的圆球，用于练习。以指力练习相同的持针方法可在棉团上练习提插、捻转、进针、出针等各种毫针操作手法。做提插练习时，将针刺入棉团，做上提下插的动作，要求深浅适宜，幅度均匀，针身垂直，动作连贯。在此基础上，可将提插与捻转动作配合练习，要求提插幅度上下一致、捻转角度来回一致、操作频率快慢一致，训练动作的协调性，使手法逐步熟练，运用自如。

（三）手感练习

将包装箱波纹纸板剪制成 10cm×10cm 大小方块，制作成厚 2～3cm 的纸垫，应用此纸垫练习，可以体会针下感觉。波纹纸板厚薄不匀，因此进针时针下或感觉空松无物，或感觉紧涩坚韧。持续练习，可增强指力，还可以提高对针下感觉的敏锐觉察能力。在此基础上，可在自身或他人腧穴上针刺练习，并体会手感。

三、毫针的选择

临床治疗中应根据患者的具体情况，选择不同规格的毫针。一般考虑以下因素：男性患者、体壮、形胖、病变部位较深患者，可选较粗、稍长的毫针；反之，若女性患者、体弱、形瘦、病变部位较浅者，就应选用稍短、较细的毫针。腧穴所在部位皮薄肉少，针刺宜浅，宜选短而细的毫针；若所选腧穴处于皮厚肉多的部位，针刺较深，则宜选用针身稍长、稍粗的毫针。所选毫针的针身应稍长于针刺腧穴预计到达的深度，保证部分针身露于皮肤之外。如应刺入 1 寸时，可选用 1.5 ～ 2 寸的毫针。总之，选择适宜毫针是保证取效的基本条件。

四、患者的体位

接受针刺治疗的过程中，患者体位选择的是否合适，对腧穴的正确定位，针刺的施术操作，持久的留针，以及防止晕针、滞针、弯针，甚至折针等针刺意外的发生具有重要意义。对部分重症和体质虚弱，或精神紧张、畏惧针刺的患者，其体位选择尤为重要。

指导患者确定针刺时的体位，应以医师能够正确取穴、便于施术，患者感到舒适安稳，并能持久保持为原则。临床常用体位有以下 6 种，根据患者治疗需要选择：

1. 仰卧位 头面胸腹朝上平躺在治疗床上，四肢自然伸直平放。适宜头、面、胸、腹部和四肢部选穴治疗时选用。

2. 侧卧位 侧卧于治疗床上，四肢自然屈曲。适宜于身体侧面少阳经和上、下肢部选穴治疗时选用。

3. 俯卧位 俯卧于治疗床上，头面胸腹朝下，上肢可做环抱状置于下颌或额头下，下肢自然平伸。适宜于头、项、脊背、腰骶部和下肢后侧及上肢部选穴治疗时选用。

4. 仰靠坐位 背靠坐在治疗椅上，头仰起靠于椅背。适宜于前额、颜面和颈前等部选穴治疗时选用。

5. 俯伏坐位 伏坐在治疗椅上，头自然低俯平靠于椅背。适宜于后枕部和项、背部选穴治疗时选用。

6. 侧伏坐位 坐在治疗椅上，头侧伏于治疗床或椅背上，同侧上肢当放在头部下。适宜于头部颞侧、面颊及耳前后部选穴治疗时选用。

除上述常用体位外，临床上也可根据某些腧穴的取穴及特殊针刺要求而选取其他的体位。同一患者同次治疗，应尽可能选用一种体位。如因治疗需要和某些腧穴定位的要求而必须采用不同体位时，可根据患者的体质、病情等具体情况灵活掌握。对初诊、精神紧张或年老、体弱、病重的患者，尽量采取卧位，以防止患者感到紧张或疲劳，甚至发生晕针现象。

五、毫针基本操作技术

（一）进针法

进针法是指将毫针刺入腧穴的操作方法。操作时，一般是双手协调，紧密配合。临床上一般以右手持针操作，以拇指、食指、中指夹持针柄，其状如持毛笔，见图4-3，将针刺入穴位，称为"刺手"；左手爪切按压所刺部位或辅助固定针身，故称为"押手"。

临床常用进针方法有以下3种。

1.单手进针法 多用于较短毫针的进针，指仅运用刺手将针刺入穴位的方法。用刺手拇、食指持针，中指指端紧靠穴位，指腹抵住针身中部，当拇、食指向下用力时，中指也顺势屈曲，将针刺入，直至所需的深度，见图4-4。

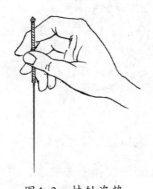

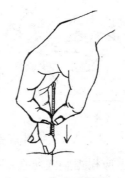

图4-3 持针姿势　　　　　　图4-4 单手进针法

2.双手进针法 指刺手与押手相互配合，将针刺入穴位的方法。常用的双手进针法有以下：

（1）指切进针法 又称爪切进针法。用押手拇指或食指指端切按在腧穴皮肤上，刺手持针紧靠押手切按腧穴的手指指甲边缘刺入腧穴，见图4-5。此法适用于短针的进针。

（2）夹持进针法 又称骈指进针法。即用押手拇、食二指持捏无菌干棉球夹住针身下端，将针尖固定在腧穴的皮肤表面，刺手向下捻动针柄，押手同时向下用力，将针刺入腧穴，见图4-6。此法适用于长针的进针。

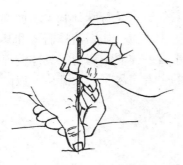

图4-5 指切进针法

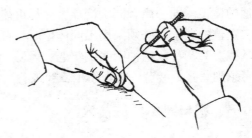

图4-6 夹持进针法

（3）舒张进针法 用押手食、中二指或拇、食二指将腧穴处的皮肤向两侧撑开，使之绷紧，刺手持针，使针从押手食、中二指或拇、食二指的中间刺入，见图4-7。此法主要用于皮肤松弛部位的腧穴。

（4）提捏进针法 用押手拇、食二指将腧穴部位的皮肤提起，刺手持针从提捏皮肤的上端将针刺入，见图4-8。此法主要用于印堂穴等皮肉浅薄部位的腧穴。

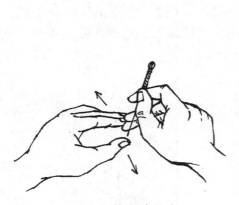

图4-7 舒张进针法

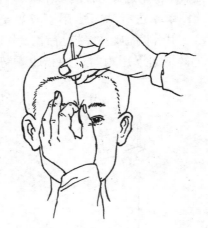

图4-8 提捏进针法

临床上应根据腧穴所在部位的解剖特点、针刺深浅和手法要求，灵活选用以上各种进针法，使进针顺利并减轻患者的疼痛。

3. 针管进针法 指利用针管将针刺入穴位的方法。针管可用玻璃，塑料或金属等材质制成，长度比毫针短3分左右。针管的直径大于针尾直径或宽度，以不阻碍针尾顺利通过。使用时，先将针插入针管内，针尖与针管下端平齐，置于腧穴上，针管上端露出针柄3分左右。押手持针管，用刺

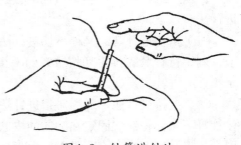

图4-9 针管进针法

手食指叩打或用中指弹击针尾，即可使针刺入皮肤，然后退出针管，再将针刺入腧穴内达到所需要的深度，见图4-9。也可用安装弹簧的特制进针器进针。此法进针无痛，适用于儿童和畏针者。

（二）针刺的方向、角度和深度

掌握正确的针刺方向、角度和深度，是针刺获得良好针感、提高疗效、防止针刺意外的关键。同一腧穴，选择不同的方向、角度、深度，将会产生不同的针感、感传方向和治疗效果。针刺的方向、角度和深度，应根据腧穴所在位置、患者体质、病情需要和针刺手法等实际情况，灵活使用。

1. 方向　针刺的方向是指进针时针尖的朝向，一般依经脉循行的方向、腧穴部位和治疗需要而确定。

（1）经脉循行方向　根据经脉循行走向，或顺经而刺，或逆经而刺，以达到疏通经气、提高疗效的目的。

（2）腧穴部位特点　根据不同腧穴部位的特点，选择某些特定针刺方向，才能保证治疗效果和针刺安全。如针刺哑门穴时，针尖应朝向下颌方向；针刺某些背部腧穴时，针尖应朝向脊柱方向等。

（3）临床治疗需要　根据临床治疗需要，针刺时针尖朝向病所，促使针刺感应达到病变部位，通过气至病所以增强治疗效果。

2. 角度　针刺的角度是指进针时针身与皮肤表面所形成的夹角（图4-10），它是根据腧穴所处部位和医者针刺目的而确定的。一般分为以下3种角度：

（1）直刺　指针身与皮肤表面成90°夹角垂直刺入体内。此法适用于人体大部分腧穴。

（2）斜刺　指针身与皮肤表面成45°夹角左右刺入体内。此法用于肌肉浅薄处或腧穴下方有重要脏器，或不宜直刺、深刺的腧穴。

（3）平刺　又称横刺、沿皮刺，指针身与皮肤表面成15°夹角左右或以更小的角度刺入体内，此法适用于皮薄肉少部位的腧穴，如头部、胸胁部的腧穴等。

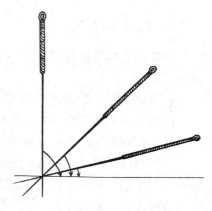

图4-10　针刺角度

3. 深度　针刺的深度是指针身刺入腧穴内的深浅度。确定针刺深度以保证针刺安全，取得合适针感为原则。各腧穴的针刺深度，可参考经络腧穴各论，临床应用中还需结合患者的体质、年龄、病情、部位等情况调整。

（1）依年龄确定深浅　年老体迈，小儿幼弱，均不宜深刺；中青年身强体壮者，可适当深刺。

（2）依体质确定深浅　形瘦体弱者，宜浅刺；形胖体强者，可深刺。

（3）依病情确定深浅　阳证、新病者，宜浅刺；阴证、久病者，可深刺。

（4）依部位确定深浅　头面、胸背及皮薄肉少处腧穴，宜浅刺：四肢、臀、腹及肌肉丰厚处腧穴，可深刺。

此外，不同季节对针刺深浅的要求也不同，一般遵循"春夏宜刺浅，秋冬宜刺深"的原则。

透穴刺法是将针刺方向、角度和深度有机结合，从一个腧穴刺向另一个腧穴的特殊针刺方法。腧穴确定后，将针尖朝向欲透刺的腧穴方向，将针刺入腧穴，针下得气后，再将针刺向并抵达另一个腧穴。透刺形式可分为直透、横透和斜透；根据透刺腧穴，又可分为本经穴透刺、表里经穴透刺、相邻经穴透刺等。

针刺的角度和深度关系极为密切。一般情况下，深刺多用直刺，浅刺多用斜刺、平刺。

六、行针手法

行针亦称运针，是指毫针刺入腧穴后，为使患者产生针刺感应，或进一步调整针感的强弱，以及使针感向某一方向扩散、传导而采取的操作方法。行针手法包括基本手法和辅助手法。

（一）基本手法

行针的基本手法包括提插法和捻转法。临床施术时这两者既可单独应用，又可配合使用。

1. 提插法　是指将毫针刺入腧穴一定深度后，施以上提下插的操作手法。使针体由深层进入浅层为提，将针体由浅层刺入深层为插。如此反复行针做上下纵向运动，就构成了提插法，见图4-11。

提插幅度的大小、层次的变化、频率的快慢和操作时间的长短，应根据患者的体质、病情、腧穴部位和针刺目的等灵活掌握。提插法操作时指力要均匀，幅度不宜过大，一般以0.3～0.5寸为宜，频率不宜过快，每分钟60次左右，保持针身垂直，行针时不改变针刺方向、角度。

2. 捻转法　是指将毫针刺入腧穴一定深度后，施以逆时针或顺时针捻转动作，使针在腧穴内来回转动的行针手法，见图4-12。捻转角度的大小、频率的快慢、时间的长短等，需根据患者的体质、病情、腧穴部位和针刺目的等灵活掌握。捻转法操作时指力要均匀，角度要适度，旋转角度一般在180°～360°，不能单向捻针，以免针体被肌纤维缠绕，引起针刺部位疼痛或滞针而使出针困难。

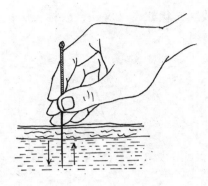

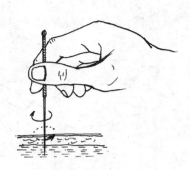

图4-11 提插法　　　　　　　　　　图4-12 捻转法

（二）辅助手法

　　行针的辅助手法是行针基本手法的补充，是以促使得气和加强针刺感应为目的的操作手法。临床常用的行针辅助手法有以下 6 种。

　　1. 循法　是指针刺后在留针过程中，医者用手指顺着经脉的循行路线，在针刺腧穴的上下部位轻柔循按、叩击的方法。此法能推动气血运行，激发经气，促使针后得气。

　　2. 弹法　是指针刺后在留针过程中，医者以手指轻弹针尾或针柄，使针体微微振动的方法，见图 4-13。此法有催气、行气、加强针感的作用。

　　3. 刮法　是指毫针刺入一定深度后以拇指或食指的指腹抵住针尾，用食指或中指或拇指指甲，由下而上或由上而下频频刮动针柄的方法，见图 4-14。本法在针刺不得气时可激发经气，如已得气者可以加强针感的传导和扩散。

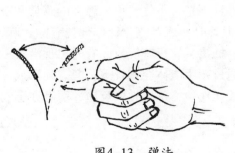
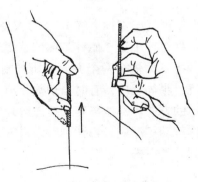

图4-13 弹法　　　　　　　　　　图4-14 刮法

　　4. 摇法　是指毫针刺入一定深度后，医者手持针柄，将针轻轻摇动的方法其法有二：一是直立针身而摇，以加强得气的感应；二是卧倒针身而摇，使经气向一定方向传导。

　　5. 飞法　毫针刺入一定深度后，医者用刺手拇、食指捏持针柄，微微用力捻搓数次，然后张开两指，一搓一放，反复数次，状如飞鸟展翅，故称飞法，见图4-15。本法具有催气、行气、增强针感的作用。

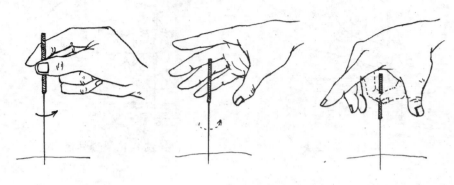

图4-15 飞法

6. 震颤法 是指毫针刺入一定深度后，医者刺手持针柄，用小幅度、快频率的提插手法，使针身轻微震颤的方法。本法可促使针下得气，增强针刺感应。

毫针行针手法以提插、捻转为基本操作方法，根据临证情况，选用相应的辅助手法。刮法、弹法适用于不宜施行大幅度捻转的腧穴；飞法可应用于某些肌肉丰厚部位的腧穴；摇法、震颤法可用于肌肉较为浅薄部位的腧穴。通过各种行针手法的运用，促使针后气至或加强针感应，以起到疏通经络、调和气血、防治疾病的作用。

七、得气

（一）得气的概念

得气，古称"气至"，今又称"针感"，是指毫针刺入腧穴一定深度后，施以各种行针手法，使针刺部位获得经气感应。针下是否得气，可从患者的感觉和医者指下的体会两个方面分析判断。当针刺得气时，患者感觉针刺部位有酸、麻、沉、胀等反应，有时出现热、凉、痒、痛、抽搐、蚁行等反应，有时出现沿着一定的方向和部位传导、扩散等现象。医者通过刺手能体会到针下沉紧、涩滞或针体颤动等反应。若针刺后未得气，患者往往无任何特殊感觉或反应，医者亦感觉到针下空松、虚滑。

（二）得气的意义

是否得气及得气迟速，是针刺治疗能否获得疗效的关键。临床上一般是得气迅速时，起效较快；得气迟缓时，起效较慢；若不得气时，则疗效较差。

得气是施行补泻手法的基础和前提。只有在得气的基础上施行补泻手法，才可能取得预期的效果。得气与否以及得气迟速，还可协助判断病情轻重和预后。

除了人体禀赋因素，一般来说，得气速者，病情较为轻浅，预后较佳；得气慢甚至久久不能得气者，病情较重，预后欠佳。

（三）影响得气的因素

影响得气的因素主要包括医者、患者和环境因素三个方面。取穴不准确，针刺方向、角度及深浅失度，或手法运用不当等，均可影响得气的产生。患者体质虚弱、病久体虚、正气虚惫，以致经气不足，或因其他病因，感觉迟钝、丧失，则不易得气。一般情况下，气候寒冷，阴雨潮湿，不易得气；气候温暖、天气晴朗，较易得气。

八、毫针补泻手法

施行一定的针刺手法目的是补虚泻实。针刺补泻是通过针刺腧穴，运用一定的手法激发经气以鼓舞正气、疏泄病邪而防治疾病的方法。针刺补泻的基础是患者不同的机能状态和疾病性质：针刺补法鼓舞人体正气，使低下的机能恢复旺盛；针刺泻法可疏泄邪气，使亢进的机能恢复正常。毫针补泻手法是实现针刺补泻最主要的手段和方法，可分为单式补泻手法和复式补泻手法。

（一）单式补泻手法

1. 捻转补泻　针刺得气后，拇指向前用力重，向后用力轻者为补法；拇指向后用力重，向前用力轻者为泻法。

2. 提插补泻　针刺得气后，先浅后深，重插轻提，以下插用力为主者为补法；先深后浅，轻插重提，以上提用力为主者为泻法。

3. 徐疾补泻　进针时缓慢刺入，快速出针者为补法；进针时快速刺入，缓慢出针者为泻法。

4. 迎随补泻　进针时针尖顺着经脉循行方向刺入为补法，针尖逆着经脉循行方向刺入为泻法。

5. 呼吸补泻　在患者呼气时进针，吸气时出针为补法；在患者吸气时进针，呼气时出针为泻法。

6. 开阖补泻　出针后迅速按闭针孔为补法；出针时摇大针孔而不按为泻法。

7. 平补平泻　进针得气后均匀地提插、捻转，即为平补平泻。

在上述单式补泻手法中，捻转补泻和提插补泻是基本的补泻手法。

（二）复式补泻手法

1. 烧山火　为复式热补手法。将腧穴的可刺深度分为浅、中、深三层（天、人、地三部），先浅后深，每层各做紧按慢提（或用捻转补法）九数，然后退回至浅层，称为一度。如此反复操作数度，再将针按至深层留针。操作中可配合呼吸补泻中的补法，出针时按压针孔。临床适用于治疗顽麻冷痹、虚寒性疾病等。

2. 透天凉　为复式凉泻手法。针刺入后直插深层，按深、中、浅的顺序，在每一层中紧提慢按（或用捻转泻法）六数，称为一度。如此反复操作数度，将针紧提至浅层留针。在操作中可配合呼吸补泻中的泻法，出针时摇大针孔而不按压。临床适用于治疗热痹、急性痈肿等实热性疾病。

（三）影响针刺补泻效应的因素

1. 患者的机能状态　患者的机体状态不同，针刺产生的调整作用（即补泻效果）也不同。患者处于正虚状态时，针刺可以起到扶正补虚作用，若患者处于虚脱状态时，针刺还可以起到回阳固脱作用；当患者处于邪盛状态时，针刺可以起到祛邪泻实作用。如针刺百会穴可以治疗头痛，对于实证患者，可以发挥息风定眩，镇静安神的作用；对于虚证患者，可以达到升举阳气，益髓补脑的效果。临床实践和实验研究表明，针刺时的机体功能状态，是影响针刺补泻效果的主要因素。

2. 腧穴作用的相对特异性　腧穴的主治功用，不仅具有普遍性，而且具有相对特异性，人体不少腧穴，如关元、气海、命门、膏肓等穴，能鼓舞人体正气，促使功能旺盛，具有强壮作用，适宜于补虚；也有很多腧穴，如人中、委中、十宣等穴，能疏泄病邪，抑制人体功能亢进，具有祛邪作用，适应于泻实。当施行针刺补泻时，应结合腧穴作用的相对特异性，以便取得较好的针刺补泻效果。

3. 针刺手法的选择和运用　针刺补泻手法是促使机体虚实状态转化的主要手段。依据患者虚实的性质和程度，选择适宜的补泻手法并恰当运用，才能达到预期的目的。若针刺补泻手法选择或运用不当，将影响针刺治疗效果，甚或产生不良后果。

九、留针与出针

（一）留针

毫针刺入腧穴并施行手法后，将针留置于腧穴内，称为留针。留针的目的是强化针刺的作用和便于继续行针施术。常规留针时间为 15 ～ 30 分钟。留针期间若不再施行任何手法，称为静留针；若施行一定的催气、行气和补泻手法，称为动留针。在临床实践中，是否留针及留针时间长短应根据患者具体病情而定，灵活掌握。

（二）出针

出针又称起针、退针。在施行针刺手法或留针达到针刺治疗目的后，即可出针。出针的方法，一般是以押手持无菌干棉球轻轻按压于针刺部位，刺手持针做小幅度捻转，并随势将针慢提至皮下（不可用力过猛）。静留片刻，然后出针。出针后，除特殊需要外，都要用无菌干棉球轻压针孔片刻，以防出血，也可减轻疼痛。当针退出后，要仔细查看针孔是否出血，询问针刺部位有无不适感，核对针数有无遗漏，还应注意观察患者有无针后不适感或延迟晕针现象。

十、针刺异常情况的处理和预防

毫针刺法虽然比较安全，但如操作违反规程，疏忽大意，或针刺手法不当，或对针刺部位解剖结构缺乏全面了解，有时也会出现一些异常情况。常见有以下8种。

（一）晕针

晕针是指在针刺过程中患者发生的晕厥现象。

症状：患者突然出现精神疲倦，头晕目眩，面色苍白，恶心欲吐，多汗，心慌，四肢发冷，血压下降等现象，重者神志不清，仆倒在地，唇甲青紫，二便失禁，脉细微欲绝，甚至晕厥。

原因：患者体质虚弱，精神紧张，或疲劳、饥饿、大汗出、泄泻、大量失血之后，或体位不当，或医者在针刺时手法过重，或治疗室环境不良等因素均可能引起晕针。

处理：立即停止针刺，将针全部拔出。让患者平卧，松开衣带，注意保暖。轻者仰卧休息片刻，给饮温开水或糖水即可恢复；重者症状持续不解，可选人中、内关、足三里等穴针刺或指压，或灸百会、关元、气海等穴；若仍不省人事，要及时配合其他治疗或采用急救措施。

预防：对初次接受针刺治疗的患者，或精神过度紧张、身体虚弱者，应先做好解释，消除其对针刺的顾虑。治疗室内温度适宜，为患者选择舒适持久的体位，初次接受针刺者最好采用卧位。选穴精专，手法要轻。饥饿、疲劳、大渴的患者，应先嘱咐进食、休息、饮水，片刻后再予针刺。医者在针刺操作过程中要精神专一，注意观察患者的反应，询问患者的感觉，发现患者有不适反应等晕针先兆，应及早采取处理措施，防患于未然。

（二）滞针

滞针是指在行针过程中，医者感觉针下涩滞，捻转、提插、出针均感困难，患者感觉针下疼痛明显的现象。

表现：毫针在腧穴内捻转、提插、出针均感困难，若勉强捻转、提插时，则患者疼痛明显，不能耐受。

原因：患者精神紧张导致肌肉处于紧张状态，当针刺入腧穴后，局部肌肉强烈收缩形成滞针；或行针时向单方向捻针太过，导致肌肉纤维缠绕针体而成滞针。留针过程中如患者改变体位，或留针时间过长，也可导致滞针。

处理：若患者精神紧张导致局部肌肉过度收缩，可稍延长留针时间，或循按滞针腧穴周围皮肤，或叩弹针柄，或在滞针腧穴附近选点再刺一针，以宣散局部气血，缓解肌肉的紧张；若行针时单向捻针导致者，可向相反方向捻针，并用刮法、弹法，直至缠绕的肌纤维松解，即可消除滞针。

预防：对精神紧张者，应先做好解释工作，消除其顾虑，使患者身心放松；为患者选择合适的针刺体位，确定合理的留针时间；行针时应避免单向捻转，以防肌纤维缠绕针身而发生滞针现象。

（三）弯针

弯针是指毫针刺入腧穴后，针身在体内弯曲的现象，轻者形成钝角弯曲，重者形成直角弯曲。

表现：毫针针体改变了进针或留针时的方向和角度，提插、捻转涩滞，出针困难，甚至无法出针，患者感觉疼痛明显。

原因：医者进针手法不熟练，用力过猛，以致针尖碰到坚硬的组织器官，或患者在针刺或留针时改变针刺体位，或针柄受到外力压迫、碰击等，均可造成弯针。

处理：出现弯针后，不可再进行提插、捻转等手法操作。如为轻微弯曲，应慢慢将针起出；如针体弯曲角度过大，应顺着弯曲方向将针起出；如弯曲不止一处，应据针柄扭转倾斜的方向，逐步分段退出；若因患者改变体位所致，应使患者慢慢恢复原体位，待局部肌肉放松后，再将针缓缓起出。禁止强行拔针，以免使针身折断于患者体内。

预防：医者进针手法要熟练，指力要均匀，并要避免进针用力过猛。体位选择要适当，在留针过程中，嘱患者不要随意变动体位，注意保护针刺部位，针柄不得受外物硬碰和压迫。

（四）断针

断针又称折针，是指针身折断于患者体内。

表现：行针时或出针后发现针身折断，其断端部分针身浮露于皮外，或断端全部没入皮下。

原因：针具质量欠佳，针身或针根有损伤剥蚀，进针前未对毫针细致检查；针刺时将针身全部刺入腧穴，行针时用力过猛，提插、捻转刺激肌肉发生猛烈收缩；或弯针、滞针未能及时正确处理等。

处理：医者应沉着冷静，安抚患者。嘱患者切勿改变原有体位，以防毫针断端向肌肉深部移行。若针身断端显露于皮外，可用手指或镊子将残端拔出；若断端与皮肤相平，可用押手拇、食二指垂直向下挤压针孔两旁皮肤，使断针暴露于皮外，用镊子将针取出；若断针完全没入皮下，应采用外科手术方法将针取出。

预防：针刺前应仔细检查针具，尤其是针根，对不符合质量要求的针具应剔除。推广使用一次性针具，避免针具重复消毒使用造成的针具损坏，带来风险；避免行针手法过猛，过强。在行针或留针时，应嘱患者不要随改变体位；针刺时应保留部分针身在体外；在进针、行针过程中，如发现弯针时，应立即出针，切不可强行刺入或行针；对于滞针、弯针等异常情况应及时正确地处理，不可强行出针。

（五）血肿

血肿是指针刺部位皮下出血引起肿痛的现象。

表现：出针后，针刺部位肿胀疼痛，继则皮下出现片状青紫色瘀斑。

原因：刺伤血管，引起出血。

处理：若微量的皮下出血而呈现局部小块青紫时，一般不必处理，可以自行消退。若局部肿胀疼痛剧烈，青紫面积大而且影响到活动功能时，24 小时内可先做冷敷以止血，24 小时后再做热敷或在局部施以按揉手法，以促使瘀血消散吸收。

预防：仔细检查针具，熟悉人体解剖结构，避开血管针刺；血管丰富区域针刺时手法要轻柔；出针后立即用无菌干棉球在局部按压，以促进止血，防止出血。

（六）刺伤内脏

刺伤内脏指由于针刺的角度和深度不当，造成内脏损伤。

1. 气胸

表现：轻者出现胸闷、心慌，呼吸不畅，严重者可见呼吸困难、唇甲发绀、出汗、血压下降等症状。体检时，可见患侧胸肋部间隙变宽，严重者气管可向健侧移位。肺脏叩诊过清音，听诊时呼吸音明显减弱或消失。有部分患者针刺当时并无明显异常，起针数小时后才逐渐出现胸闷、呼吸困难等症状。

原因：由于针刺胸、背、腋、胁、缺盆等部位腧穴时，角度不当，刺入过深，伤及肺脏，引起创伤性气胸。

处理：一旦发生气胸，应立即起针，并让患者采取半卧位体息，切勿翻转体位，并安慰患者以消除其紧张恐惧心理。气胸量少者，可自行吸收。医者要密切观察患者反应，及时对症处理。一般给予镇咳、抗感染等治疗。根据气胸的轻重程度，给予休养观察或胸腔穿刺抽气及其他治疗。对气胸严重者需及时组织抢救。

预防：针刺前为患者选择合适体位；在针刺过程中，医者聚精会神，严格掌握进针的角度、深度，避免伤及肺脏。

2. 刺伤其他内脏

表现：一般会出现疼痛和出血症状。刺伤肝、脾，可引起内出血，肝区或脾区疼痛，有的可向背部放射；若出血量过大，会出现腹痛，腹肌紧张，并有压痛及反跳痛等急腹症症状。刺伤心脏时，轻者可出现强烈刺痛，重者有剧烈撕裂痛，引起心外射血，导致休克等危重情况。刺伤肾脏，可出现腰痛、血尿，严重时血压下降、休克。刺伤胆囊、膀胱、胃、肠等空腔脏器时，可引起疼痛，甚至急腹症等症状。

原因：施术者对腧穴部位、脏器等人体解剖结构不熟悉，因针刺角度不当，针刺过深，或提插幅度过大，造成相应的内脏损伤。

处理：轻者，卧床休息一段时间后，一般即可自愈。如损伤较重，或有继续出血倾向者，应用止血药等对症处理。若损伤严重，出血较多，出现失血性休克时，则必须迅速进行输血等急救或外科手术治疗。

预防：熟悉人体解剖结构，明确腧穴下重要脏器组织的位置关系。针刺胸腹、腰背部的腧穴时，掌握好针刺方向、角度、深度，行针幅度不宜过大。

（七）刺伤脑脊髓

刺伤脑脊髓是指由于针刺过深造成脑及脊髓的损伤。

表现：误伤延髓时，可出现头痛、恶心、呕吐、呼吸困难、休克和神志不清等。如刺伤脊髓，可出现触电样感觉向肢端放射，严重者会引起暂时性肢体瘫痪，甚至危及生命。

原因：针刺风池、风府等项部腧穴时，若针刺的方向及深度不当，容易伤及延髓，造成脑组织损伤，严重者出现脑出血脑水肿，引发脑疝等严重后果；针刺胸段上腰段棘突间腧穴时，若针刺过深，或手法太强，可误伤脊髓。

处理：及时出针。轻者需安静休息，经过一段时间后，可自行恢复。重者请神经外科及时抢救。

预防：针刺头项及背腰部腧穴时，注意掌握正确的针刺角度和方向，不宜大幅度提插，禁深刺。

（八）外周神经损伤

外周神经损伤是指针刺操作不当造成相应的外周神经损伤。

表现：针刺损伤神经后，多出现麻木、灼痛等症状，甚至出现神经分布区域及所支配脏器的功能障碍或末梢神经炎等症状。

原因：针刺选用较粗针具，或使用强刺激手法，出现触电感后仍大幅度提插行针。

处理：勿继续提插捻转，应缓慢出针，做相应处理。可应用 B 族维生素类等药物治疗。如在相应经络腧穴上用 B 族维生素类药物针剂穴位注射，严重者可根据病情需要进行治疗。

预防：针刺神经干附近穴位时，手法宜轻；出现触电感时，不可再使用强刺激手法。

第二节　电针技术

电针技术是在毫针针刺得气基础上，应用电针仪输出脉冲电流，通过毫针作用于人体一定部位，利用针和电两种刺激相结合以防治疾病的一种针刺方法。临床上常用于各种慢性疾病及神经系统疾病。

一、电针仪器

电针仪为能够输出脉冲电流，并满足电针治疗要求的电子仪器，包括主机、电极线、电源适配器等附件。目前我国普遍使用的电针仪器都是属于脉冲发生器类型，见图4-16。

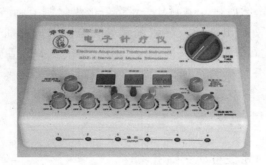

图4-16　电针仪

二、操作方法

（一）电针选穴

1. 选穴时可按传统针灸理论，循经选穴或辨证选穴。

每次治疗须选取两个穴位以上，即主穴配用相应的辅助穴位，一般多选同侧肢体的 1 ~ 3 对穴位为宜。

2. 按神经分布选穴。

头面部：听会、翳风（面神经分布区）；下关、阳白、四白、夹承浆（三叉神经分布区）。

上肢部：颈 6 ~ 7 夹脊穴、天鼎穴（臂丛神经分布区）；青灵、小海（尺神经分布区）；手五里、曲池（桡神经分布区）；曲泽、郄门（正中神经分布区）。

下肢部：环跳、殷门（坐骨神经分布区）；委中（胫神经分布区）；阳陵泉

（腓总神经分布区）；冲门（股神经分布区）。

　　腰骶部：气海俞（腰神经分布区）；八髎（骶神经分布区）。

　　也可用阿是穴作为电针刺激点。

3. 根据受损部位选穴。

　　面神经麻痹：取听会或翳风为主穴，额部配阳白，颧部配颧髎，口角配地仓，眼睑配瞳子髎。

　　上肢瘫痪：以天鼎或缺盆为主穴，三角肌配肩髎或臑上，肱三头肌配臑会，肱二头肌配天府；屈腕和伸指肌以曲池为主，配手五里或四渎。

　　下肢瘫痪：股前部以冲门或外阴廉为主，加配髀关或箕门；臀、腿后部以环跳或秩边为主，小腿后面配委中，小腿外侧配阳陵泉。

（二）电针操作

　　使用电针仪前，先把强度调节旋钮调至"0"位，针刺穴位得气后，再将电针仪上每对输出的两个电极分别连接在两根毫针针柄上，一般将同一对输出电极连接在身体的同侧。然后打开电源开关，选好波型，调节刺激量旋钮，慢慢调高至所需的电流量，使之出现酸胀热或刺麻等感觉以及局部肌肉节律性收缩。通电时间一般为 5 ～ 20 分钟，如在通电过程中感觉减弱，可适当加大输出电流量，或暂时断电 1 ～ 2 分钟后再行通电。治疗结束时，先将强度调节旋钮调至"0"位，取下导线，再关闭电源，最后按一般起针方法将针取出。

1. 波形的选择（图 4-17）

（1）疏密波

　　疏密波是疏波、密波自动交替出现的一种波形。其动力作用较大，治疗时兴奋效应占优势。可增加代谢，促进气血循环，改善组织营养，消除炎性水肿。常用于扭挫伤、肩关节周围炎、坐骨神经痛、面瘫、肌无力、局部冻伤等。

（2）断续波

　　断续波是有节律地时断、时续自动出现的一种波形。其动力作用颇强，能提高肌肉组织的兴奋性，对横纹肌有良好的刺激收缩作用。常用于治疗痿证、瘫痪等。

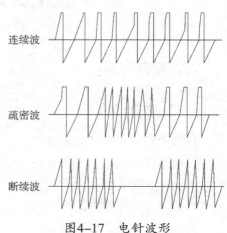

图4-17　电针波形

（3）连续波

　　亦叫可调波，是单个脉冲采用不同方式组合而形成的波形。其兴奋作用较为明显，刺激作用强，常用于治疗痿证和各种肌肉关节、韧带、肌腱的损伤等。

2. 电针强度

当电流开到一定强度时，患者有麻、刺感，这时的电流强度称为"感觉阈"。如电流强度再稍增加，患者会突然产生刺痛感，能引起疼痛感觉的电流强度称为电流的"痛阈"。一般情况下在感觉阈和痛阈之间的电流强度，是治疗最适宜的刺激强度。脉冲电流的"痛阈"强度因人而异，在各种病态情况下差异也较大，一般应以患者能耐受的强度为宜。

三、适应范围

电针的适用范围和毫针刺法基本相同，可广泛应用于内、外、妇、儿、五官、骨伤等各种疾病，如头痛、三叉神经痛、坐骨神经痛、牙痛、痛经、面神经麻痹、视神经萎缩、多发性神经炎、肢体瘫痪、神经衰弱、精神分裂症、痫病、骨关节病变、脏腑疾患等，并可用于针刺麻醉。

四、注意事项

1. 每次治疗前，检查电针仪输出是否正常。治疗后，须将输出调节电钮等全部退至零位，随后关闭电源，撤去导线。

2. 电针感应强，通电后会产生肌收缩，故须事先告诉患者，让其思想上有所准备，便能更好地配合治疗。电针刺激强度应逐渐从小到大，不要突然加强，以免出现晕厥、弯针、断针等异常现象。

3. 在头针左右两侧对称的穴位上使用电针，如出现一侧感觉过强，这时可以将左右输出电极对换。对换后，如果原感觉强的变弱，而弱的变强，则由于电针器输出电流的性能所致，如果无变化，则由于针刺在不同的解剖部位而引起。

五、禁忌证

1. 心脏附近应避免使用电针，特别对患有严重心脏病者，更应注意避免电流回路经过心脏；不横跨脊髓及心脏通电，以防损伤脊髓甚至发生脊髓休克。

2. 对于精神患者的治疗，因其不能自述针感、易躁动，应注意避免使用电针。

3. 垂危患者、孕妇、过度劳累、饥饿、醉酒者。

附：经皮穴位电刺激

经皮穴位电刺激技术是以经络理论为指导，在穴位表面通以接近人体生物电的微量电流来防治疾病的技术，是经皮神经电刺激结合针灸穴位的一种新疗法。

一、仪器

具有具体刺激频率可调可视功能的经皮穴位电刺激仪、不干胶电极片。

二、操作方法

（一）穴位选择

根据针灸理论，循经或辨证选穴；或根据神经肌肉解剖分布选穴。每次治疗需选择同侧肢体 2 个以上腧穴，1 ~ 2 对穴位为宜。

（二）操作方法（视频：电针法）

首先检查经皮穴位电刺激仪能正常工作，选取穴位后常规消毒，然后将两对输出电极（带有直径为 2 ~ 3cm 的不干胶电极片）分别粘贴连接所选穴位。经皮穴位电刺激仪按 "ON / OFF" 键开机，选择相应输出频率，调整至所需治疗时间，流量输出从无到有，由小到大，慢慢调高至所需电流量。

刺激强度根据患者病情及病变部位而定，以受刺激局部肌肉轻微跳动、患者耐受为度。当患者对电流量刺激产生耐受时，需及时调整电流刺激量。每次治疗时间一般为 30 分钟。

三、注意事项

1. 对心前区、眼区、颈前区的穴位电刺激要慎重，避免强电刺激。
2. 皮肤电极下出现局部皮肤红肿反应，要及时减小电量或暂停使用。
3. 治疗前，各调节旋钮要调至最低位置；治疗过程中，要逐渐加大电量，切忌先大后小或忽大忽小，使患者难以接受。
4. 禁止电流直接流过心脏，如不允许左右上肢的两个穴位同时接受一路输出治疗。
5. 有体内放置支架或关节置换病史者，根据体内放置物的材质谨慎使用该技术。

四、禁忌证

1. 局部皮肤破损者。
2. 孕妇和哺乳期妇女及对电刺激过度敏感者。
3. 合并有心血管、脑血管、肝、肾和造血系统等严重原发性疾病者。
4. 安置心脏起搏器者。

第三节　三棱针技术

三棱针技术是用三棱针刺入血络或穴位，放出适量血液以达到治疗疾病目的的一种操作技术，具有通经活络、开窍泻热、调和气血、消肿止痛等作用。

一、针具图

三棱针一般用不锈钢制成，针长约 6cm，针柄呈圆柱形，针身呈三棱状，尖端三面有刃，针尖锋利，见 4-18。

图4-18　三棱针示意图

二、操作方法

（一）点刺法

即用三棱针快速刺入人体特定浅表部位后快速出针的方法。针刺前，在点刺穴位上下用左手拇指向针刺处推按，使血液积聚于针刺部位，继而用 2% 碘酒棉球消毒，再用 75% 医用酒精棉球脱碘消毒后针刺。针刺时左手拇、食、中三指夹紧被刺部位，右手持针，用拇，食两指捏住针柄，中指指腹紧靠针身下端，针尖露出

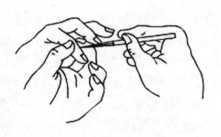

图4-19　点刺法示意图

3 ～ 5mm，对准已消毒的部位，刺入 1 ～ 2mm 深，随即将针迅速退出，轻轻挤压针孔周围，使出血少许，然后用消毒棉球按压针孔。此法多用于四肢末端放血，如十宣、十二井穴、耳尖以及头面部太阳、印堂等穴，见图 4-19。

（二）散刺法

即用三棱针在病变局部及其周围施行多点点刺的方法，又叫"豹纹刺"。操作时，根据病变部位大小不同，可刺 10 ～ 20 针左右，由病变外缘呈环形向中心点刺，以促使瘀血或水肿得以排除，达到祛瘀生新、通经活络的目的。此法多用于局部瘀血、血肿或水肿、顽癣等，见图 4-20。

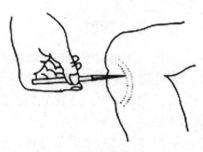

图4-20　散刺法示意图

（三）挑刺法

即用三棱针刺入人体特定部位，挑破皮肤或皮下组织的方法。操作时，用左手按压施术部位两侧，或捏起皮肤，使皮肤固定，右手持针迅速刺入皮肤 1 ~ 2mm，随即将针身倾斜挑破皮肤，使之出少量血液或少量黏液。也有刺入 5mm 左右，再将针身倾斜并使针尖轻轻挑起，挑断皮下部分白色纤维组织，然后出针，覆盖敷料。此法常用于肩周炎、胃痛、颈椎病、失眠、支气管哮喘、血管神经性头痛等病证，见图 4-21。

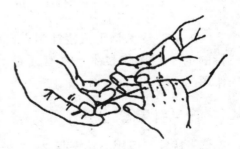

图4-21　挑刺法示意图

（四）泻血法

即用三棱针刺破人体特定部位的血络或静脉，放出适量血液的方法。操作时，可先用止血带，结扎在针刺部位上端（近心端），然后常规消毒。针刺时左手拇指压在被针刺部位下端，右手持三棱针对准针刺部位的静脉，刺入脉中 2 ~ 3mm，立即将针退出，使其流出少量血液，出血停止后，再用消毒棉球按压针孔。当出血时，也可轻轻按压静脉上端，以助瘀血外出，毒邪得泻。此法多用于曲泽、委中等穴，治疗急性吐泻、中暑、发热等病证，见图 4-22。

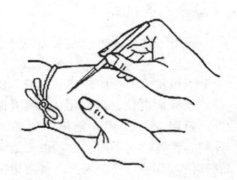

图4-22　泻血法示意图

三、适应范围

三棱针刺法适用于急证、热证、实证、瘀证、痛证等病证。

四、注意事项

1. 针具使用前须经高压规范消毒，使用一次性无菌针具更佳。

2. 注意严格消毒，防止感染。

3. 点刺、散刺时手法宜轻、稳、准、快，出血量不宜过多，以数滴为宜。注意勿刺伤深部动脉。

4. 对体弱、贫血、低血压，孕妇、产后、习惯性流产者，血友病、血小板减少性紫癜等凝血机制障碍者，均不宜使用。

5. 对于重度下肢静脉曲张者，慎刺。一般下肢静脉曲张者，应选取边缘较小的静脉，注意控制出血量。

第四节　皮肤针技术

运用皮肤针针具叩刺人体腧穴或特定部位，使局部皮肤充血红晕或微量渗血，以防治疾病的方法，称皮肤针法。皮肤针法的形成与《内经》中的"半刺""毛刺""扬刺"等浅刺皮肤的刺法有关。理论依据遵从《素问·皮部论》之"凡十二经脉者，皮之部也，是故百病之始生也，必先于皮毛"等论述。

皮肤针一般由针头和针柄两部分组成。针头端形似莲蓬状，上嵌有数枚不锈钢短针；针柄有硬柄和软柄两种，多以牛角或树脂为材料制成，长 15 ～ 19cm。根据针头所附针的数目不同，又可称为梅花针（五支针）、七星针（七支针）和罗汉针（十八支针）等。

一、操作方法

（一）持针方法

皮肤针持针方式有硬柄持针法和软柄持针法两种，见图 4-23。

硬柄持针法：以刺手拇指、中指夹持针柄，食指伸直按压在针柄中段上面，无名指和小指将针柄末端固定于小鱼际处握牢。

软柄持针法：采用拇指在上、食指在下的方法夹住针柄，其余手指呈握拳状将针柄固定于掌心。

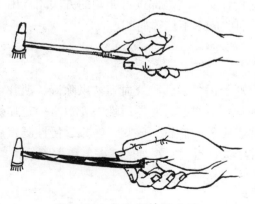

图4-23　皮肤针持针方法

（二）叩刺方法

治疗部位常规消毒后，医者选择硬柄或软柄皮肤针，按上述方法持针，将针头平对叩刺部位，借用腕力叩打皮肤，并迅即弹起，反复进行，至皮肤充血红晕为度。

操作要点：用力均匀、速度均匀适中；借用腕力，即叩即起；针尖起落垂直于叩刺部位。

(三) 刺激强度

刺激强度分为以下 3 种，可根据患者体质、病情、年龄、叩打部位灵活选用。

1. 弱刺激 用较轻的腕力叩刺，针尖接触皮肤时间较短；施术部位皮肤微微潮红，无明显出血点或渗出；患者略有痛感。适用于老年人、久病体弱者、孕妇、儿童，以及头、面、五官等肌肉浅薄部位。

2. 强刺激 用较重的腕力叩刺，针尖接触皮肤时间略长；施术部位皮肤明显潮红、湿润，有较明显的出血点或渗出；患者有较明显的痛感。适用于中青年体质强壮者，以及肩、背、腰、臀、四肢等肌肉丰厚部位。

3. 中刺激 叩刺的力度介于弱、强刺激之间；施术部位皮肤潮红，有少量出血点或渗出；患者稍感疼痛。适用于大多数患者和身体各个部位。

每日或隔日 1 次，10 次为 1 个疗程，疗程间隔 3 ~ 5 日。

二、叩刺部位

1. 循经叩刺 是指沿着与疾病相关的经脉循行路线进行叩刺的方法。常用于项、背、腰、骶等部位，以足太阳膀胱经、督脉为主；其次是以四肢肘膝以下的足三阳、足三阴经特定穴所在的循行部位为主。

2. 穴位叩刺 是指选取与所治病证相关的穴位进行叩刺的方法。常用于华佗夹脊穴、特定穴、阿是穴等。

3. 局部叩刺 是指针对病变局部进行叩刺的方法。常用于头面五官疾病、关节扭伤、局部肿胀、肌肤麻木不仁等病证。

三、适用范围

皮肤针疗法具有通经活络、调和气血、祛风除湿、消肿止痛、开窍泻热等作用，以功能失调性疾病疗效更佳，对器质性病变也有一定疗效，如腰痛、肌肤麻木不仁、痹证、头痛、眩晕、感冒、咳喘、喉蛾、慢性肠胃病、便秘、失眠、痛经、小儿脑瘫、皮神经炎、近视、视神经萎缩、斑秃等。

四、注意事项

1. 使用前做好检查，注意针尖有无毛钩，针面是否整齐。

2. 做好针具消毒灭菌，提倡使用一次性针具。

3. 叩刺后皮肤如有出血点或渗出，需用消毒干棉球擦拭干净；并嘱患者保持针刺部位清洁，以防感染。

4.叩刺时要保持针尖的平正，避免针尖斜向刺入和在皮肤表面形成拖动，以减轻疼痛。

5.罹患凝血功能障碍、急重病证、传染性等疾病的患者，不宜使用本法。皮肤创伤、溃疡、瘢痕、不明肿物等部位，不宜使用本法。孕妇腰骶部、小腹部禁止使用皮肤针叩刺。

第五节　穴位注射技术

穴位注射法，又称"水针疗法"，是以中西医理论为指导，依据腧穴作用和药物性能，将药物注入腧穴内以防治疾病的方法。该方法兼具针刺和药物的双重作用，操作简便、用药量小、适应证广、作用迅速。

一、操作方法

（一）针具选择

针具必须使用一次性注射器。根据使用药物剂量大小以及针刺深浅，选用不同规格的注射器和针头，一般可使用 1mL、2mL、5mL 注射器，若肌肉丰厚部位可使用 5mL 或 10mL 注射器，配备使用相应规格的注射针头。

（二）选穴处方

一般根据针灸治疗的处方选穴原则辨证选穴，亦可选取阳性反应点，如在背俞穴、募穴和四肢部特定穴出现的条索、结节、压痛，以及皮肤凹陷、隆起、色泽变异等，软组织损伤可选取最明显的压痛点。在阳性反应点进行穴位注射，效果更好。选穴以精为要，一般每次 2 ～ 4 穴，多选择肌肉丰厚部位作为注射点。

（三）药物剂量

药物剂量取决于药物种类、浓度和注射部位。根据药物说明书规定的肌肉注射剂量，一般每次用药量为原规定剂量的 1/5 ～ 1/2，可减少用量，严禁过量。刺激性较小的药物，每个腧穴可注射 1 ～ 2mL；而刺激性较大的药物和特异性药物只宜小剂量注射，每次用量多为常规用量的 1/10 ～ 1/3；中药注射液的穴位注射常规剂量为 0.5 ～ 2mL。按照穴位部位来确定注射剂量，耳穴每穴注射 0.1mL，头面部每穴 0.1 ～ 0.5mL，四肢部每穴 1 ～ 2mL，胸背部每穴 0.5 ～ 1mL，腰臀部每穴 2 ～ 5mL。

（四）操作程序

患者一般选取卧位进行穴位注射。根据所选穴位、用药剂量选择合适的注射器及针头。注射部位皮肤常规消毒，快速将注射针头刺入腧穴或阳性反应点，然后缓慢刺入一定深度或上下提插，针下得气后回抽无血，即可将药液注入。

根据穴位所在部位及病变情况确定针刺深度。一般浅表部位压痛的注射宜浅，用力按压深部疼痛注射宜深；通常使用中等速度推入药物；慢性病、体弱者用轻刺激，将药物缓慢注入；急性病、体壮者用强刺激，可将药物稍快注入。如果注射药量较多，可由深至浅，分层边退针边推药，或变换不同的进针方向进行注射。

（五）治疗周期

急症患者每日 1～2 次，慢性病一般每日或隔日 1 次，6～10 次为 1 疗程。同一穴位两次注射宜间隔 1～3 天。每个疗程间可休息 3～5 天。

二、适用范围

穴位注射法的适用范围很广泛，针灸疗法的适应证大部分可用本法治疗。

三、常用药物

常用中药注射剂包括丹参注射液、川芎嗪注射液、复方当归注射液、柴胡注射液、银黄注射液等；常用西药注射剂包括维生素 B_1、维生素 B_{12} 等维生素类制剂，以及 5%～10% 葡萄糖、生理盐水、注射用水、三磷酸腺苷、辅酶 A、神经生长因子、胎盘组织液、硫酸阿托品、山莨菪碱、加兰他敏、强的松龙、盐酸普鲁卡因、利多卡因、氯丙嗪等。

四、注意事项

除遵循针灸施术的注意事项外，运用穴位注射法还应注意：

1. 治疗前应与患者充分沟通，说明治疗的特点和可能出现的反应。如注射后局部可能有酸胀感，4～8 小时内局部有轻度不适，但局部反应一般不超过 2 日。

2. 注意药物的性能、药理作用、剂量、配伍禁忌、副作用及过敏反应，并检查药物的有效期、药液有无沉淀变质等情况。凡能引起过敏反应的药物，如普鲁卡因等，均应做药敏试验，结果阴性方可使用。副作用较强的药物，应当慎用。

3. 初次接受穴位注射治疗患者及小儿、老人、体弱、敏感者，药物剂量应酌减。体质过分虚弱或有晕针史的患者不宜采用本法。孕妇腰骶部、小腹部禁止使用穴位注射疗法。

4. 严格消毒，防止感染，注意观察注射部位反应，如局部红肿、发热等，应及时处理。

5. 禁止将药物注射入血管内，一般也不宜注射入关节腔或脊髓腔，以免产生不良后果。此外，应注意避开神经干，以免损伤神经。

6. 回抽针芯见血或积液时应立即出针，用无菌棉签或干棉球按压针孔 1～2

分钟，更换注射器和药液后重新注射。

7. 耳穴注射宜选用易于吸收、无刺激性的药物。注射深度以达皮下为宜，不可过深，以免注入软骨膜内。

第六节 穴位埋线法

穴位埋线法是指将可吸收性外科缝合线置入穴位内，利用线对穴位产生的持续刺激作用防治疾病的方法。具有操作简便、作用持久、适应证广等特点，临床应用广泛。

一、操作方法

（一）埋线用品

包括一次性埋线针（图4-24）、各种可吸收性外科缝合线（羊肠线）、注射器、镊子、手术剪刀、洞巾、无菌纱布及敷料、2% 利多卡因、生理盐水、皮肤消毒液、无菌棉签等。

一次性埋线针为套管针，是内有针芯的管型埋线针具，由针管、针芯、针座、针芯座、保护套组成，针尖锋利，斜面刃口好。

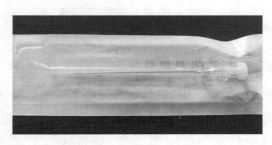

图4-24 一次性埋线针

（二）埋线方法

目前临床常用的是一次性套管针埋线法。选取需要埋线的腧穴，局部皮肤消毒后，取一段适当长度已消毒的可吸收性外科缝合线，放入套管针的前端，后接针芯，用一手拇指和食指固定穴位，另一手持针刺入穴位，达到所需的深度，施以适当的提插捻转手法，当出现针感后，边推针芯边退针管，将线埋置在穴位的肌层或皮下组织内。拔针后用无菌棉签按压针孔片刻。

（三）选穴与疗程

一般根据针灸治疗的原则辨证选穴，取穴宜少而精，每次埋线 2 ~ 5 穴为宜，多取背腰及腹部等肌肉比较丰厚部位的穴位。在同一穴位做多次治疗时应偏离前次治疗部位。每 3 ~ 4 周埋线 1 次，3 ~ 5 次为 1 个疗程。

（四）术后反应及处理

1. 正常反应　局部埋线后可出现无菌性炎症反应，一般无需处理。少数反应较重的病例，埋线处有少量渗出液，局部做好清洁、消毒，保持局部干燥即可。若渗液较多，可用碘伏棉签擦拭，覆盖无菌纱布。少数患者可于埋线后 4 ~ 24 小时内体温轻度上升（38℃左右），但无感染征象，一般无需处理，持续 2 ~ 4 日后可恢复正常。

2. 异常反应　一般在治疗后 3 ~ 4 日出现埋线局部红肿、疼痛加剧，并可伴有发热，血常规出现异常等现象。多因治疗时无菌操作不严，或治疗后针孔保护不好，导致细菌感染。应及时给予局部热敷或抗感染处理。个别患者对外科缝合线过敏，出现局部红肿、瘙痒、发热，甚至出现脂肪液化、外科缝合线溢出等反应，应予抗过敏处理。埋线过程中若损伤神经，可出现神经所支配的肌肉群瘫痪或感觉异常，应及时抽出外科缝合线，并予适当处理。

二、适用范围

穴位埋线法主要用于慢性病证，如哮喘、慢性胃炎、腹泻、便秘、面神经麻痹、颈椎病、腰痛、眩晕、痫病、阳痿、单纯性肥胖症、月经不调、小儿遗尿、神经性皮炎、视神经萎缩等。

三、注意事项

1. 埋线应严格执行无菌操作，埋线后针孔应保持干燥、清洁，防止感染。

2. 线体植入深度为皮下组织与肌肉之间，不能埋在脂肪层或体表过浅部位，肌肉丰满的部位可埋入肌层，以防不易吸收、溢出或感染，避免伤及内脏、大血管和神经干，禁止将线体埋入关节腔内。埋线后线头不可暴露在皮肤外面。

3. 肺结核活动期、骨结核、严重心脏病或妊娠期等均不宜使用穴位埋线疗法。

4. 使用一次性埋线针及外科缝合线，操作剩余的外科缝合线必须废弃，不得重复使用。

5. 埋线后应定期随访，注意术后反应，有异常现象应及时处理。

第七节　耳针技术

耳针技术是用特定针具或丸状物刺激耳郭穴位以诊治疾病的一种操作技术。其治疗范围较广，临床上常用于治疗各种疼痛性疾病及某些功能紊乱性病证。

一、耳郭的表面解剖

耳郭是外耳的组成部分，其前面是凹陷，后面隆凸，掌握耳穴的部位，必先熟悉耳郭解剖名称，具体见图 4-25。

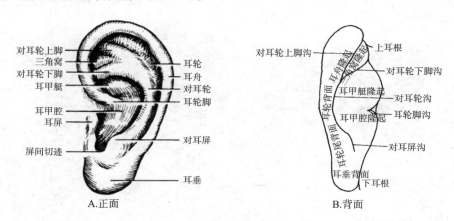

图4-25 耳郭表面解剖

二、耳穴分布

耳穴是分布在耳郭上的腧穴，是耳郭上一些特定的反应点或刺激点。常用耳穴，见图 4-26。

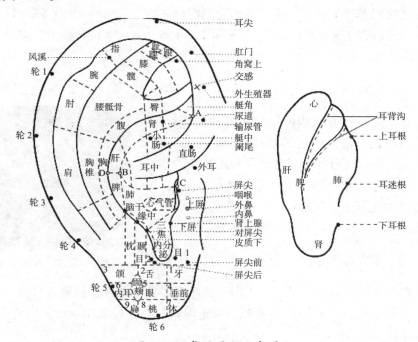

图4-26 常用耳穴示意图

三、针具

常用的针具包括 15mm 短柄毫针、图钉形揿针及王不留行籽、莱菔子等丸状物。针具针身应光滑无锈蚀，针尖应锐利无倒钩。压丸应大小适宜不易碎、无毒，见图 4-27。

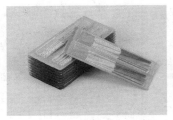 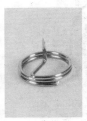 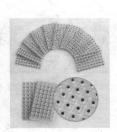

A.毫针　　　　　　　B.揿针　　　　　C.耳穴贴片

图4-27　常用针具

四、操作方法

（一）耳穴毫针法

医者一手固定耳郭，另一手拇、食中指持针刺入耳穴，针刺方向视耳穴所在部位灵活掌握，针刺深度宜 0.1～0.3cm，以不穿透对侧皮肤为度。针刺手法与留针时间应视患者的病情，体质及耐受度综合考虑。宜留针 15～30 分钟，留针期间宜间断行针 1～2 次。出针时一手固定耳郭，另一手将针拨出，应用无菌干棉球或棉签按压针孔。

（二）耳穴压丸法

压丸法是指在耳穴表面贴敷压丸替代埋针的一种简易方法，需要的物品有耳穴探针及王不留行籽贴片，先用探针探查耳郭，寻找阳性反应点，然后医者一手固定耳郭，另一手用镊子夹取耳穴压丸贴片贴压耳穴并适度按揉，根据病情嘱患者定时按揉。宜留置 2～4 天，见图 4-28。

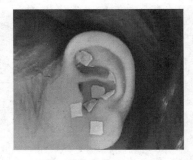

图4-28　耳穴压丸

（三）耳穴埋针法

医者一手固定耳郭，另一手用镊子或止血钳夹住揿针针柄刺入耳穴，用医用胶布固定并适度按压。根据病情嘱患者定时按压。宜留置 1～3 天后取出揿针，应消毒埋针部位。

（四）耳穴刺血法

刺血前宜按摩耳郭使所刺部位充血。医者一手固定耳郭，另一手持针点刺耳穴，挤压使之适量出血。施术后以无菌干棉球或棉签压迫止血并消毒刺血部位。

五、适应范围

耳针技术临床应用较广，可用于治疗各种疼痛性病证及多种功能性疾病。如头痛、偏头痛、神经痛、扭挫伤、月经不调、失眠、眩晕、胃肠功能紊乱等。

六、注意事项

1. 耳针治疗疼痛类疾病及功能紊乱性疾病通常作为辅助技术，临床上须根据病情与各专科治疗方法相结合，以防延误病情。

2. 严格消毒，预防感染。耳郭冻伤或有炎症的部位禁针。若见针眼发红、耳部胀痛，应及时用2%碘伏涂擦，或视感染情况口服抗生素治疗。

3. 耳针亦可发生晕针，需注意预防处理。

4. 对扭伤及肢体活动障碍的患者，进针后待耳郭充血发热后，宜嘱其适当活动患部，或在患部按摩、艾灸等，可增加疗效。

七、禁忌证

1. 有习惯性流产史的孕妇。
2. 年老体弱、严重贫血、过度疲劳者。
3. 耳局部皮肤破溃、感染者。

第八节 头针技术

头针法，又称头皮针法，是指采用毫针或其他针具刺激头部特定部位，以防治疾病的方法。其理论依据有二：一是中医脏腑经络理论，二是大脑皮质功能定位。

头针法是在传统针灸理论基础上发展而来的。《素问·脉要精微论》指出："头者，精明之府。"头为诸阳之会，手足六阳经皆上循于头面，所有阴经经别在头颈部与相表里阳经相合后上达头面部。头针治疗疾病的记载始于《内经》，后世《针灸甲乙经》《针灸大成》等文献记载头部腧穴治疗全身疾病的内容更加丰富。随着医学理论的发展和临床实践的积累，头针的穴线定位、适用范围和刺激方法渐成体系，头针已成为世界范围针灸临床常用的治疗方法之一。

为促进头针应用的发展与研究，1984年世界卫生组织西太区会议通过了中国针灸学会依照"分区定经，经上选穴，结合传统穴位透刺方法"的原则拟定的《头皮针穴名标准化国际方案》，2008 年国家质量监督检验检疫总局和标准化管理委员会再次颁布和实施了国家标准《针灸技术操作规范第 2 部分：头针》。

一、标准头穴线的定位及主治

标准头穴线均位于头皮部位，按照颅骨的解剖分为额区、顶区、颞区、枕区 4 个区，共 14 条标准穴线。

（一）额区（图 4-29）

1. 额中线（MS1）

定位：在额部正中，从督脉神庭穴向下引一条长 1 寸的线。

主治：头痛、强笑、自哭、失眠、健忘、多梦、癫狂病、鼻病等。

2. 额旁 1 线（MS2）

定位：在额部，从膀胱经眉冲穴向下引一条长 1 寸的线。

主治：冠心病、心绞痛、支气管哮喘、支气管炎、失眠等上焦病证。

3. 额旁 2 线（MS3）

定位：在额部，从胆经头临泣穴向下引一条长 1 寸的线。

主治：急慢性胃炎、胃十二指肠溃疡、肝胆疾病等中焦病证。

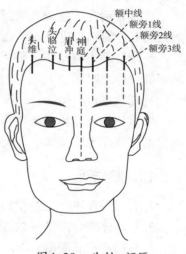

图4-29 头针-额区

4. 额旁 3 线（MS4）

定位：在额部，从胃经头维穴内侧 0.75 寸起向下引一条长 1 寸的线。

主治：功能性子宫出血、阳萎、遗精、子宫脱垂、尿频、尿急等下焦病证。

（二）顶区（图 4-30）

1. 顶中线（MS5）

定位：在头顶部，从督脉百会穴至前顶穴之间的连线。

主治：腰腿足病证，如瘫痪、麻木、疼痛，皮质性多尿、小儿夜尿，脱肛、胃下垂、子宫脱垂，高血压，头顶痛等。

2. 顶颞前斜线（MS6）

定位：在头部侧面，从督脉前顶穴至胆经悬厘穴的连线。

主治：对侧肢体中枢性运动功能障碍。将全线分 5 等分，上 1/5 治疗对侧下肢中枢性瘫痪，中 2/5 治疗对侧上肢中枢性瘫痪，下 2/5 治疗对侧中枢性面瘫、运动性失语、流涎、脑动脉硬化等。

3. 顶颞后斜线（MS7）

定位：在头部侧面，从督脉百会穴至胆经曲鬓穴的连线。

主治：对侧肢体中枢性运动感觉障碍。将全线分 5 等分，上 1/5 治疗对侧下肢感觉异常，中 2/5 治疗对侧上肢感觉异常，下 2/5 治疗对侧头面部感觉异常。

4. 顶旁 1 线（MS8）

定位：在头顶部，督脉旁 1.5 寸，从膀胱经承光穴向后引一条长 1.5 寸的线。

主治：腰腿足病证，如瘫痪、麻木、疼痛等。

5. 顶旁 2 线（MS9）

定位：在头顶部，督脉旁开 2.25 寸，从胆经正营穴向后引一条长 1.5 寸的线到承灵穴。

主治：肩、臂、手病证，如瘫痪、麻木、疼痛等。

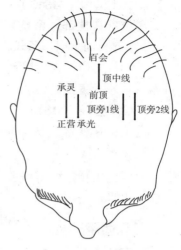

图4-30　头针-顶区

（三）颞区（图 4-31）

1. 颞前线（MS10）

定位：在头部侧面，颞部两鬓内，胆经颔厌穴与悬厘穴的连线。

主治：偏头痛、运动性失语、周围性面神经麻痹及口腔疾病等。

2. 颞后线（MS11）

定位：在头部侧面，颞部耳上方，胆经率谷穴与曲鬓穴的连线。

主治：偏头痛、眩晕、耳聋、耳鸣等。

（四）枕区（图 4-32）

1. 枕上正中线（MS12）

定位：在枕部，即督脉强间穴至脑户穴之间的一条长 1.5 寸的线。

主治：眼病。

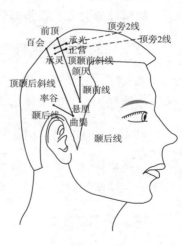

图4-31　头针-颞区

2. 枕上旁线（MS13）

定位：在枕部，由枕外粗隆督脉脑户穴旁开 0.5 寸起，向上引一条长 1.5 寸的线。

主治：皮质性视力障碍、白内障、近视眼、目赤肿痛等眼病。

3. 枕下旁线（MS14）

定位：在枕部，从膀胱经的玉枕穴向下引一条长 2 寸的线。

主治：小脑疾病引起的平衡障碍、后头痛、腰背两侧痛。

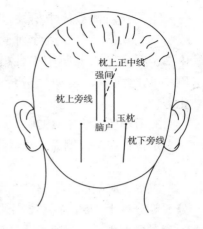

图4-32　头针-枕区

二、适用范围

头针法的适应证较为广泛，尤以脑源性疾病为主（以神经、精神科疾病为主）。

（一）中枢神经系统疾患

如脑血管病引起的偏瘫、失语、假性球麻痹，小儿神经发育不全和脑性瘫痪，颅脑外伤后遗症，脑炎后遗症，痫病，舞蹈病，震颤麻痹等。

（二）精神病证

如精神分裂症、紧张综合征、更年期精神紊乱、抑郁症、癔症、失眠等。

（三）疼痛和感觉异常

如头痛、三叉神经痛、肩周炎、腰腿痛等各种急、慢性疼痛病证，亦可用于多发性神经炎引起的肢体远端麻木，以及皮肤瘙痒、荨麻疹、皮炎等。

（四）皮质内脏功能失调

如高血压、冠心病、溃疡病、男性性功能障碍、功能性月经不调，以及神经性呕吐、功能性腹泻、脱发、眩晕、耳鸣等。

三、操作方法

（一）施术前准备

选定头穴线，患者取坐位或卧位，局部常规消毒。

（二）施术方法

1. 进针

根据操作部位选择不同型号的毫针，针体与头皮成15°～30°左右夹角，针尖向穴线方向，快速将针刺入头皮下。当针尖到达帽状腱膜下层时，针下阻力减小，再将针体沿帽状腱膜下层按穴线方向进针。根据不同穴线长度，刺入不同深度。

2. 行针

（1）捻转 为使针的深度固定不变及捻转方便起见，一般以拇指掌侧面和食指桡侧面夹持针柄，以食指的掌指关节快速连续屈伸，使针身前后旋转，每分钟要求捻转200次左右。每次持续捻转2～3分钟，留针15～30分钟。

（2）提插 医者押手按压进针点以固定头皮，刺手拇、食指紧捏针柄，针身平卧进行提插，指力均匀一致，幅度不宜过大，可持续提插2～3分钟，提插幅度与频率根据患者的病情与针感而定。

（3）电针 用电针代替行针，频率宜在200～300次/分钟，刺激强度以患者能耐受为度，波型可选择连续波或疏密波。

3. 留针 得气后留针15～30分钟。留针期间宜间歇行针2～3次，每次2分钟左右。根据病情需要可适当延长留针时间，增加行针次数。偏瘫患者行针时或留针期间可嘱其配合肢体的主动运动或被动运动，有助于提高疗效。

4. 出针 押手固定针刺周围头皮，刺手夹持针柄轻轻捻转以松动针身，如针下无紧涩感即可出针。出针后用无菌干棉球按压针孔，以防出血。出针后检查毫针数量，避免遗漏。

四、注意事项

除遵循针灸施术的注意事项外，运用头针法还应注意：

1. 头皮有毛发，必须严格消毒，以防感染。

2. 中风患者急性期，如因脑出血引起昏迷、血压过高时，暂不宜用头针治疗，须待血压和病情稳定后方可选用头针。

3. 患有严重心脏病、重度糖尿病、重度贫血、高热、急性炎症或心力衰竭者，禁用头针治疗。

4. 头部颅骨有缺损处、开放性脑损伤部位、头部严重感染、溃疡、瘢痕部位及小儿囟门未闭合者，禁用头针。

5. 由于头皮血管丰富，容易出血，故出针时必须用无菌干棉球按压针孔1～2分钟。头发较浓密部位易遗忘所刺毫针，故起针时需反复检查。

6. 头针除选用毫针刺激外，尚可配合电针、艾灸、按压等治疗方法施治。

第九节　火针技术

　　将特制针具的针身用火烧红后，迅速刺入一定部位，给身体局部以灼热性刺激，以治疗疾病的方法，称为火针法。火针法古称"焠刺"。《灵枢·官针》：曰"焠刺者，刺燔针则取痹也。"

　　火针古称"燔针"，以耐受高温且高温下不易折、硬度高、对人体无害的金属为材料。常用火针有单头火针、平头火针、三头火针、三棱火针等。其中，单头火针外观形似毫针但比毫针粗，根据粗细不同，又可分为细火针（针身直径约 0.5mm）、中火针（针身直径约 0.75mm）和粗火针（针身直径约 1.2mm）三种规格。

一、操作方法

（一）烧针（图 4-33）

　　押手持点燃的酒精灯，或 95% 的酒精棉球，刺手持针烧灼。烧针时应靠近施治部位，先烧针身、再烧针尖。

　　火针烧灼的程度，可根据针刺深浅来把握；若针刺较深，需烧至白亮；若针刺较浅，可烧至通红；若仅使针身在表皮部位进行烙熨，则烧至微红即可。

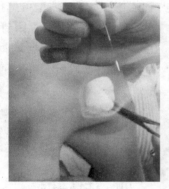

图4-33　烧针

（二）针刺方法

　　烧针完毕后，立即垂直点刺已消毒的腧穴，疾进疾退；也可刺入后留针 5 ～ 15 分钟再出针。出针后用无菌干棉球按压针孔，以减少疼痛并防止出血。根据治疗需要，可分为以下 5 种刺法：

　　1. 点刺法　在腧穴上施以单针点刺。

　　2. 密刺法　在体表病灶上施以多针密集刺激，每针间隔不超过 1cm。

　　3. 散刺法　在体表病灶上施以多针密集刺激，每针间隔 2cm 左右。

　　4. 围刺法　围绕体表病灶周围施以多针刺激，针刺点在病灶与正常组织的交界处。

　　5. 刺络法　用火针刺入体表血液瘀滞的血络，放出适量的血液。

（三）针刺深度

根据病情、体质和针刺部位等情况而定。四肢部、腰腹部针刺稍深，可刺5 ~ 12mm；胸背部针刺宜浅，可刺 1.5 ~ 5mm；痣、疣的针刺深度应达到其基底部为宜。

二、适用范围

火针法具有温经散寒、活血化瘀、软坚散结、祛腐生肌等作用。主要用于痹病、网球肘、颈椎病、漏肩风、肉刺、腱鞘囊肿、骨痹、慢性胃炎、慢性结肠炎、痫病、阳萎、淋证、痛经、痈疽、痔疮、瘰疬、丹毒、痤疮、白癜风、蛇串疮、浸淫疮、腋臭、牛皮癣、象皮腿、静脉曲张、历节风、疣、瘊和痣等皮科病证。

三、注意事项

除遵循针灸施术的注意事项外，运用火针法还应注意：

1. 施术时应注意安全，防止烧伤或火灾等事故的发生。

2. 医者应向患者说明术后针刺部位的护理事项，针孔局部若出现微红、灼热、轻度疼痛、瘙痒等症状属正常现象，可不做处理；应注意针孔局部清洁，忌用手搔抓，不宜用油、膏类药物涂抹；当天避免针孔着水。

3. 糖尿病患者、瘢痕体质或过敏体质者慎用。大失血、凝血机制障碍的患者，以及不明原因的肿块部位禁用。

第十节　腕踝针技术

腕踝针是根据疾病的症状和体征所在区，从腕部和踝部选取相应的针刺点，进行皮下针刺的针刺疗法。

一、分区

身体分区分为两部分，躯干：包括头、颈、躯干；肢体：包括上肢和下肢。划臂干线和股干线作为上下肢与躯干分界，臂干线环绕肩部三角肌附着缘至腋窝；股干线自前面的腹股沟至后面的髂骨嵴。

（一）头项和躯干的分区

头、颈、躯干以前后正中线为界，中线将身体分为两侧，每侧由前向后各分为 6 个纵行带状的区域，见图 4-34 ~ 图 4-36，用数字 1 ~ 6 编号，其中 1、2、3 区在前面，4、5、6 区在后面。

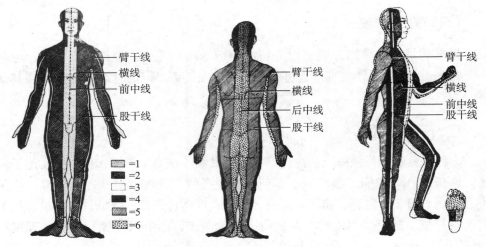

图4-34 身体前面分区图　　图4-35 身体后面分区图　　图4-36 身体侧面分区图

1区　沿前中线及其两侧。在头面部自前中线至以眼眶外缘为垂直线之间的区域，包括额部、眼、鼻、唇、前牙、舌、咽喉、扁桃体、颏；颈部沿气管、食管；胸部自前中线至胸骨缘，包括：胸肋关节、食管、气管、乳房近胸骨缘、心区右侧部分；腹部自前中线至腹直肌缘区域，包括：胃、胆囊、脐部、下腹之膀胱、子宫、会阴部。因身体主要内脏器官大多集中在1区，故此区症状最多。

2区　身体前面的两旁。包括：颞前部、面颊、后牙、下颌部、甲状腺；胸部沿锁骨中线向下区域，包括：锁骨上窝、上胸部、乳中部、前胸、肺、肝、侧腹部。

3区　身体前面的外缘。包括：沿耳廓前缘、腮腺和腋前缘垂直向下的狭窄区域、乳房近腋前缘部分。

4区　身体前后面交界处。包括：自头顶经耳垂向下至颈，肩部沿斜方肌缘，胸腹部自腋窝至髂前上棘的胸侧壁及腹侧部区域。

5区　身体后面的两旁。与前面的2区相对。包括颞后部、颈后外侧靠斜方肌缘，肩胛冈上窝及肩胛中线垂直向下区域的背与腰。

6区　沿后中线及其两侧的区域，与前面的1区相对，包括枕部、颈后部、颈椎棘突至斜方肌缘、胸椎棘突至肩胛骨内缘、腰椎与骶正中嵴至尾骨的两侧、肛门。

以胸骨下端和两侧肋缘所形成的三角形为基准，划一条环绕躯干的横线，相当于横隔。横线将身体两侧的6个纵区分成上下两半，则横线以上各区分别记作：上1区、上2区、上3区、上4区、上5区、上6区；横线以下各区分别记作：下1区、下2区、下3区、下4区、下5区、下6区。若标明右侧或左侧，可记作右上1区、左下6区；或者双侧上1区、双侧下6区。

（二）四肢的分区

以臂干线和股干线为四肢的分界。当四肢的阴阳面和躯干的阴阳面处在同一方向中并互相靠拢时，以靠拢处出现的缝为分界，在前面的相当于前中线，在后面的相当于后中线，划分与躯干相仿。

二、进针点及主治

（一）腕部进针点及主治

腕部进针点共6个，约在腕横纹上二横指环腕一圈处。从掌面尺侧起、到桡侧、背面桡侧到尺侧，依次记作：上1、上2、上3、上4、上5、上6。其中，上1、上2、上3位于腕掌侧；上4位于掌背侧交界的桡骨缘上；上5、上6位于腕背侧，每一点治疗同一区的病证，见图4-37。

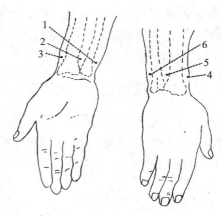

图4-37　腕部进针点

1.上1　在小指侧的尺骨桡侧缘与尺侧腕屈肌腱之间的凹陷处。

小指侧的尺骨缘与尺侧腕屈肌腱间的凹陷处。术者用左手拇指端内侧缘摸到尺骨缘后，向掌心侧轻推，针刺点的位置在骨缘和肌腱之间的凹陷处。

主治1区的病证，包括前额部头痛、眼病、鼻病、三叉神经痛、面肿、前牙痛、流涎、咽炎、感冒、扁桃体炎、气管炎、恶心、呕吐、心脏病、高血压；眩晕、盗汗、失眠、癔病、荨麻疹、皮肤瘙痒症等。

全身或不能定位病证：一侧或全身感觉麻木、全身皮肤瘙痒、寒颤、潮热、多汗或无汗、睡眠障碍、精神障碍等。

2.上2　在腕掌面的中央，掌长肌腱与桡侧腕屈肌腱之间。

腕关节屈曲时，腕区最凸起的两条肌腱，在两肌腱之间进针。若肌腱之间有静脉，则针刺时需要避开血管。必要时针刺点位置要在两肌腱之间适当上移，针刺方向也要循肌腱的走行略有调整。

主治2区的病证，包括颞前部痛、后牙痛、腮腺炎、颌下肿痛、胸痛、胸闷、乳腺炎、哮喘、手掌心痛、掌侧指端麻痛等。

3.上3　位于桡动脉外侧与桡骨缘之间。

主治3区的病证，主治病证包括耳前痛、腮腺肿痛、胸前侧壁痛等。

4.上4　位于桡骨内外侧两缘之间，主治4区的病证。

患者立掌位。

主治病证：头顶痛、耳痛、耳鸣、耳聋、颞颌关节功能紊乱、肩关节前侧痛、胸侧壁痛、肘关节痛、拇指关节痛等。

5.上5 腕背侧，尺骨与桡骨之间的间隙中点，主治5区的病证。

患者掌心向下。

主治病证：颞后部痛、头痛、眩晕、颈背痛、落枕、肩关节外侧痛、上肢感觉障碍（麻木、过敏）、上肢运动障碍（瘫痪、肢颤、指颤、舞蹈症）、肘关节痛、腕关节痛、手背及指关节痛等。

6.上6 尺骨的尺侧与尺侧腕屈肌腱之间，距小指侧的尺骨缘1cm，此处有隆起的尺骨小头，为针刺方便，针刺点要适当上移。

主治6区病证。

如后头痛、项痛、颈胸椎及椎旁痛、肩关节后侧痛、小指关节痛等。

（二）踝部进针点及主治

踝部进针点共6个，大致排列在内、外踝高点上三横指环踝一周处。从内侧后缘起向前转至外侧，依次为下1、下2、下3、下4、下5、下6。其中，下1、下2、下3在内侧，下4、下5、下6在外侧。每一点治疗同一区的病证，见图4-38。

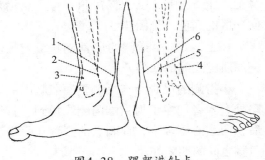

图4-38 踝部进针点

1.下1 紧靠跟腱内缘。

患者仰卧位，足外展位，术者用左手拇指内侧缘由踝部中央向跟腱方向触摸，触及跟腱内缘处。

主治病证：胃区及胆囊部痛等上腹部胀痛，脐周痛、下腹痛，遗尿、尿频、尿潴留、尿失禁，痛经、白带多、阴痒，膝窝内侧痛、腓肠肌内侧痛、足跟痛等。

2.下2 位于内侧面中央，靠胫骨内缘后际。

患者足外展位。术者用拇指端由跟腱向踝部中央触摸，触及骨之内缘处。

主治病证：肝区痛、侧腹痛、腹股沟淋巴结痛、大腿内侧痛、膝内侧痛、内踝关节痛等。

3.下3 位于胫骨前缘向后一横指处。患者足趾向上，术者用拇指端触及胫骨前崤，向内侧面1cm处。

主治病证：髌骨内侧痛等。

4.下4 位于胫骨前崤与腓骨前缘之间。患者足趾向上，术者触摸胫骨前崤和腓骨前缘。针刺点在崤与缘之间的正中。

主治病证：侧腰痛、大腿前侧肌酸痛、膝关节痛、下肢感觉障碍（麻木）、下肢运动障碍（瘫痪、肢颤、舞蹈病）、足背痛、趾关节痛等。

...

5. 下 5 位于外侧面，紧靠腓骨后缘，在骨缘和腓骨长肌腱之间的浅沟处。

患者侧卧，医者用左手拇指端触及外踝后侧，沿腓骨后缘而上，针刺点在骨之后缘与邻近肌腱所形成的狭窄浅沟处正中。

主治病证：腰背痛、臀中点痛、腿外侧痛、外踝关节痛等。

6. 下 6 靠跟腱外缘。患者俯卧，医者左手轻托待针刺的踝部向上，用拇指端触及跟腱外缘，针刺点在紧靠外缘处。

主治病证：腰椎及椎旁痛、腰肌劳损、坐骨神经痛、骶髂关节痛、痔痛、便秘、膝窝外侧痛、脚前掌痛等。

查明了症状在身体的区域后，就可在踝部和腕部选取同一区的进针点。以胸骨末端和两侧肋弓的交接处为中心，划一条环绕身体的水平线称横线，相当于横膈的位置。横线以上的病证针腕部，横线以下的病证针踝部。一般来说，1 区的病证针上 1、下 1，2 区的病证针上 2、下 2，余类推；左侧病者针左侧，右侧病者针右侧；各症状同时存在时，如其中有痛，可首先根据疼痛所在的区选取进针点。

臂干线：环绕三角肌缘至腋窝。

股干线：前方为腹股沟，后方为髂嵴。

三、操作方法

（一）毫针规格

直径 0.28mm 或 0.30mm，长 40mm（1.5 寸）的毫针。

（二）操作方法

1. 体位 坐位或卧位。针腕时取坐位，针踝时取卧位，包括仰卧、侧卧、俯卧。针刺时选择舒适体位，肢体尽量放松，以免针刺进皮时针体方向发生偏斜。

2. 针刺方向 针尖朝向病灶为宜，即病灶位于针刺点之上，针刺方向朝近心端；病灶位于针刺点之下，针刺方向朝远心端。或者在同一区内同一纵轴两针对刺。

3. 针刺过程

（1）进针 常规消毒后，用三指持针柄，针体与皮肤成 30°夹角，使针尖快速透过皮肤。针尖过皮后，立即将针放平，使针体贴近皮肤表面，循纵向直线方向沿皮下进针，针刺入皮下的长度一般为 35mm，要求不出现酸、麻、胀、痛等感觉，把针体留在皮下组织的浅层，将干棉球置于针根处，用胶布固定针柄。以无痛感不影响活动为前提。见图 4-39。

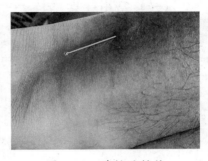

图4-39　进针后针位

要求针尖刚过真皮层后沿皮下表浅进针，无需出现酸麻胀重痛感觉，不能刺伤血管，进针后要求原有疼痛及压痛点能立即消失。

（2）留针 一般留针时间为30分钟。慢性病或疼痛较重时，可适当延长留针时间至1～2小时，但最长不超过24小时，待症状好转后缩短留针时间。一般不作提插或捻转等行针手法。

留针过程中，可适当配合病痛局部的活动以增强疗效。

（3）起针 用消毒干棉球压住针刺部位，迅速拔针，按压针孔防止出血。

（4）疗程 一般病例隔日1次，10天为1疗程。急性病例每日针1次。

四、注意事项

1.针体通过的皮下有较粗的血管或针尖刺入的皮肤处有显著疼痛时，进针点要沿纵线方向适当移位。

2.针刺方向一般向上，如果病证在手足部位时，针刺方向朝下（手足方向）。

3.针刺时，以医者针下松软，患者无任何特殊感觉为宜。若针下有阻力或患者出现酸、麻、胀、痛等感觉，则表示针刺较深。应将针退出，使针尖到皮下，重新刺入更表浅的部位。

4.腕踝针一般无绝对禁忌证。在妇女月经期，妊娠期在3个月内者不宜针下1。

第十一节 浮针技术

浮针技术是运用一次性浮针等针具，在引起病痛的患肌周围或邻近四肢进行扫散的皮下针刺法，并常在治疗时配合再灌注活动。主要用于治疗筋脉不舒、血滞不通所导致的颈肩腰腿疼痛和一些的内科、妇科杂症。

一、常用针具及基本操作方法

（一）常用针具

浮针由针芯、软管和保护套管组成，见图4-40。其中针芯由不锈钢针和硬塑料的芯座组成。软管具有足够的柔软度，能长时间留置于皮下，避免刺伤血管以及脏器。

另外，为减轻疼痛、进针规范、操作方便，配有专门的进针器，见图4-41。

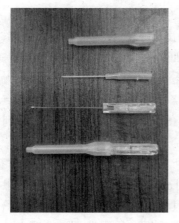

图4-40　浮针三件套示意图

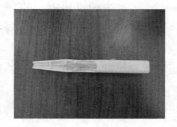

图4-41　安装一次性使用浮针后的进针器

（二）基本操作方法

1.体位　选择利于触摸患肌和进行治疗的体位；对于情绪紧张的患者求诊，可先选用卧位治疗，避免出现晕针现象。

2.触摸患肌　患肌是浮针医学对功能性病变肌肉的简称，意指存在一个或多个 MTrP（肌筋膜激痛点）的肌肉。临床确定患肌的主要标准是：在运动中枢正常的情况下，被检查区域放松时，全部或部分依旧处于紧张状态的肌肉。触摸时医生手下有"紧、僵、硬、滑"的感觉，患者局部有酸胀不适感。

3.选取进针点　在患肌周围，针尖向患肌，方向不能与患肌相反，避开瘢痕，离开关节，尽量选择平坦、易操作的地方。小范围、少患肌进针点宜近，大范围、多患肌进针点宜远。

4.消毒　消毒范围主要包括患者进针点处皮肤、进针器及医生操作的手。

5.操作

（1）进针　浮针进入皮下的过程。操作时进针器与皮肤角度尽可能小，进针器前端紧贴皮肤，前推下压，将浮针快速刺入皮下层。操作者左手要放于进针器上方，以防弹起，见图 4-42；针尖进入皮下后，左手提起并固定浮针，右手持进针器后退撤出，左手放下浮针。

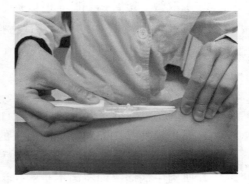

图4-42　进针器持法及进针姿势

（2）运针　浮针从刺入皮下后到扫散之前的一段过程。完成进针后，确保针体在皮下，顺势推进，避免进针过深误入肌层；同时尽可能避开血管，如遇刺痛，稍退针，调整角度再进针。运针要点：平稳、匀速、上提、滑进。

（3）扫散和再灌注活动　指运针完毕到抽出针芯前针身左右摇摆的系列动作。运针结束，将针柄后退旋内，使得针尖退回软管套中，然后开始扫散操作。操作时，右手食指、中指夹持着针柄，拇指为支点固定在皮肤上，食指及无名指自然放在软管座和针座上，均匀有节奏地做跷跷板样的扇形扫散。扫散要点：幅度大、有支点、要平稳、有节奏。一个进针点的扫散时间大约为半分钟到两分钟，频率为 100 次 / 分钟。

医生在针对患肌进行扫散的同时，可根据所处理患肌的肌肉功能配合相应的再灌注活动，见图 4-43。再灌注活动泛指采用适量、有针对性的外力或患者自己的力量，使患肌收缩，持续数秒后放松，并且常在收缩患肌的同时医生给予等力阻抗，以改善缺血组织循环的活动方法。再灌注活动的要求是：幅度大、速度慢、次数少、间隔时间长、变化多。

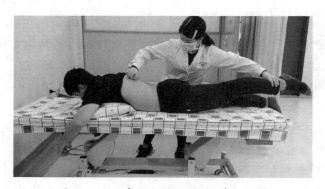

图4-43　竖脊肌扫散配合再灌注活动

（4）出针与留管　扫散完毕，外旋针座，抽出针芯，用胶布固定留于皮下的软套管，留管 4 ～ 6 小时。

（5）取管　留管达到既定时间后，则可取出软管。取管时一般以左手拇、食指按住针孔周围皮肤，右手拇、食指捏住软管末端，不要提插捻转，慢慢取出。用消毒干棉球按压，防止出血。取管 1 小时后即可洗澡冲凉。

二、适应证

浮针医学适应证主要围绕肌肉进行分类和拓展。

1. 肌肉前病痛　即肌肉上游引发的病证，常见疾病包括：强直性脊柱炎、类风湿性关节炎、哮喘、痛风、帕金森病、面瘫、肩关节周围炎等；

2. 肌肉中病痛　即肌肉本身的病证，以肌肉疼痛、相关肌肉肌力下降，功能减退、易感疲劳乏力以及相关关节活动范围减小为常见症状。常见疾病包括：颈椎病、网球肘、腰椎间盘突出症、慢性膝关节痛、踝关节扭伤、头痛、前列腺炎、漏尿、呃逆、失眠、抑郁、慢性咳嗽、习惯性便秘等；

3. 肌肉后病痛 由病理性紧张肌肉造成的非肌肉器官发生的病变，常见症状包括：头昏、眩晕、心慌胸闷、局部麻木、局部水肿、乳腺增生、黄斑变性、糖尿病足、股骨头缺血性坏死、骨性变化等。

三、禁忌证

1. 感染 包括细菌性、化脓性、结核性等感染。
2. 血管破裂出血 如宫外孕、黄体破裂、脾破裂、腹主动脉瘤破裂等。
3. 血管栓塞 如心肌梗死、肠系膜动脉栓塞、四肢动脉栓塞等。
4. 空腔脏器穿孔 如胃穿孔、小肠穿孔、阑尾穿孔等。
5. 梗阻 绞窄性肠梗阻、蒂扭转等。
6. 占位性病变 恶性肿瘤、压迫性的良性肿瘤。

四、注意事项

1. 查找患肌 检查患肌时，垂直肌肉走向用指腹触摸，上下滑动、左右探查，避免按压，勿用指尖或其他部位检查。
2. 再灌注活动 注意患者的年龄情况、体质强弱、精神状态等因素，因人制宜，灵活设计再灌注活动的方式和力量。切忌因再灌注活动时间过长，或过于用力，或过于频繁等原因造成医源性损伤。
3. 留管 选择平坦不影响活动的地方留管，针孔周围避免浸水，以防感染。
4. 医嘱 具体交代患者改变不良的生活习惯，如避免长时间保持同一姿势。
5. 血环境不良 当浮针治疗 2 ～ 3 次后，疗效仍不满意时，要考虑血环境不良的因素，要重新审视诊断，必要时可通过检验检查核实。

第五章　艾灸技术

第一节　麦粒灸技术

麦粒灸是将艾绒搓成如麦粒样大小的艾炷在皮肤上施灸，以达到防治疾病目的的一种技术。其特点是施灸部位可灵活选择，所需艾绒相对较少，艾火温和，可根据所需调节艾灸刺激程度，应用范围相对较广，尤其对风寒湿痹、寒痰喘咳、脏腑虚寒、元阳虚损引起的各种病证疗效较好。

一、灸材准备

评估患者病情、当前主要症状、预施灸处皮肤状况、对热度的耐受情况及心理状况，根据患者病情制作松紧程度不等的艾炷、合适的粘附剂（中药油膏、凡士林等）、镊子、棉签等；通常认为，用新艾施灸，火烈且有灼痛感；而用陈艾施灸，灸火温和，灸感明显，疗效好，故一般选用陈艾绒进行操作。要求选用的艾绒细柔如绵，可用拇指、食指和中指搓成麦粒大小的艾炷。艾炷的大小及松紧程度不同需要施灸者自行调控。大艾炷如一颗完整麦粒大小；中等艾炷如大半个麦粒；小艾炷如半个麦粒大小，反复搓捻则燃烧时间长、温度较高，略加按压则相对松散、燃烧时间短，见图 5-1。

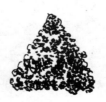

图5-1　麦粒艾炷和中、大艾炷对比

二、操作方法

麦粒灸属于艾炷灸的一种，主要包括化脓灸和非化脓灸，又称之为瘢痕灸和非瘢痕灸。

（一）非瘢痕灸

用麦粒大的小艾炷直接在腧穴施灸，灸后不引起化脓的方法。

用线香点燃艾炷，至其烧近皮肤，患者有温热或轻微灼痛感时，即用镊子将未燃尽的艾炷移去或压灭，再施第 2 壮；也可待其燃烧将尽，有清脆之爆炸声时，将艾炷余烬清除，再施第 2 壮。一般每次可灸 3 ~ 7 壮。因其艾炷小，刺激强，时间短，收效快，仅有轻微灼伤或发泡，不留瘢痕，故目前在临床应用较多，见图 5-2、图 5-3。

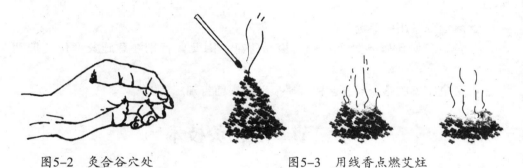

图5-2　灸合谷穴处　　　　　　图5-3　用线香点燃艾炷

（二）瘢痕灸

将艾炷直接放置在腧穴上进行施灸，局部组织经烧伤后产生灸疮（无菌性化脓现象）的灸法。

用线香点燃艾炷，至其燃尽熄灭后，除去灰烬，再重新换另一个艾炷点燃，称为间断法，这种方法不易出现灸循经传导感；在艾炷将灭未灭之际，在余烬上再加新艾炷，不使火力中断，每可出现灸感传导，这种方法又被称为连续法。因灸疮愈合之后，多有瘢痕形成，影响美观，目前临床应用相对较少。

三、适应证

非瘢痕灸适用于气血虚弱、小儿发育不良及虚寒轻证等；瘢痕灸适用于全身各系统顽固病证而可用灸法者，如哮喘、瘰疬瘰疬、肺结核、关节病、胃肠系统病证等。

四、注意事项

（一）非瘢痕灸

1. 为防止艾炷滚落，可在穴位抹涂适量中药油膏、凡士林等，增强粘附性。

2. 若需减轻灸穴疼痛，可在该穴位周围轻轻拍打，以减轻痛感。若灸处皮肤呈黄褐色，可涂一点冰片油以防止起泡。

3. 若施灸后皮肤起小水泡，可在 2 ～ 3 日内结痂脱落，一般不留瘢痕。

（二）瘢痕灸

1. 为防止艾炷滚落，可在穴位抹涂适量中药油膏、凡士林等，增强粘附性。

2. 颜面部禁用瘢痕灸。

3. 灸后化脓位置若处置不当，极易感染，因此要特别注意施灸部位的护理工作。

4. 灸疮结痂脱落，局部会留有瘢痕，需提前告知患者。

第二节　隔物灸技术

隔物灸是将艾炷与皮肤之间用不同药物制品衬隔而施灸，以达到治疗目的的一类操作技术，又称为间接灸、间隔灸。隔物灸种类繁多，施灸时既可发挥艾灸的作用，又能发挥药物的功能，具有特殊的治疗效果，且火力温和、不易灼伤皮肤为患者所接受，广泛应用于内外妇儿及五官科等各种疾病，特别是证属虚寒性的各类疾病。

一、灸材准备

评估患者病情、当前主要症状、预施灸处皮肤状况、对热的耐受程度及心理状况，根据患者病情选择合适大小的艾炷、间隔物（如姜片、蒜片、食盐及药饼等）、线香等，见图 5-4。

二、操作方法

（一）隔姜灸

以姜片作为间隔物而施灸的一种灸法。选取大块新鲜生姜，切 2 ～ 3mm 厚度的姜片（要求：厚薄均匀，过厚不易传热，太薄则容易烫伤），用针点刺小孔若干。施灸时，将艾炷放置姜片上点燃施灸，快燃尽时续接另一艾炷。若初灸时患者感觉灼痛，为生姜刺激所致，可将姜片略向上提起，待灼痛感消失重新放下再灸。一般每次灸 3 ～ 9 壮，施灸过程中需适当移动姜片，以局部皮肤潮红湿润，患者觉热为度，见图 5-5。

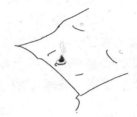

图5-4　隔物灸　　　　　　　　　　　　图5-5　隔姜灸

（二）隔蒜灸

以蒜作为间隔物而施灸的一种灸法，分为隔蒜片灸和隔蒜泥灸。

1. 隔蒜片灸　取新鲜独头大蒜切成 2 ～ 3mm 的蒜片，用针点刺小孔若干。施灸时，将艾炷放置蒜片上点燃施灸，快燃尽时续接另一艾炷，每灸 3 ～ 4 壮后换去蒜片。

2. 隔蒜泥灸　取适量新鲜大蒜捣成泥状，置患处或穴位上，点燃艾炷进行施灸。

以上两种，一般每次灸 3 ～ 9 壮，以局部皮肤潮红湿润，患者觉热为度。

（三）隔盐灸

盐作间隔物而施灸的一种灸法，仅用于神阙穴，故又称之为神阙灸。嘱患者取仰卧位，充分暴露脐部。取适量青盐（可炒至温热），填满脐窝，略高脐约 0.1cm，进行施灸待患者稍感烫热再更换艾炷。一般每次施灸 3 ～ 9 壮，以患者腹腔觉热为度，见图 5-6。

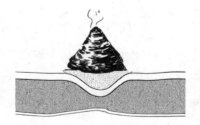

图5-6　隔盐灸

（四）隔附子灸

以附子作间隔物而施灸的一种灸法，分隔附片灸和隔附子饼灸。

1. 隔附子片灸　取熟附子用水浸透后，切成 3 ～ 5mm 的薄片，用针点刺小孔若干。施灸时，将艾炷放置蒜片上点燃施灸，快燃尽时续接另一艾炷。

2. 附子饼灸　取生附子研细末，加白及粉或面粉少许，以黄酒调和作厚度 3 ～ 5mm，直径 20 ～ 40mm 薄饼，用针点刺小孔若干。施灸时，将艾炷放置药片上点燃施灸，快燃尽时续接另一艾炷，附饼若干焦可再换新饼。以局部皮肤潮红湿润，患者觉热为度。

三、适应证

隔姜灸适用于风寒咳嗽、呕吐、泻痢、虚寒腹痛、风寒湿痹、面瘫、肾虚遗精、肢体痿软无力等病证；隔蒜灸适用于痈疽未溃、虫蛇咬伤、无名肿毒、虚劳顽痹等；隔盐灸常用于霍乱吐泻致肢冷脉伏者，以及寒证腹痛、虚寒痢疾、中风脱证的四肢厥冷及虚脱休克等，可有救急之效；隔附子灸适用于治疗阳虚病证，如阳萎、早泄、遗精、疮疡久溃不敛等证。

四、注意事项

（一）隔姜灸、隔蒜灸

1. 若灰烬和残艾积累过多，及时清理，并重新换艾炷施灸。

2. 施灸过程中若不慎灼伤皮肤，须及时消毒处理防止感染。

3. 施灸后宜暂避风吹，或以干毛巾覆之轻揉，促使汗孔闭合。

（二）隔盐灸

1. 如需隔其他药物，可先填入其他药粉，在填入青盐施灸。

2. 为防止食盐受热爆裂烫伤皮肤，可在盐上放一薄片生姜再施灸。

3. 施灸时要求患者保持原有体位，呼吸齐匀，不可乱动以免烫伤其他部位。

（三）隔附子灸

1. 附子中含有乌头碱类生物碱，施灸过程中需注意室内通风，预防患者及医务人员中毒。

2. 孕妇禁用。

第三节　悬灸技术

悬灸技术是将点燃的艾条悬于施灸部位之上的一种灸法技术，一般艾火距离皮肤约3cm，灸15分钟左右，以皮肤温热红晕、不被灼伤为度。其中，热敏灸技术和雷火灸技术是临床上较实用的悬灸技术。

一、热敏灸

热敏灸是采用点燃的艾条悬灸热敏态穴位，激发透热、扩热、传热、局部不

（微）热远部热、表面不（微）热深部热、非热觉等热敏灸感和经气传导，并施以个体化的饱和消敏灸量，从而明显提高艾灸疗效，以达到防病、治病的一种新技术。热敏灸技术与传统悬灸技术一样，具有温经散寒、扶阳固脱、消瘀散结、防病保健的作用，常用于寒湿痹痛、脏腑虚寒、阳气虚脱、气虚下陷、经络瘀阻等证及亚健康调理。

（一）热敏灸材料准备

热敏穴位的最佳刺激方式为艾条悬灸，故纯艾条是热敏灸技术的灸材；另外还需准备防风打火机、盛水弯盘、镊子、灭艾器。其中盛水弯盘用于盛接抖落的艾灰，镊子可用于刮除艾灰，灭艾器用于施灸后艾条的处理。

（二）热敏灸操作方法

1. 穴位热敏的探查

（1）准备　保持诊室安静，温度在24℃～30℃。患者取舒适体位，充分暴露探查部位，放松肌肉，均匀呼吸，思想集中，体会艾灸时的感觉。

（2）部位探查　穴位热敏是疾病在体表的一种反应状态，直接或间接地反映机体疾病的部位、性质和病理变化。不同病证穴位热敏的出现部位是不同的。

常见疾病的穴位热敏高发部位举例：

感冒——上印堂、太阳、风池、风府、大椎、至阳、腰阳关等区；

面瘫病——翳风、阳白、下关、颊车、大椎、神阙、足三里等区；

项痹病——神庭、风府、大椎、颈夹脊、肺俞、肩井、至阳等区；

腰椎间盘突出症——腰俞、至阳、关元俞、腰部压痛点、承扶、委中、阳陵泉、昆仑等区；

膝骨性关节炎——阿是穴、内、外膝眼、血海、梁丘、阴陵泉、阳陵泉等区。

（3）探查手法　用点燃的艾条，对准热敏穴位高发部位进行悬灸探查（距离皮肤3cm左右处），使患者局部感觉温热而无灼痛感。悬灸探查4个步骤：回旋灸、循经往返灸、雀啄灸、温和灸。按上述顺序每种手法操作1分钟，反复重复上述手法，灸至皮肤潮红为度，一般2～3遍即可。具体手法如下：

回旋灸：用点燃的艾条，与施灸部位皮肤保持一定距离，均匀地往复回旋熏烤施灸，以施灸部位皮肤温热潮红为度，回旋灸有利于温热施灸部位的气血，主要用于胸腹背腰部穴位，见图5-7。

循经往返灸：用点燃的艾条在患者体表，距离皮肤3cm左右，匀速地沿经脉循行方向往返移动施灸，以施灸路线温热潮红为度。循经往返灸有利于疏通经络，激发经气，见图 5-8。

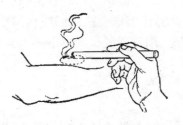

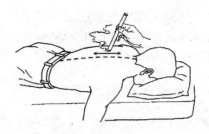

图5-7　回旋灸　　　　　　　　　图5-8　循经往返灸

雀啄灸：用点燃的艾条，对准施灸部位一上一下地活动施灸，如鸟雀啄食一样，以施灸部位皮肤温热潮红为度。雀啄灸有利于施灸部位进一步加强敏化，从而为局部的经气激发，产生灸性感传奠定基础，见图 5-9。

温和灸：用点燃的艾条，对准施灸部位，距离皮肤 3cm 左右处熏烤，使患者局部感觉温热而无灼痛感，以施灸部位皮肤温热潮红为度。温和灸有利于施灸部位进一步激发经气，发动感传，见图 5-10。

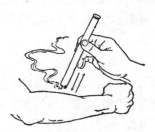

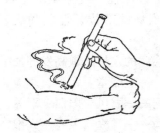

图5-9　雀啄灸　　　　　　　　　图5-10　温和灸

（4）穴位热敏的判别　穴位是否发生热敏是根据施灸部位对艾条悬灸的灸感反应来判别的。在探查过程中，已发生热敏的穴位会出现 6 种灸感反应（即穴位热敏现象）的一种或一种以上。在此过程中，患者要集中注意力，细心体会施灸部位的灸感变化，当出现 6 种热敏灸感中的任何一种时，应及时告知施灸者。出现穴位热敏现象的一种或一种以上，即表明该穴位已发生热敏。

穴位热敏现象就是相关穴位对艾热异常敏感，产生一个"小刺激大反应"（其他非相关穴位对艾热仅产生局部和表面的热感），产生热敏的穴位即为热敏穴位；穴位热敏现象有以下 6 种。

透热：灸热从施灸点皮肤表面直接向深部组织穿透，甚至直达胸腹腔脏器，见图 5-11。

扩热：灸热以施灸点为中心向周围片状扩散，见 5-12。

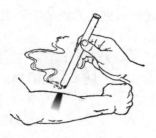
图5-11 透热

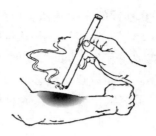
图5-12 扩热

传热：灸热从施灸点开始循一定路线向远部传导，甚至到达病所，见图5-13。

局部不（微）热远部热：施灸部位不（或微）热，而远离施灸的部位感觉甚热，见图5-14。

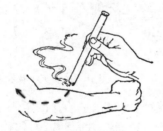
图5-13 传热

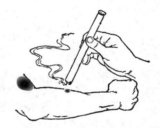
图5-14 局部不（微）热远部热

表面不（微）热深部热：施灸部位的皮肤不（或微）热，而皮肤下深部组织甚至胸腹腔脏器感觉甚热，见图5-15。

其他非热感觉：施灸（悬灸）部位或远离施灸部位产生酸、胀、压、重、痛、麻、冷等非热感觉，见图5-16。

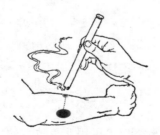
图5-15 表面不（微）热深部热

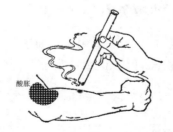
图5-16 其他非热感觉

2. 热敏灸的施灸手法 热敏灸技术采用艾条悬灸的方法，可分为单点温和灸、双点温和灸、接力温和灸、循经往返灸。

（1）单点温和灸 此手法既可用于探查穴位，同时也是治疗的常用手法。将点燃的艾条对准选择的一个热敏穴位，在距离皮肤3cm左右施行温和灸法，每2

分钟插入 30 秒钟的雀啄灸法，以患者温热而无灼痛感为施灸强度。每穴施灸时间以热敏灸感消失为度，不拘固定的时间，见图 5-17。

（2）双点温和灸　同时对两个热敏穴位进行艾条悬灸操作，手法同单点温和灸。每穴施灸时间以热敏灸感消失为度，不拘固定的时间。双点温和灸主要用于左右对称的同名穴位或同一经脉的两个穴位，见图 5-18。

（3）接力温和灸　如果经气传导不理想，在上述单点温和灸基础上，可以在经气传导路线上的远离施灸穴位的端点再加一单点温和灸，即接力温和灸，这样可以延长经气传导的距离。每次施灸时间以热敏灸感消失为度，见图 5-19。

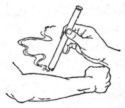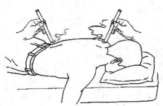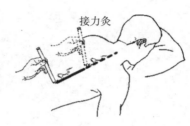

图5-17　单点温和灸　　　图5-18　双点温和灸　　　图5-19　接力温和灸

（4）循经往返灸　此手法既可用于探查穴位，同时也是治疗的常用手法。用点燃的艾条在患者体表距离皮肤 3cm 左右，沿经脉循行方向往返匀速移动施灸，以患者感觉施灸路线温热而无灼痛感为施灸强度。每次施灸时间以热敏灸感消失为度。此法适用于正气不足，感传较弱的患者。

3. 热敏灸剂量　掌握最佳施灸剂量，有助于提高临床疗效，防止不良反应。穴位热敏的施灸剂量不同于传统艾灸技术，上述热敏现象消失所需要的时间即为每穴施灸的个体化最佳施灸时间。

（三）热敏灸的适应范围

热敏灸技术主要适用于普通感冒，周围性面瘫，颈型、神经根型、椎动脉型颈椎病，腰椎间盘突出症，肿胀型膝骨性关节炎等疾病。

（四）热敏灸禁忌证

1. 中暑高热、高血压危象、肺结核晚期大量咯血等忌用艾灸技术的急重症。
2. 孕妇的腹部和腰骶部不宜施灸。

（五）热敏灸注意事项

1. 如因施灸不慎灼伤皮肤，局部出现小水泡，可嘱患者保护好水泡，勿使破溃，任其吸收，一般 2～5 日即可愈合。如水泡较大，可用消毒毫针刺破水泡，放出水液，再适当外涂烫伤油等，保持疮面洁净。

2.注意晕灸的发生。如发生晕灸现象，按晕针处理。

3.患者在精神紧张、大汗后、劳累后或饥饿时不适宜艾灸。

4.注意防止艾灰脱落或艾炷倾倒而烫伤皮肤或烧坏衣被。艾条灸毕后，应将剩下的艾条套入灭火管内或将燃头浸入水中，以彻底熄灭，防止再燃。如有绒灰脱落床上，应清扫干净，以免复燃。

二、雷火灸

雷火灸是由多种中药配制结合灸具使用的一种灸法，能充分发挥出药力峻、火力猛（温度达240℃）、灸疗面广、渗透力强的特点，有较强的活血化瘀、祛风除湿、消肿止痛、扶正驱邪的作用，常用于失眠、青少年近视、干眼症、过敏性鼻炎、咽炎、盆腔炎、痛经、皮肤病、肥胖症等的治疗。

（一）雷火灸材料准备

雷火灸条制作参考：艾绒100g，沉香、木香、乳香、茵陈、羌活、干姜、穿山甲（鳖甲代）各15g，除艾绒外，其他药均研为极细末，加入麝香少许，研末和匀。以桑皮纸一张，宽约一尺见方，摊平。先称艾绒40g，均匀铺在纸上；再称药末10g，均匀掺入艾绒中。然后，卷紧如爆竹状，再用木板搓捻卷紧，外用鸡蛋清涂抹，再糊上桑皮纸一层，两头留空纸一寸许，捻紧即成。阴干保存，忽使泄气。一般须制备两支以上，以便交替使用。

（二）雷火灸操作方法

1.雀啄灸法　雷火灸火头对准应灸部位或穴位，形如鸡啄米、雀啄食般忽上忽下，最近时火头距离皮肤仅1cm，为泻法，见图5-20。

2.小回旋灸法　雷火灸火头对准应灸的部位或穴位，根据病情需要，火头距离皮肤2～3cm，做固定的圆弧形旋转，旋转直径1～3cm，见图5-21。

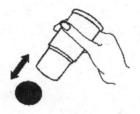 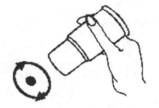

图5-20　雀啄法示意图　　　图5-21　小回旋灸法示意图

3.螺旋灸法　雷火灸火头对准应灸部位中心点，一般火头距离皮肤2～3cm，做顺时针方向、螺旋式旋转，旋转直径1～5cm，见图5-22。

4.横行灸法　雷火灸火头悬至病灶部位之上，根据病情需要，火头距离皮肤

1 ～ 5cm，灸时左右摆动，摆幅为 5 ～ 6cm，见图 5-23。

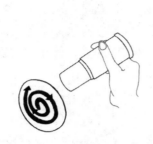

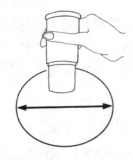

图5-22　螺旋灸法示意图　　　　图5-23　横行灸法示意图

5. 纵行灸法　雷火灸火头悬至病灶部位之上，根据病情需要，火头距离皮肤
1 ～ 5cm，灸时火头沿人体纵轴上下移动，见图 5-24。

6. 斜行灸法　雷火灸火头悬至病灶部位之上，根据病情需要，火头距离皮肤
1 ～ 5cm，火头斜行移动，此方法常用于治疗鼻炎等病证，见图 5-25。

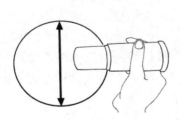

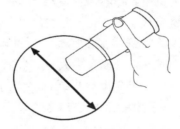

图5-24　纵行灸法示意图　　　　图5-25　斜行灸法示意图

7. 摆阵法　用单、双孔或多孔斗式温灸盒，见图 5-26。根据患者不同病情在
患者身体部位用两个或两个以上的斗式温灸盒平形、斜形或丁字形摆出横阵、竖
阵、斜阵、丁字阵等。

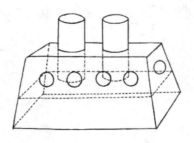

图5-26　斗式温灸盒示意图

（三）雷火灸的适用范围

雷火灸技法结合辨证取穴，可以治疗青少年近视，干眼症，过敏性鼻炎，腰

椎间盘突出症等病证，也可根据不同疾病配制相应药灸条进行治疗。

（四）雷火灸禁忌证

眼外伤、青光眼、眼底出血、发热、脑血管病急性期、高血压危象及早孕等患者禁用。

（五）雷火灸注意事项

1. 用灸时，火头应与皮肤保持适当距离，以患者能忍受为度，切忌火头接触皮肤，以免烫伤。如有皮肤烫灼伤，应对症处理。
2. 治疗过程中应注意用火安全，避免火灾发生。
3. 治疗后，2小时内勿擦洗灸疗部位，否则影响疗效。

第四节　温针灸技术

温针灸技术是针刺与艾灸结合应用的一种操作技术，是在毫针留针时在针柄上置以艾绒（艾团或艾条段）施灸，通过针体将热力传入穴位以治疗疾病的方法。

温针灸技术具有温通经脉、行气活血之效，主要应用于既需要留针又适宜用艾灸的病证，如风湿痹痛、冷麻不仁，便溏腹胀等寒盛湿重，经络壅滞之证。

一、材料

毫针、2～3g艾绒，或1～3cm长短的艾条段。

二、操作方法

首先在选定的腧穴上针刺，毫针刺入穴位得气并施行适当的补泻手法后，在留针时将2～3g艾绒包裹于毫针针柄顶端捏紧成团状，或将1～3cm长短的艾条段直接插在针柄上，点燃施灸，待艾绒或艾条燃尽无热度后除去灰烬。艾灸结束，将针取出，见图5-27。

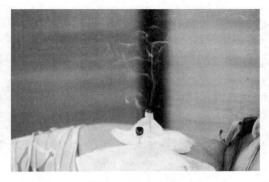

图5-27　温针灸

三、操作要领

1. 针根与皮肤表面距离2～4cm左右，留针不动。
2. 放置艾团，取粗艾绒，用右手拇指、食指、中指，搓成枣核大小，中间捏一痕,贴于针柄上,围绕一搓,即紧缠于针柄之上。艾团要求光滑紧实,切忌松散,以防脱落。或放置艾条,可在艾条中间先用针柄钻孔,然后安装在针柄上。

3. 艾绒每次可灸 3 ~ 4 壮;艾条则可用 1 ~ 2 壮。

四、适应范围

温针灸适用于既需要留针又需要施灸的疾病。

五、注意事项

1. 温针灸时,要嘱咐患者不要任意移动肢体,以防艾团(条)脱落灼伤。

2. 在燃烧过程中,为防止落灰或温度过高灼伤皮肤,可在该穴区置一带孔硬纸片以作防护。

第五节　实按灸技术

实按灸技术是由多种中药配制结合艾灸使用的一种操作技术,是将点燃的药物艾条隔数层布或棉纸实按在穴位上,通过药力和热力透达深部以防治疾病的方法。

实按灸技术具有药力峻、火力猛(温度达 240℃)、渗透力强等优点,具有较强的祛风除湿、消肿止痛、活血化瘀、扶正驱邪的效果,主要应用于风寒湿痹、肢体顽麻、痿软无力、半身不遂等证的治疗。

实按灸技术常用的药物艾条包括"太乙神针"和"雷火神针"。

一、材料

1. 太乙神针 其药物配方历代医家记载各异。近代处方为:人参 250g,参三七 250g,山羊血 62.5g,千年健 500g,钻地风 500g,肉桂 500g,川椒 500g,乳香 500g,没药 500g,炮甲(鳖甲代)250g,小茴香 500g,蕲艾 2000g,甘草 1000g,防风 2000g,人工麝香少许,经加工炮制后共研为末,将药末混入艾绒中,每支艾条加药末 25g。

2. 雷火神针 其药物配方历代医家记载各异。近代处方为:沉香、木香、乳香、茵陈、羌活、干姜、炮甲(鳖甲代)各 9g,人工麝香少许,加工炮制后共研为细末,将药末混入 94g 艾绒,用棉皮纸卷成圆柱形长条,外用鸡蛋清涂抹,再以桑皮纸厚糊 6 ~ 7 层,阴干勿令泄气,待用。

二、操作方法

在施灸部位上铺设 6 ~ 8 层棉纸、纱布、绸布或棉布;术者手持艾条,将艾条的一端点燃,艾条燃着端对准施灸部位直按其上,停 1 ~ 2 秒钟,使热力透达深部。待患者感到按灸局部灼烫、疼痛即拿开艾条。每次每穴可按 3 ～ 7 次，移去艾条和铺设的纸或布，见皮肤红晕为度，见图 5-28。

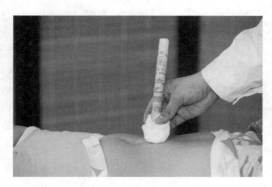

图5-28 实按灸

操作要领详见如下。

1. 施灸时如患者感到按灸局部灼烫、疼痛，需移开艾条，或增加隔层。

2. 若艾火熄灭热减，需重新点火按灸，使热力透达深部。

三、适用范围

最常用的为太乙神针和雷火神针，适用于风寒湿痹、痿证和虚寒证。

四、注意事项

1. 用灸时，注意控制灸温，以防烫伤。如有皮肤烫灼伤，应对症处理。

2. 治疗过程中应注意用火安全，避免火灾发生。

3. 治疗后，2 小时内勿擦洗灸疗部位，否则影响疗效。

第六章　拔罐类技术

第一节　火罐技术

　　火罐是指通过燃烧罐内空气的方法用来拔罐的器具，其材质以玻璃、金属、陶瓷者为多。运用火罐为工具，利用燃烧的方法造成罐内负压，使罐吸附于腧穴或相应体表部位，令局部皮肤充血或瘀血，以达到防治疾病的外治方法，叫火罐法。古称角法，又称吸筒法。常用于感冒、不寐、肩凝症、腰痛病、项痹病等疾病。

一、罐具

　　玻璃罐、铜罐、陶罐、竹罐等，现竹罐运用较少，火罐的外形特点是：罐口小而厚、罐体宽大，罐底较薄，见图6-1～图6-4。

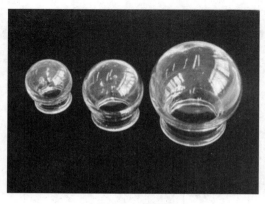

图6-1　玻璃罐

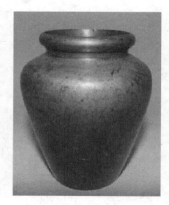

图6-2　铜罐

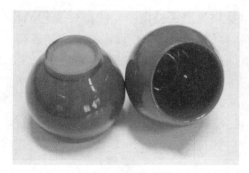

图6-3 陶罐

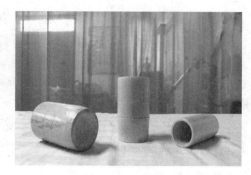

图6-4 竹罐

二、操作方法

（一）吸拔方法

1.闪火法 以长镊子或止血钳夹住95%的医用酒精棉球点燃，一手持点火工具，一手持罐，罐口朝下，点燃后将火迅速深入罐内旋转一周退出，迅速将罐扣在预定部位，见图6-5。

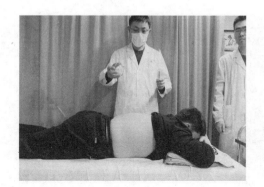

（1）点火

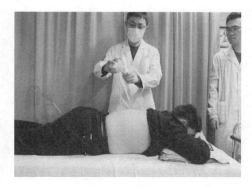

（2）闪罐

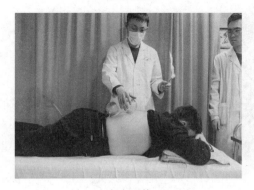

（3）吸拔

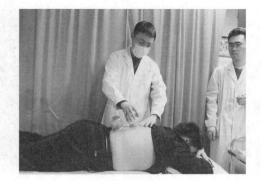

（4）起罐

图6-5 闪火法拔罐

 提示：嘱患者保持体位相对固定；保证罐口光滑无破损；夹持95%医用酒精棉球时宜夹持其中下2/3处，保证牢固的同时可以避免操作中误击罐底致其破裂；拔罐时要检查棉球酒精含量，点燃前在盛酒精棉球的容器内壁适当挤压一下，挤去多余的酒精，防止点燃后酒精下滴烫伤皮肤；点燃酒精棉球后，切勿较长时间停留于罐口及罐内，以免将火罐烧热、烫伤皮肤。

 2. 投火法　用95%医用酒精棉球或纸片，点燃后投入罐内，迅速将火罐扣在预定部位，见图6-6。

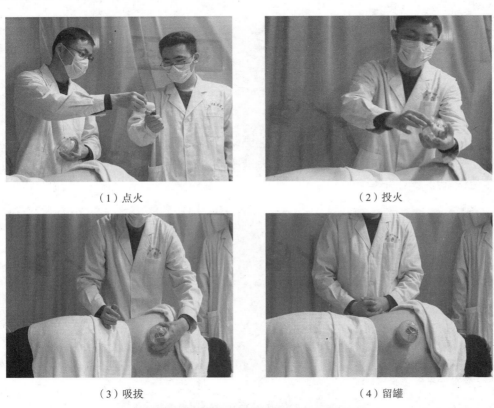

（1）点火　　　　　　　　　　　（2）投火

（3）吸拔　　　　　　　　　　　（4）留罐

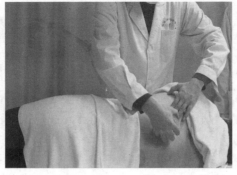

（5）起罐

图6-6　投火法拔罐

提示：因罐内有燃烧物质，燃烧物触及皮肤易导致烫伤，故此法只宜用于坐位背腰部或侧卧位胸腹、背腰部。

3. 贴棉法　用 1 ～ 2cm 大小的 95% 医用酒精棉片，贴在罐内壁的中下段或罐底，点燃后，将火罐迅速扣在预定部位上，见图 6-7。

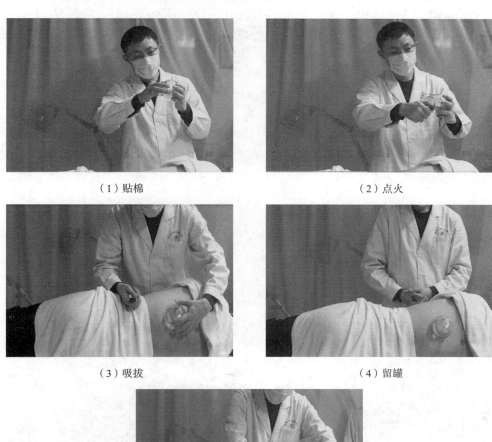

（1）贴棉　　　　　　　　　　　（2）点火

（3）吸拔　　　　　　　　　　　（4）留罐

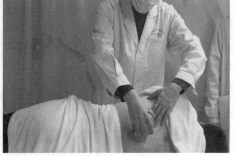

（5）起罐

图6-7　贴棉法拔罐

提示：棉片浸酒精不宜过多，以免烫伤皮肤。

（二）运用方法

1. 留罐　又称坐罐，即拔罐后将火罐吸拔留置于施术部位 5 ～ 20 分钟，然后将罐起下。根据需要，可以留单罐，也可以留多罐。其中，沿着某一经脉或某一肌束的体表位置顺序成行排列吸拔多个罐的方法叫排罐法。

提示：儿童拔罐时力量不宜过大，时间不宜过长；在肌肉薄弱处拔罐或吸拔力较强时，则留罐时间不宜过长。

2. 走罐　又称推罐，先在罐口或吸拔部位上涂一层润滑剂，将罐吸拔于皮肤上，再以手握住罐底，稍倾斜罐体，向前后推拉，或做环形旋转运动，如此反复数次，至皮肤潮红、深红或起痧点为止，见图 6-8。

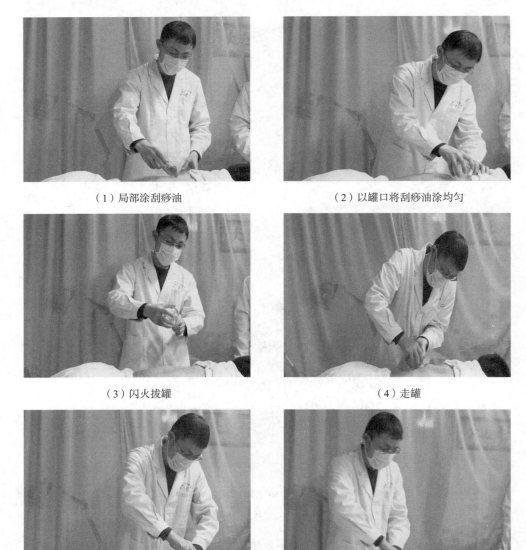

（1）局部涂刮痧油　　　　　　　　　　（2）以罐口将刮痧油涂均匀

（3）闪火拔罐　　　　　　　　　　　　（4）走罐

（5）起罐　　　　　　　　　　　　　（6）处理多余刮痧油

图6-8　走罐法

提示：选用口径较大、罐壁较厚且光滑的玻璃罐；施术部位应面积宽大、肌肉丰厚，如胸背、腰部、腹部、大腿等。

3.闪罐　以闪火法使罐吸附于皮肤上约3秒钟后，又立即取下，如此反复操作，直至皮肤潮红发热的拔罐方法。本法操作时以皮肤潮红、充血或瘀血为度。

提示：操作手法纯熟，动作轻、快、准；至少选择3个口径相同的火罐轮换使用，以免罐口烧热烫伤皮肤。

（三）起罐方法

起罐时，右手拇指或食指在罐口旁边轻轻按压，使空气进入罐内，顺势将罐取下。不可硬行上提或旋转提拔。

三、适应范围

火罐法适用于临床大部分病证，其中走罐法多用于急性热病或深部组织气血瘀滞之疼痛、外感风寒、神经痛、风湿痹痛及较大范围疼痛等；闪罐法常用于感冒、皮肤麻木、面部病证、中风后遗症或虚弱病证。

四、禁忌证

1.精神过于紧张、醉酒、过饥、过饱、过劳、抽搐不合作者。

2.重度心脏病、呼吸衰竭、皮肤局部溃烂或高度过敏、活动性肺结核、全身消瘦以致皮肤失去弹性、全身高度浮肿者及恶性肿瘤患者。

3.有出血性疾病者。

4.妊娠妇女腹部，腰骶部及五官部位、前后二阴等，面部及儿童禁用重手法。

5.局部有疝疾（如脐疝、腹壁疝、腹股沟疝等）、静脉曲张、癌肿等。

五、注意事项

1.拔罐时要选择适当体位和肌肉丰满的部位，骨骼凹凸不平及毛发较多的部位均不适宜。

2.拔罐时要根据不同部位选择大小适宜的罐，拔罐的吸附力度应视病情而定，身体强壮者力量可稍大，年老体弱及儿童力量应小。

3.拔罐和留罐中要注意观察患者的反应，患者如有不适感应立即取罐；严重者可让患者平卧，保暖并饮热水或糖水，还可揉内关、合谷、太阳、足三里等穴。

4.注意勿灼伤或烫伤皮肤，若烫伤或留罐时间太长而皮肤起水泡时，水泡勿需处理，仅敷以消毒纱布，防止擦破即可。水泡较大时用消毒针将水放出，涂以碘伏药水，或用消毒纱布包敷，以防感染。

5.皮肤有过敏、溃疡、水肿、高热抽搐者和孕妇的腹部、腰骶部位不宜拔罐。

6.拔罐时应注意防火。

第二节　抽气罐技术

抽气罐是指通过抽吸的方法排出罐内空气的方法用来拔罐的器具，其材质以塑料、橡胶者为多。运用抽气罐为工具，利用抽吸的方法造成罐内负压，使罐吸附于腧穴或相应体表部位，令局部皮肤充血或瘀血，以达到防治疾病的外治方法，叫抽气罐法。常用于感冒、不寐、肩凝症、腰痛、项痹病等疾病。

一、罐具

连体式抽气罐，为一种罐与抽气器连为一体的罐具。罐由硬质塑料制成，杯身球底，口缘唇形外翻状，罐体透明，底端阀门排气，使用时可随时调节罐内压力。抽气器多为活塞式，结构原理与医用注射器相似，其体积更大，抽吸力量也更大。

二、操作方法

（一）吸拔方法

先选择规格合适的罐，将罐口对准吸拔部位，柔和地按压在皮肤上，把抽吸器卡到罐底的活塞上，通过手柄拉动活塞抽出空气，将罐吸拔在皮肤上，最后取下抽吸器，见图6-9。

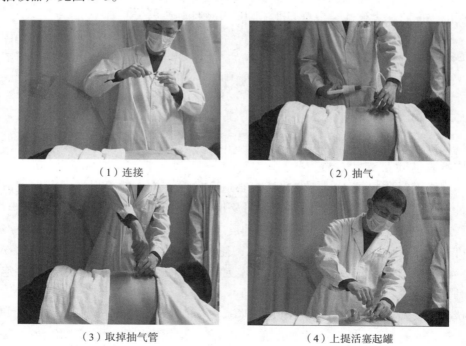

（1）连接　　　　　　　　　　　　　　（2）抽气

（3）取掉抽气管　　　　　　　　　　　（4）上提活塞起罐

图6-9　抽气罐拔罐流程

（二）运用方法

1. 留罐　抽气后将罐吸拔留置于施术部位 5 ～ 20 分钟，然后将罐取下。根据需要，可以留单罐，也可以留多罐。其中，沿着某一经脉或某一肌束的体表位置顺序成行排列吸拔多个罐的方法叫排罐法。

提示：儿童拔罐时力量不宜过大，时间不宜过长；在肌肉薄弱处拔罐或吸拔力较强时，则留罐时间不宜过长。

2. 走罐　又称推罐，先在罐口或吸拔部位上涂一层润滑剂，将罐吸拔于皮肤上，再以手握住罐底，稍倾斜罐体，向前后推拉，或做环形旋转运动，如此反复数次，至皮肤潮红、深红或起瘀点为止。

抽气罐的优点：罐体透明，使用时可以观察到所拔部位皮肤充血、瘀血的程度，便于随时掌握情况，适用于头、面、手、足及皮肉浅薄部位的拔罐。其缺点：连体式抽气罐的罐和抽气器无法应用高压蒸汽法进行消毒。

（三）起罐方法

起罐时，先上提罐底的活塞令空气进入，内外压力差平衡以后，取掉罐即可；也可以采用火罐的取罐方法进行取罐。注意取罐时不可硬行上提或旋转提拔。

三、适应范围

抽气罐法适用于临床大部分病证，其中走罐法多用于急性热病或深部组织气血瘀滞之疼痛、外感风寒、神经痛、风湿痹痛及较大范围疼痛等。抽气罐法，特别是连体式抽气罐法，由于使用方便，已走进千家万户，俨然成为拔罐疗法在民间的代表。

四、禁忌证

1. 精神过于紧张、醉酒、过饥、过饱、过劳、抽搐不合作者。

2. 重度心脏病、呼吸衰竭、皮肤局部溃烂或高度过敏、活动性肺结核、全身消瘦以致皮肤失去弹性、全身高度浮肿者及恶性肿瘤患者。

3. 有出血性疾病者。

4. 妊娠妇女腹部，腰骶部及五官部位、前后二阴等，面部及儿童禁用重手法。

5. 局部有疝疾（如脐疝、腹壁疝、腹股沟疝等）、静脉曲张、癌肿等。

五、注意事项

1. 拔罐时要选择适当体位和肌肉丰满的部位，骨骼凹凸不平及毛发较多的部位均不适宜。

2.拔罐时要根据不同部位选择大小适宜的罐，拔罐的吸附力度应视病情而定，身体强壮者力量可稍大，年老体弱及儿童力量应小。

3.拔罐和留罐中要注意观察患者的反应，患者如有不适感应立即取罐；严重者可让患者平卧，保暖并饮热水或糖水，还可揉内关、合谷、太阳、足三里等穴。

4.若留罐时间太长而皮肤起水泡时，水泡勿需处理，仅敷以消毒纱布，防止擦破即可。水泡较大时用消毒针将水放出，涂以碘伏药水，或用消毒纱布包敷，以防感染。

5.皮肤有过敏、溃疡、水肿、高热抽搐者和孕妇的腹部、腰骶部位不宜拔罐。

第三节　药罐技术

药罐技术是以罐为工具，利用煮沸药液或者闪火法，排出罐内空气，快速吸拔于腧穴或相应体表部位，使局部皮肤充血或瘀血，配合药液的作用，罐药结合以达到防治疾病的外治方法。本法适用于各种慢性病，如：腰痛、陈旧性扭挫伤、不寐、痛经等。

一、罐具

药罐常用竹罐、木罐、玻璃罐等。

二、操作方法

（一）吸拔方法

1.煮罐法　此法一般使用竹罐或木罐。将罐倒置在沸水或药液中，煮沸1～2分钟，用镊子夹住罐底，提出后用毛巾吸去表面水分，趁热按在皮肤上。所用药液，可根据病情选定，见图6-10。

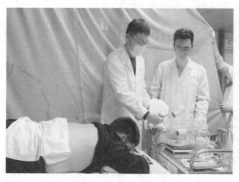

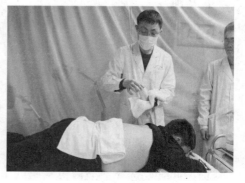

（1）取罐　　　　　　　　　　　　　　（2）沥水

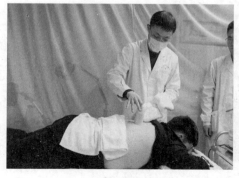

（3）吸拔

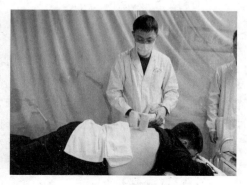

（4）留罐

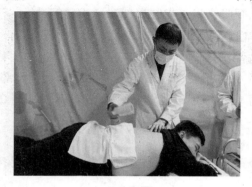

（5）起罐

图6-10 煮罐法拔罐

适应证：风湿痹痛、扭挫伤、失眠、痛经等。

提示：拔罐时要根据病证及所拔部位、范围大小选择不同的发泡药和不同规格的竹、木罐，操作要迅速、准确；药罐取出时，要甩净水珠，以免烫伤皮肤。

2. 储药罐法 此法一般使用玻璃罐。将罐中放入一定量（一般为罐容积的1/3 ～ 2/3）的药液（温度保持在45℃左右），用闪火法，一手拿罐，另一手持点燃的95%医用酒精棉球迅速入罐转一圈，将罐扣在选定部位。

适应证：风湿痹痛、扭挫伤、失眠、痛经等。

提示：拔罐时要根据病证及所拔部位、范围大小选择不同的药物和玻璃罐，操作要迅速、准确；若吸拔部位呈水平面，应先将拔罐部位调整为侧面后再起罐，以防药液漏出。

（二）起罐方法

起罐时，右手拇指或食指在罐口旁边轻轻按压，使空气进入罐内，顺势将罐取下。不可硬行上提或旋转提拔。应用储药罐时，若吸拔部位呈水平面，应先将拔罐部位调整为侧面后再起罐。

三、适应范围

药罐法适用于各种慢性病，如腰痛、陈旧性扭挫伤、不寐、痛经等。其中，煮罐法多用于实证，包括气滞血瘀证、风寒痹阻证等；药罐法适应证广泛，虚实皆可，临床需随证调整药方和腧穴处方，如不寐的虚证，宜选择背俞穴和补益安神类药物，腰痛的气滞血瘀证，则宜选择膀胱经穴位及活血化瘀类药物。

四、禁忌证

1. 精神过于紧张、醉酒、过饥、过饱、过劳、抽搐不合作者。

2. 重度心脏病、呼吸衰竭、皮肤局部溃烂或高度过敏、活动性肺结核、全身消瘦以致皮肤失去弹性、全身高度浮肿者及恶性肿瘤患者。

3. 有出血性疾病者。

4. 妊娠妇女腹部，腰骶部及五官部位、前后二阴等，面部及儿童禁用重手法。

5. 局部有疝疾病（如脐疝、腹壁疝、腹股沟疝等）、静脉曲张、癌肿等。

五、注意事项

1. 拔罐时要选择适当体位和肌肉丰满的部位，骨骼凹凸不平及毛发较多的部位均不适宜。

2. 拔罐时要根据不同部位选择大小适宜的罐，拔罐的吸附力度应视病情而定，身体强壮者力量可稍大，年老体弱及儿童力量应小。

3. 拔罐和留罐中要注意观察患者的反应，患者如有不适感应立即取罐；严重者可让患者平卧，保暖并饮热水或糖水，还可揉内关、合谷、太阳、足三里等穴。

4. 注意勿烫伤皮肤，若烫伤或留罐时间太长而皮肤起水泡时，水泡勿需处理，仅敷以消毒纱布，防止擦破即可。水泡较大时用消毒针将水放出，涂以龙胆紫药水，或用消毒纱布包敷，以防感染。

5. 皮肤有过敏、溃疡、水肿、高热抽搐者和孕妇的腹部、腰骶部位不宜拔罐。

第四节　刺络拔罐技术

刺络拔罐技术是以采血针、罐为工具，根据病情择定放血部位，局部刺络放血后，在放血部位拔罐，使相应络脉处瘀、热、寒邪在负压作用下随血被吸拔出来，以达到治疗疾病的外治方法。常用于感冒、肩凝症、腰痛病、项痹病等疾病。

一、常用器具

采血针可用三棱针，也可根据病情需要选取梅花针、一次性采血针或注射器针头等。罐具主要选用透明的玻璃罐，便于观察出血量，方便消毒。

二、操作方法

1. 刺络方法

（1）刺络脉方法　先选定怒张的络脉，然后在其近心端用橡皮管进行结扎，局部进行轻轻拍打后对皮肤进行常规消毒，以采血针具于怒张络脉上择 1～3 个点快速进行点刺。注意所选择的点都须在一个罐口大小的范围内。

（2）梅花针扣刺方法　先选定扣刺部位，对选定部位进行常规消毒，持一次性梅花针具以标准姿势对消毒区域进行扣刺，刺激强度以中度、重度为宜，见图6-11。

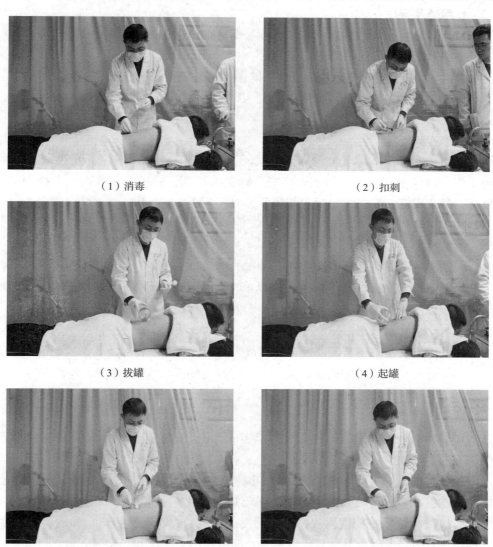

（1）消毒 　　　　　　　　　　（2）扣刺

（3）拔罐 　　　　　　　　　　（4）起罐

（5）拭血 　　　　　　　　　　（6）消毒

图6-11　刺络拔罐法

2. 拔罐方法

可以用火罐（此略，详见第一节火罐技术）或抽气罐（此略，详见第二节抽气罐技术），吸拔于已刺血的部位。用梅花针条呈带状扣刺时，可以在重点扣刺的区域择数个部位进行拔罐。

3. 留罐方法

将罐吸拔以后，留罐 5 ~ 10 分钟。夏季炎热时节，常人或虚实兼夹之人，留 5 分钟即可，冬季寒冷时节，壮硕之人，可以延长至 10 分钟。留罐期间，嘱患者勿变更体位。

4. 起罐及善后

起罐方法与火罐法、抽气罐法相同。起罐后以无菌干棉球擦去血块，并用碘伏局部消毒。嘱患者勿污染患处，24 小时内局部不要碰水。

提示：检查针具，排除针尖有钩毛缺损、针锋参差不齐的情况；针具及针刺局部皮肤应严格消毒；疗程视病情轻重和患者体质而定，通常隔天或每 3 天治疗 1 次。

三、适应范围

刺络拔罐广泛应用于各种热证、寒证及瘀血证，例如：发热、乳腺炎、急性腰扭伤、带状疱疹、周围性面神经炎、踝关节扭伤、软组织扭挫伤、急性中暑、腰椎间盘突出症、流行性感冒、腱鞘囊肿等。

四、禁忌证

1. 精神过于紧张、醉酒、过饥、过饱、过劳、抽搐不合作者。
2. 重度心脏病、呼吸衰竭、皮肤局部溃烂或高度过敏、活动性肺结核、全身消瘦以致皮肤失去弹性、全身高度浮肿者及恶性肿瘤患者。
3. 有出血性疾病者。
4. 妊娠妇女腹部，腰骶部及五官部位、前后二阴等，面部及儿童禁用重手法。
5. 局部有疝疾病（如脐疝、腹壁疝、腹股沟疝等）、静脉曲张、癌肿等。

五、注意事项

1. 拔罐时要选择适当体位和肌肉丰满的部位，骨骼凹凸不平及毛发较多的部位均不适宜。
2. 拔罐时要根据不同部位选择大小适宜的罐，拔罐的吸附力度应视病情而定，身体强壮者力量可稍大，年老体弱及儿童力量应小。
3. 拔罐和留罐中要注意观察患者的反应，患者如有不适感应立即取罐；严重者可让患者平卧，保暖并饮热水或糖水，还可揉内关、合谷、太阳、足三里等穴。
4. 皮肤有过敏、溃疡、水肿、高热抽搐者和孕妇的腹部、腰骶部位不宜拔罐。
5. 用火罐法拔罐时应注意防火。
6. 应严格按照无菌操作的规范进行操作。

第七章　其他技术

第一节　刮痧技术

刮痧技术是用特制的器具，依据中医经络腧穴理论，在体表进行相应的手法刮拭，以达防治疾病的方法。刮痧可以调和阴阳、扶正祛邪、疏通经络、活血化瘀、开窍泻热、通达阳气、泻下秽浊、排除毒素等。刮痧具有操作简便、易学易懂、经济安全、取效迅捷、易于普及的特点，广泛应用于内、外、妇、儿、五官等各科疾病。

一、刮痧工具

（一）刮痧板种类（图7-1）

1. 按材质分类　分为水牛角、玉石、砭石、陶瓷刮痧板，及其他材质刮痧板如贝壳、木制品以及边缘光滑的嫩竹板、瓷器片、小汤匙、铜钱、硬币、玻璃等。

2. 按形状分类　分为椭圆形、方形、缺口形、三角形、梳形刮痧板。

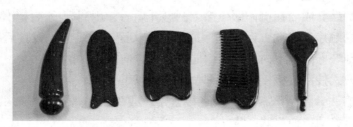

图7-1　刮痧板

（二）刮痧介质

刮痧前必须在刮痧部位涂上适量的润滑剂，可减轻疼痛，避免皮肤损伤，增强疗效，即为刮痧介质。目前刮痧介质有：刮痧油、刮痧乳和其他介质，包括植物油、白酒、水、滑石粉及日常生活中一些质地细腻、润滑的物质如润肤霜等。

二、操作方法

（一）施术前准备

1. 选取适当的刮痧部位，并选择患者舒适持久、术者便于操作的治疗体位。

2. 刮痧室要求整洁卫生，温度适中，以患者感觉舒适为宜。

3. 术者双手、刮痧部位、刮痧板进行必要的清洁和消毒。

（二）基本操作方法

1. 持板方法 一般为单手握板，将刮痧板放置掌心，由拇指和食指、中指夹住刮痧板，无名指和小指紧贴刮痧板边角，从刮痧板的两侧和底部三个角度固定刮痧板，要求掌虚指实，见图 7-2。

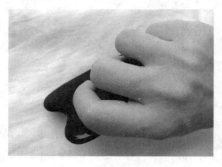 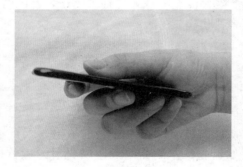

A.背面握法　　　　　　　　　　　　　B.正面握法

图7-2　刮痧板握法

2. 涂抹刮痧介质 在操作部位涂上刮痧介质后，用刮痧板涂抹均匀。

3. 刮痧的顺序和方向 刮痧顺序原则上先头面后手足，先背腰后胸腹，先上肢后下肢。刮痧方向由上向下、由内向外，单方向刮拭。

4. 刮拭方式按刮痧板接触体表部位可分为以下6种。

（1）摩擦法 将刮痧板与皮肤直接紧贴，或隔衣布进行有规律的旋转移动，或直线式往返移动，使皮肤产生热感。

（2）梳刮法 将刮痧板从前额发髻处及双侧太阳穴处向后发际处做有规律的单方向刮拭，刮痧板与皮肤成45°，如梳头状。

（3）点压法 将刮痧板的边角直接点压穴位，力量以患者能承受为度，保持数秒后快速抬起，重复操作5～10次。

（4）按揉法 用刮痧板在体表穴位处点压按揉，点下后往返来回或顺时针、逆时针旋转。操作时紧贴皮肤不移动，每分钟按揉50～100次。

（5）角刮法 将刮痧板的棱角接触皮肤，与体表成45°，自上而下或由里向外刮拭，手法要灵活，勿用力过猛而损伤皮肤。

（6）边刮法 刮痧板的长条棱边与体表接触成45°进行刮拭。

（三）刮痧的刺激量

刮痧刺激量与刮拭时的按压力及刮拭的时间、速度有着密切的联系。按压力大、刮拭速度快、作用时间长，则刮痧刺激量大，反之则刺激量小。

1. 刮痧的时间 一般每个部位20～30次，以患者能耐受或出痧为度，局部刮痧10～20分钟，全身刮痧宜20～30分钟。初次刮拭时间不宜过长，手法不宜过重。两次刮痧之间宜间隔3～6天，或以皮肤上痧退、手压皮肤无痛感为宜，若刮痧部位的痧斑未退，不宜在原部位进行刮拭。

2. 刮痧的力度 刮痧时注意用力要均匀，由轻到重，按力量大小可以分为轻刮法和重刮法。

3. 刮痧的速度 刮痧时的速度因人而异，按刮拭的频率快慢可以分快刮法、慢刮法和颤刮法。

（四）刮痧后反应

由于体质与病情不同，刮痧部位会出现鲜红色、暗红色、紫色及青黑色的散在、密集分布的斑点、斑块，重者皮下深层能触及大小不一的包块硬结。一般数天后可自行消退，见图7-3。

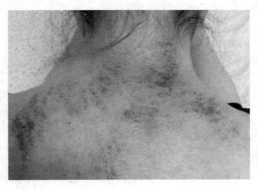

图7-3 痧印

三、注意事项和禁忌

（一）注意事项

1. 对于初次接受刮痧治疗的患者，应作解释工作，消除其恐惧心理，取得患者配合；勿在患者过饥、过饱及过度紧张的情况下进行刮痧治疗；婴幼儿及老年人，刮拭手法用力宜轻。

2. 刮痧前要选择空气流通清新的治疗场所，注意保暖，夏季不可在有过堂风的地方刮痧，以防汗后感寒。

3. 刮痧手法要用力均匀，手法由轻到重，以患者忍受为度，达到出痧为止。不可一味追求出痧而用重手法或延长刮痧时间。痧斑未退的部位，不宜反复刮拭。再次刮痧时间需间隔 3 ～ 6 天，以原痧斑消退为准。

4. 刮痧中如出现精神疲惫、头晕目眩、面色苍白、恶心欲吐，出冷汗、心慌、四肢发凉或血压下降时，应立即停止刮痧，抚慰患者勿紧张，助其平卧，注意保暖，饮温开水或糖水。密切注意血压、心率变化，严重时按晕厥处理。

5. 刮痧后宜饮温水一杯，休息片刻。应禁食生冷、辛辣、油腻之品。为避免风寒之邪侵袭，须待皮肤毛孔闭合恢复原状后，方可洗浴，一般约 3 小时左右。

（二）禁忌

1. 严重心脑血管疾病、肝肾功能不全等疾病出现浮肿者。

2. 有出血倾向的疾病，如严重贫血、血小板减少性紫癜、血友病等。

3. 局部有疖肿、痈疮、瘢痕、溃烂、传染性皮肤病等疾病。

4. 新发生的骨折部位、静脉曲张部位、皮下不明原因的包块及未合的小儿囟门等处。

5. 刮痧不配合者，如醉酒、精神分裂症、抽搐等。

6. 特殊部位，如眼睛、口唇、舌体、耳孔、鼻孔、乳头、肚脐、前后二阴以及大血管显现处等部位，孕妇的腹部、腰骶部。

第二节　穴位敷贴技术

穴位敷贴技术是指在某些穴位上贴敷药物，通过药物和腧穴的共同作用以治疗疾病的一种方法。穴位敷贴技术的历史悠久，广泛应用于内、外、妇、儿、皮肤、五官等科的多种急慢性疾病。治疗病证主要有：感冒、哮喘、关节炎、三叉神经痛、面神经麻痹、神经衰弱、胃下垂、胃肠神经官能症、腹泻、冠心病、糖尿病、遗精、阳萎、月经病、牙痛、口疮、小儿夜啼、厌食、遗尿等。此外，还可用于防病保健。

一、敷贴药物

凡是临床上有效的汤剂、丸剂，一般都可以熬膏或研末用作穴位敷贴。

（一）药物的选择

1.多用通经走窜、开窍活络之品　以率诸药开结行滞，直达病所，祛邪外出。常用的有冰片、麝香、丁香、花椒、白芥子、乳香、没药、肉桂、细辛、白芷、姜、葱、蒜等药。

2.多选气味俱厚、生猛有毒之品　如生南星、生半夏、生川乌、生草乌、巴豆、斑蝥、蓖麻子、大戟等。

3.选择适当的溶剂调和　选择适当的溶剂调和药物或熬膏，可促进药物吸收，提高疗效，常用的调和方法有酒调、醋调、油调、姜汁调等。此外水、蜂蜜、蛋清、凡士林等也可作为贴敷调和溶剂，还可针对病情应用药物的浸膏做溶剂。

（二）常用剂型

1.膏剂　将药物加入适宜基质中，制成容易涂布于皮肤、黏膜或创面的半固体外用制剂。

2.饼剂　将药粉制成细末，用适宜的黏合剂（水或蜜或面粉）制成圆饼形进行贴敷的剂型。

3.丸剂　将药物制成细末，用适宜的黏合剂和匀，制成圆形大小不一的药丸。

4.散剂　将一种或多种药物经粉碎、混匀而制成的粉状药剂。

5.糊剂　将药物粉碎成细粉，或将药物按所含有效成分以渗漉或其他方法制得浸膏，在粉碎成细粉，加入适合黏合剂或湿润剂，搅拌均匀调成糊状。

6.其他剂型　穴位贴敷常用的还有其他剂型如膜剂、水（酒）渍剂、泥剂等。

二、操作方法

（一）选穴处方

穴位敷贴技术是以脏腑经络学说为基础，通过辨证选取敷贴的腧穴，腧穴力求少而精。一般选穴有以下特点。

1.选取病变局部穴位　如膝关节疾病可敷贴于疼痛局部或犊鼻穴等。

2.辨证选穴　根据脏腑或经络辨证，选取相应脏腑的背俞穴或循经远道腧穴，如消化不良敷贴脾俞、足三里。

3.选用经验穴以敷贴药物 如吴茱萸敷贴涌泉穴治疗小儿流涎，细辛敷贴肺俞穴治疗百日咳等。

4.选用常用腧穴以敷贴药物 如神阙穴、涌泉穴、膏肓穴等。

（二）敷贴方法

根据所选穴位，采取适当体位，准确取穴，用75%医用酒精棉球擦净，然后敷药。也可使用助渗剂，在敷药前先在穴位上涂以助渗剂或将助渗剂与药物调和后再用。对于所敷之药，无论是糊剂、膏剂或捣烂的鲜品，均应将其很好地固定，以免移位或脱落，目前有专供敷贴穴位的特制敷料，使用固定都非常方便。

如需换药，可用消毒干棉球蘸温水或各种植物油，或石蜡油轻轻擦去粘在皮肤上的药物，擦干后再敷药。一般情况下，刺激性小的药物，每隔1～3天换药1次。不需溶剂调和的药物，还可适当延长到5～7天换药1次。刺激性大的药物，应视患者的反应和发泡程度确定敷贴时间，数分钟至数小时不等；如需再敷贴，应待局部皮肤愈后再敷贴，或改用其他有效穴位交替敷贴。

敷脐疗法每次敷贴3～24小时，隔日1次，所选用药物不应为刺激性大及发泡之品。冬病夏治穴位敷贴从每年入伏到末伏，每7～10天贴1次，每次贴3～6小时，连续3年为1疗程。

色素沉着、潮红、微痒、烧灼感、疼痛、轻微红肿、轻度出水泡属于穴位敷贴的正常皮肤反应。如出现小水泡一般不做特殊处理，让其自然吸收。大水泡予以消毒并用针具挑破其底部，排出液体，并再次消毒预防感染。破溃的水泡应做消毒处理后，外用无菌纱布包扎以防感染，见图7-4、图7-5。

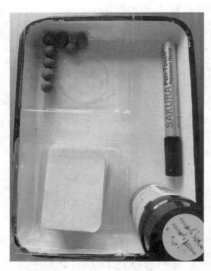

图7-4 穴位敷贴物品

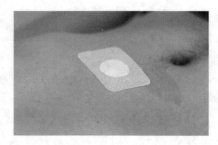

图7-5 穴位敷贴

三、注意事项

1. 凡用溶剂调敷药物，需随调配随敷贴，以防时间过长，药性挥发。

2. 若用膏剂敷贴，膏剂温度不应超过45℃，以免烫伤皮肤。

3. 对胶布过敏者，可选用低过敏胶布或用绷带固定敷贴药物。

4. 刺激性强的药物如斑蝥、马钱子、巴豆等敷贴药量宜少、面积宜小、时间宜短，防止中毒。

5. 能引起皮肤发泡的药物不宜敷贴面部和关节部位。

6. 对久病、体弱、消瘦、孕妇、幼儿以及有严重心肝肾功能障碍者慎用。

7. 敷贴部位有创伤、溃疡者禁用。

8. 敷贴后若出现范围较大、程度较重的皮肤红斑、水泡、瘙痒现象，应立即停止贴敷，并进行对症处理。出现全身性皮肤过敏症状者，应及时到医院就诊。

9. 对于残留在皮肤的药膏等，不宜用刺激性物品擦洗。

10. 敷贴药物后注意局部防水。

四、异常情况及处理措施

敷贴后局部皮肤可出现潮红、轻微红肿、小水泡、微痒、烧灼感、色素沉着等情况，均为药物的正常刺激作用，不需特殊处理，但应注意保持局部干燥，不要搓、抓局部，也不要使用洗浴用品及涂抹其他止痒药品，防止对局部皮肤的进一步刺激。若出现以下异常情况，应及时进行处理。

1. 敷贴处有烧灼或针刺样剧痛，难以忍受时，可提前揭去药物，及时终止敷贴。

2. 皮肤过敏可外用抗过敏药膏或防过敏敷贴；若敷贴过程出现过敏范围较大、程度较重的皮肤红斑、水泡、瘙痒现象，应立即停药，进行对症处理。出现全身性皮肤过敏症状者，应及时到医院就诊处理。

3. 皮肤出现小水泡，可表面涂抹碘伏，让其自然吸收。若水泡较大，可先用消毒针从水泡下端刺破，排尽泡液，或用一次性注射器抽出泡液，然后涂以龙胆紫溶液收敛，破溃水泡处也可涂以消炎软膏，外用消毒敷料包扎，以防感染。如果水泡体积巨大，或水泡中有脓性分泌物，或出现皮肤破溃、露出皮下组织、出血等现象，应到专业医院对症治疗。

第三节　中药熏洗技术

中药熏洗技术是以中医理论为指导，利用不同药物加清水煎煮后，分别运用熏、洗、浸、浴等不同操作方法来治疗疾病或养生保健的一种中医外治法。中药熏洗技术具有疏通腠理、祛风除湿、清热解毒、杀虫止痒等功效，适用于内、外、妇、皮肤、骨伤及五官科等疾病。

一、全身熏洗

全身熏洗法是将药物煎汤，趁热在全身进行熏蒸、淋洗或浸浴，以达到疏通腠理、温经散寒、活血化瘀、祛风除湿、清热解毒、杀虫止痒等作用的一种外治方法。宜在密闭房间中，将配置好的药物放入锅中煮沸，待蒸汽加热使室内气温达到40℃左右即可进行治疗，熏蒸15～20分钟后，待室温降低，再用药液洗浴。

（一）操作方法

1. 用物准备　浴盆或浴池。

2. 取位　坐位。

3. 方法　按病证配制处方，经加清水煎煮沸后，取出药液倒入浴盆或浴池，外罩塑料薄膜或布单。患者头部外露，进行熏疗，待药液温度不烫时，再淋洗、毛巾蘸洗或浸渍全身。每日熏1～2次，时间一般为15～30分钟，最长不超过1小时。

（二）适应范围

本法适用于内、外、妇、皮肤、骨伤及五官科等疾病。治疗病证主要有感冒、咳嗽、哮喘、中风、高血压、头痛、腹胀、便秘、疔疮、疖肿、痈疽、乳痈、痔疮、肛裂、软组织损伤、月经病、带下病、外阴瘙痒、宫颈糜烂、盆腔炎、骨折、脱臼、肩周炎、骨质增生、湿疹、皮肤瘙痒、手足癣、银屑病、扁平疣、结膜炎、麦粒肿、泪囊炎、鼻渊、鼻窦炎、唇炎、耳疮等。

（三）注意事项

1. 恶性肿瘤、严重心脏病、重症高血压、呼吸困难及有出血倾向的患者禁用熏洗法；急性传染性疾病、年老体弱、严重心血管疾病、严重贫血、活动性肺结核等，禁用全身熏洗法。对于年老和心、肺、脑等病患者，不宜单独洗浴，应有家属助浴，洗浴时间不可太长，尤其是全身热水浴。

2. 某些需长时间熏洗的疾病，可用洗净的鹅卵石烧红，放入盆内，加强蒸发。

3. 熏洗过程中保持熏洗液温度适中，随时观察患者的面色和生命体征，询问患者的反应，如有不适或一旦发生晕厥，应及时扶出浴盆，平卧休息，同时给患者喝白开水或糖水，补充体液与能量。或用冷水洗脚，使下肢血管收缩，头部供血充足。

4. 全身药浴后应慢慢从浴盆中起身，以免出现体位性低血压，造成一过性脑部缺血，眩晕。熏洗后，要立即拭干皮肤，避免当风。

二、局部熏洗

局部熏洗法是将药物煎汤，趁热在局部患处熏蒸、淋洗或浸浴，以达到疏通腠理、温经散寒、活血化瘀、祛风除湿、清热解毒、杀虫止痒等作用的一种外治方法，见图 7-6。

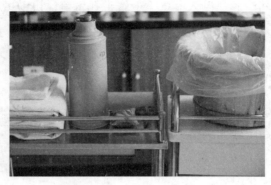

图7-6　中药熏洗物品

（一）操作方法

1. 眼部熏洗法　将药液趁热倒入治疗碗，药液温度控制在 50℃ 左右，盖上带孔的多层纱布，协助患者保持端坐位，头部向前倾，眼部对准碗口开展熏蒸，待药液温度适宜时，应用镊子夹取纱布蘸药液淋洗眼部，稍凉即换，每次 15 ～ 30 分钟。也可用洗眼杯盛温热药汤，患者先低头，使洗眼杯口紧扣在患眼上，接着紧持洗眼杯随同抬头，不断开阖眼睑，转动眼球，使眼部与药液接触。如患眼分泌物较多，应用新鲜药液多洗几次。洗毕，用毛巾轻轻擦干眼部，然后闭目休息 5 ～ 10 分钟。用无菌纱布敷盖患眼，胶布固定或带上眼罩，见图 7-7。

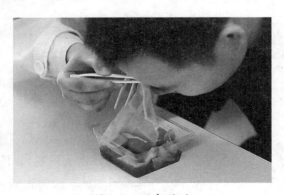

图7-7　眼部熏洗

2. 四肢熏洗法　上肢熏洗时，将药液趁热倒入盆中，患肢架在盆上，用浴巾或布单围盖后熏腾，待温度适宜时，将患肢浸泡在药液中泡洗约 10 分钟。下肢熏洗时，将药液趁热倒入木桶或铁桶中，桶内置一只小木凳，略高出药液面，患者坐在椅子上，将患足放在桶内小木凳上，用布单将桶口及腿盖严，进行熏蒸。待药液温度适宜时，取出小木凳，将患足浸泡在药液中，时间 10 ～ 20 分钟。根据病情需要，药液可浸至踝关节或膝关节部位。熏洗完毕，用干毛巾擦干皮肤，注意避风。

3. 坐浴法　将药液趁热倒入盆中，上置带孔木盖，协助患者脱去内裤，坐在木盖上熏腾，待药液温度适宜时，拿去木盖，坐入盆中泡洗或用纱布淋洗。药液偏凉时，更换药液，每次熏洗 20 ～ 30 分钟，每日一次。

（二）适应范围

1. 缓解患者的关节疼痛、肿胀、屈伸不利、皮肤瘙痒等症状。
2. 减轻眼科疾病引起的眼结膜红肿、痒痛、糜烂等。
3. 促进肛肠疾患的伤口愈合。如外痔肿痛、肛旁脓肿、内痔脱出、痔疮发炎、痔切除或瘘管手术后。
4. 治疗妇女会阴部瘙痒、带下过多等症状。
5. 应用于骨折后康复。

（三）注意事项

1. 凡是面部急性炎症渗出明显的皮肤病患者慎用。眼部有新鲜出血和恶疮者忌用此法。
2. 伤口部位进行熏洗时，应按照无菌技术规程进行；包扎部位进行熏洗时，应揭去敷料，熏洗完毕后，更换消毒敷料；所用物品需清洁消毒，用具一人一份，避免交叉感染；餐后半小时内不宜熏洗，年老，心、肺、脑病，体质虚弱，水肿患者熏洗时间不宜过长，以防虚脱；颜面部蒸腾者，操作后间隔半小时才能外出，以防感冒。
3. 观察患者的反应，及时了解患者生理及心理感受。若出现异常，应立即停止，协助患者卧床休息。

第四节　中药热熨敷技术

中药热熨敷技术是将药物或其他物品（图 7-8）加热后，敷于人体患部或腧穴的一种治疗方法。本法借助温热之力，将药性由表达里，通过皮毛腠理，循经运行，达到温经通络、活血行气、调整脏腑阴阳从而防治疾病。其简便安全、清洁环保，是治疗疾病简便易行的方法之一。现代医学认为热敷时可使局部血管扩张，改善血液循环，促进局部炎症和瘀血的吸收，既可以发挥药物的作用，也加强了在局部的温热效果。

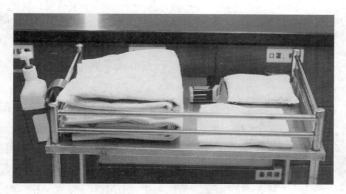

图7-8 中药热熨敷物品

一、药物选择

药物可以是治疗该病的内服药，也可以是服剩的药渣。多选用气味辛香雄烈之品，加热后较易透入皮肤而发挥温热和药物的双重作用。药物选择主要分为以下4类。

（一）活血化瘀类

当归、乳香、没药、川芎、鸡血藤、桃仁、红花、牛膝、降香、苏木、血竭等。

（二）祛风除湿类

独活、威灵仙、防己、秦艽、豨莶草、木瓜、徐长卿、海桐皮、寻骨风、海风藤、千年健、油松节、伸筋草、忍冬藤、半夏、天南星等。

（三）散寒止痛类

桂枝、麻黄、生姜、荆芥、防风、羌活、附子、干姜、肉桂、吴茱萸、花椒、丁香等。

（四）行气通经类

木香、香附、沉香、檀香、橘皮、桑枝、路路通、全蝎、蜈蚣、地龙、丝瓜络等。

二、操作方法

（一）干热熨敷法

这是用热水袋热敷的方法。将 60～70℃的热水灌满热水袋容量的2/3，排出气体，旋紧袋口（注意不要漏水）。将热水袋装入布套或用布包好敷于患部，一般每次热敷 20 ～ 30 分钟，每日 3 ～ 4 次。如无热水袋，亦可用金属水壶（注意用毛巾包好），或用炒热的食盐、米或沙子装入布袋来代替。

（二）湿热熨敷法

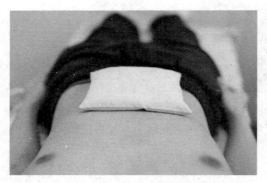

图7-9　中药热熨敷

根据病情选择适当的方剂，将中草药置于布袋内，放入锅中加热煮沸或蒸 20 分钟左右。把两块小毛巾、纱布趁热浸在药液内，轮流取出并拧半干，用手腕掌侧测试其温度是否适当（必须不烫时才能敷于患部），上面再盖以棉垫，以免热气散失，大约每 5 分钟更换一次，总计 20 ～ 30 分钟。每日可敷 3 ～ 4 次。亦可将药袋从锅中取出，滤水片刻，然后将药袋放在治疗的部位上。

每次热熨敷后应及时观察局部皮肤是否出现红肿、疼痛、皮疹，如出现烫伤，或者出现瘙痒、皮疹等过敏症状应及时医院就诊，见图 7-9。

三、适应范围

本法适应范围广泛，包括内、外、妇、儿科多种疾病。治疗病证主要有胃脘痛、肠易激综合征、急性气管 - 支气管炎、老年慢性咳嗽、2 型糖尿病周围神经病变、膝关节炎、腰椎间盘突出症、颈椎病、肩关节疼痛、肌筋膜炎、冻疮、慢性盆腔炎、慢性盆腔疼痛、带下病、月经不调、闭经、痛经、小儿咳嗽、小儿支气管肺炎、小儿腹泻等。此外，还可用于防病保健。

四、注意事项与禁忌证

（一）注意事项

1. 高血压时禁用热敷，热证疾病禁用热敷。

2. 做完热敷注意保暖，防止受寒着凉。

3. 热敷药物使用时间不能过长，以免变质，需一天一换。

4. 热敷的部位主要是项背、四肢和腰部。

5. 热敷的温度应以患者能忍受为度，要避免发生烫伤。对皮肤感觉迟钝的患者尤需注意。

（二）禁忌证

1. 局部皮肤有创伤、溃疡、感染或有较严重的皮肤病者。

2. 孕妇腹部、腰骶部以及某些可促进子宫收缩的穴位，如合谷、三阴交等，应禁止中药熨敷，有些药物如麝香等孕妇禁用，以免引起流产。

3. 颜面五官部位慎用。

4. 艾滋病、结核病或其他传染病者以及血液病、发热、严重心肝肾功能障碍者慎用。

第五节　针刀技术

针刀技术是以应用现代"针刀"为独特器具治疗临床各种疾病的一项新技术，是在针灸临床技术基础上，结合现代解剖知识，对人体组织可以进行刺激、切割、分离，达到活血化瘀、舒筋通络、除痹止痛、补虚泻实的作用。本节主要介绍针刀技术的针刀器具、基本操作方法、适应证、禁忌证及注意事项等内容。

一、针刀器具

针刀技术的主要器具是针刀，针刀由针刀柄、针刀体和针刀刃三部分组成，见图7-10。针刀柄是针刀体尾端的扁平结构，其形状葫芦形，针刀体是针刀刃与针刀柄之间的连接部分，其形状与针灸针针体类似，直径1～5mm，针刀前端为刀刃，宽0.8～3mm，刀柄与针刀前端的刀刃在同一平面内，以便确定刀刃的方向。

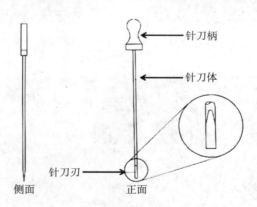

图7-10　常用针刀形态结构示意图

二、基本操作方法

为患者实施针刀治疗，一般按照以下步骤进行操作。

1. 定点　在确定病变部位和精确掌握该处的解剖结构后，在进针刀部位用记号笔做标记，见图 7-11 ～图 7-13。

2. 消毒 碘伏做局部皮肤消毒，然后铺无菌洞巾。

3. 麻醉 以皮肤标记点为中心，1%利多卡因 1mL 局部逐层后退式浸润麻醉。

4. 进针 术者先戴好无菌橡皮手套，然后持针刀。持针刀时一般右手食指和拇指捏持针刀柄，针刀柄的方向即刀口线方向；中指指腹抵住针刀体中上部，无名指和小指置于施术部位的皮肤上，作为针刀刃在刺入时的支撑点，以控制进针刀深度。之后，按四步进针刀规程刺入，即第一步，将刀口轻抵进针刀点；第二步，使刀口线与大血管、神经及肌腱走向平行；第三步，刀口抵压皮肤使之向下凹陷，将浅表的血管、神经挤到两侧；第四步，迅速刺破皮肤，透皮以后缓慢进针刀到达治疗部位。

5. 松解 根据治疗需要，用针刀在不同的解剖层次进行点刺、切割、剥离。如在筋膜层减张可用针刀在筋膜表面散在点刺 3 ～ 5 针。做条索状粘连松解可沿纵轴方向连续进行线性切割。

6. 出针 完成治疗操作后，拔出针刀的同时，用无菌敷料覆盖针孔，术者拇指端垂直按压 3 分钟，最后用无菌敷料或创可贴覆盖针孔 8 ～ 12 小时。

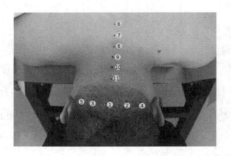

图7-11　颈椎病针刀治疗定点示意图

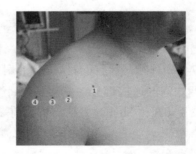

图7-12　肩周炎针刀治疗定点示意图

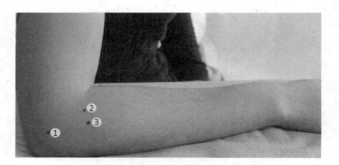

图7-13　网球肘针刀治疗定点示意图

三、适应证

1.各种软组织损伤性疾病及周围神经卡压性疾病等。如肌筋膜炎、韧带损伤、风湿及类风湿病、腕管综合征、腱鞘炎等疾病。

2. 各种骨关节退行性疾病，如颈椎病、腰椎间盘突出症、骨性关节炎等。

3. 脊柱侧弯及创伤性后遗症，如骨折、四肢手术后引起的关节强直和皮肤瘢痕等。

4. 与脊柱相关的内科和妇科疾病，如慢性支气管炎、支气管哮喘、慢性胃炎，胃溃疡、糖尿病、痛经、月经不调、慢性盆腔炎等疾病。

5. 先天性斜颈、"O"型腿、"X"腿等儿科疾病。

四、禁忌证

1. 凝血机制异常者为绝对禁忌证。

2. 施术部位有红肿、灼热、皮肤感染、肌肉坏死，或在深部有脓肿者。

3. 有心、脑、肾脏器衰竭者。

4. 患有严重糖尿病、皮肤破溃不易愈合者。

5. 高血压病血压不易控制者。

6. 严重代谢性疾病，如肝硬化、活动性结核患者。

五、注意事项

1. 明确诊断、排除禁忌证。做好患者术前思想工作，完成术前签字。

2. 做好手术环境、手术用品和术野皮肤消毒，医护人员术中严格按照无菌要求操作。

3. 术中注意观察患者反应，若发生晕针刀、断针刀、损伤重要血管、神经及骨折等情况，应及时对症处理。

4. 术后做好手术部位护理，一般 3 天内勿湿水，预防伤口感染。

5. 根据疾病需求，配合术后手法辅助治疗和指导患者做相应功能锻炼，以利于疾病康复。

第八章　常见病证

第一节　中风后遗症

中风是指突然昏仆，不省人事，伴有口角㖞斜、语言不利、半身不遂，或不经昏仆仅以口㖞、半身不遂为主症的病证。因其发病急骤，如风矢中的，形容发病较急骤。中风后遗症中医学又称偏枯、半身不遂。中风的发生多与饮食不节、情志内伤、思虑过度、年老体衰等因素有关。基本病机是阴阳脏腑失调，气血逆乱，上扰清窍，窍闭神匿，神不导气。部分患者中风发病一年后仍存在半身不遂或者语言障碍或口角㖞斜等症状，称为中风后遗症。

西医多见于脑血管意外，分出血性脑血管病（脑出血或蛛网膜下腔出血）或缺血性脑血管病（脑梗死、脑血栓形成）两大类。

一、毫针刺（图8-1）

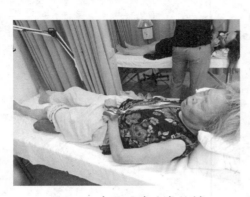

图8-1　中风后遗症毫针刺

主穴：百会、印堂、三阴交、极泉、尺泽、委中。

配穴：肝阳暴亢配太冲、太溪；风痰阻络配丰隆、风池；痰热腑实配内庭、丰隆；气虚血瘀配足三里、气海；阴虚风动配太溪、风池。口角㖞斜配颊车、地仓；上肢不遂配肩髃、曲池、外关、合谷；下肢不遂配足三里、阳陵泉、风市、解溪；语言謇涩配廉泉、通里；头晕配风池、天柱；足内翻配丘墟透照海；便秘配天枢、支沟；尿潴留配中极、关元。

操作：百会、印堂平刺 0.5 ～ 0.8 寸；极泉避开腋动脉，直刺 0.3 ～ 0.5 寸；三阴交、委中直刺 1 ～ 1.5 寸；尺泽直刺 0.8 ～ 1.2 寸。实证用泻法，虚证用补法。

二、头针

对侧顶颞前斜线、顶颞后斜线、顶旁 1 线、顶旁 2 线。用 1.5 寸毫针平刺入头皮帽状腱膜下，快速捻转 2 ～ 3 分钟，留针 30 分钟。留针期间可嘱患者主动或被动活动患侧肢体。

三、穴位注射（图 8-2）

穴位：曲池、手三里、足三里、阳陵泉、三阴交。

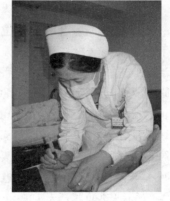

药物：丹参注射液、川芎嗪注射液、维生素 B_1 注射液、维生素 B_{12} 注射液等。

操作：每次选 2 ～ 4 穴，每穴注射 1 ～ 2mL，隔日 1 次。

四、穴位贴敷

药物：黄芪 50g，红花、桃仁、牛膝各 30g，穿山甲（鳖甲代）、地龙各 9g。

图8-2　中风后遗症穴位注射

操作：将上药研细末，取适量用白酒调和成膏状。肩髃、曲池、手三里、外关、足三里、风市、阳陵泉、丰隆、涌泉，每次取 3 ～ 5 穴，外用胶布固定，1 天后更换。

五、中药熏洗

药物：黄芪 50g，艾叶、川芎、红花、千年健、牛膝、桂枝、秦艽、荆芥各 30g，制乳香、制没药、鸡血藤、伸筋草、木瓜各 15g。

操作：上述药物放入无纺纱布包中，加水 3000mL，煮沸药液趁热熏洗患侧肢体，每天 1 次，每次 30 分钟。

六、推拿

（一）上肢

穴位：尺泽、曲池、手三里、合谷。

手法：擦法、按法、揉法、拿法、捻法、搓法、摇法。

操作：①病者仰卧位。用㨰法自患侧上臂内侧至前臂进行治疗，肘关节及其周围为重点治疗部位。在进行手法的同时，配合患肢外展和肘关节伸屈的被动活动。按、揉尺泽、曲池、手三里、合谷。继之在患肢腕部、手掌和手指用㨰法治疗，同时配合腕关节及指间关节伸屈的被动活动，手指关节可配合捻法。时间约5分钟。②患者取坐位。用㨰法施于患侧肩胛周围及颈项两侧，在进行手法时，配合患肢向背后回旋上举及肩关节外展内收的被动活动。然后用拿法自肩部拿至腕部，往返3～4次，配合活动肩、肘、腕关节。再作肩、肘、腕部摇法，最后用搓法自肩部搓至腕部往返2～3次。时间约3分钟。

（二）下肢

穴位：天宗、环跳、阳陵、委中、承山、风市、伏兔、膝眼、解溪。

手法：㨰法、按法、揉法、搓法、擦法。

操作：①患者取俯卧位。医者站在患者侧面，先施按法于背部脊柱两侧，自上而下2～3次，重点在天宗、肝俞、胆俞、膈俞、肾俞。再在脊柱两侧用㨰法治疗，并向下至臀部、股后部、小腿后部。以腰椎两侧、环跳、委中、承山及跟腱部为重点治疗部位。同时配合腰后伸和患侧髋后伸的被动活动。时间约5分钟。②患者取健侧卧法（患侧在上）。自患侧臀部沿大腿外侧经膝部至小腿外侧用㨰法治疗，以髋关节和膝关节作为重点治疗部位。时间约3分钟。③患者取仰卧位。医者站在侧面，用㨰法在患侧下肢，自髂前上棘向下沿大腿前面，向下至踝关节及足背部治疗，重点在伏兔、膝眼、解溪。同时配合髋关节、膝关节、踝关节的被动伸屈活动和整个下肢内旋动作。再用拿法施于患侧下肢，拿委中、承山，以大腿内侧中部及膝部周围为重点治疗。按、揉风市、膝眼、阳陵、解溪。最后用搓法施于下肢。时间约3分钟。

（三）头颈

穴位：印堂、睛明、太阳、角孙、风池、风府、肩井。

手法：按法、抹法、扫散法、拿法。

操作：①患者取坐位。医者站于患者前面，用抹法自印堂至太阳往返4～5次，同时配合按、揉睛明、太阳。再用扫散法在头侧胆经循行部位自前上方向后下方操作，每侧20～30次，配合按、揉角孙。时间约2分钟。②患者取坐位。医者站于患者后侧面，按、揉颈项两侧，再按风府，拿风池、肩井。

第二节　高血压病

高血压病是指安静状态下持续性血压增高，收缩压不小于18.7Kpa或舒张压不小于12 Kpa。高血压是我国最常见的心血管疾病。有原发性高血压和继发性高血压之分。原发性高血压占高血压人群中 85% 以上，认为是由遗传和环境因素综合造成的。高血压病初期可见头晕、头痛、胸闷、烦躁、失眠、注意力不集中等，后期会严重影响心、脑、肾等脏器。

本病属中医学"眩晕""头痛"等范畴。本病发病多因情志失调、饮食不节、内伤虚损等因素有关。基本病机是肾阴不足，肝阳偏亢。

一、毫针刺

主穴：百会、风池、曲池、三阴交、合谷、太冲。

配穴：肝火亢盛配行间、曲泉；阴虚阳亢配肾俞、肝俞；痰湿壅盛配丰隆、中脘；气虚血瘀配足三里、膈俞；阴阳两虚配关元、肾俞。

操作：患者仰卧位，百会平刺 0.5 ～ 0.8 寸；风池穴针尖微向下，向鼻尖方向斜刺 0.8 ～ 1.2 寸。曲池、三阴交直刺 1 ～ 1.5 寸；合谷、太冲直刺 0.5 ～ 1 寸。虚证用补法，实证用泻法。

二、艾灸

穴位：百会、足三里、涌泉。

操作：采用温和灸或雀啄灸，每穴灸 5 分钟，1 日 1 次，10 天为 1 个疗程。三伏天艾灸效果更佳。

三、耳针

穴位：耳尖、肝、心、神门、降压沟、肾上腺、内分泌。

操作：毫针刺或压丸，或埋针法。

四、三棱针

穴位：耳尖。

操作：先在耳尖按揉 2 ～ 3 分钟，用三棱针点刺耳尖，出血 5 ～ 7 滴，每周 1 次，见图 8-3。

五、皮肤针

督脉、膀胱经第 1 侧线，从项后向背部、腰骶部叩刺，根据患者体质强弱定力度，体质强壮者重叩。每日或隔日 1 次。

六、拔罐

穴位：心俞、肝俞、胆俞、肾俞、三阴交。

操作：用闪火法拔罐于上述穴位上，留罐

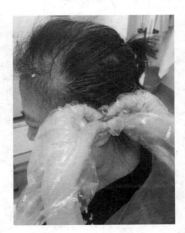

图8-3 高血压耳尖点刺放血

5～10分钟。1周治疗1次。或在背部行走罐法，见图8-4。

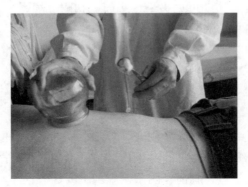

图8-4 高血压背部走罐

七、刮痧

穴位：印堂、太阳、曲池、内关、足三里、三阴交、太冲、大椎及背部两侧膀胱经。

操作：仰卧位选取印堂、太阳、曲池、内关、足三里、三阴交、太冲，采用面刮法由上到下刮拭每穴3～5分钟。再取俯卧位，采用面刮法由上到下刮拭大椎、背部两侧膀胱经，以出痧为度。7～10天治疗1次。

八、中药熏洗

药物：夏枯草30g，石决明、菊花、钩藤、桑叶、牛膝各20g。

操作：上述药物装入无纺布袋中，加水2000mL煮沸，待水温40℃时泡洗双足部。每次30～40分钟，每日1次。

九、穴位贴敷

1. 涌泉穴 吴茱萸适量研细末，醋调成膏状贴敷，外用胶布固定。贴敷12～24小时更换。

2. 肝俞、三阴交、太冲、涌泉穴 吴茱萸10g，黄连6g研末，取少许药末与姜汁调和，做成1cm直径的药丸贴敷在穴位上，外用医用橡皮膏固定。每日贴敷1次，每次贴敷4～6小时，7天为1个疗程。

十、推拿

（一）头面颈项部

穴位：桥弓、印堂、发际、太阳、百会、风池、风府、头维、公孙、攒竹、大椎等穴。

手法：推法、一指禅推法、拿法、抹法、揉法、扫散法、分法。

操作：患者取坐位。①自上而下用推法推桥弓，先推左侧，后推右侧，每侧约1分钟。②用大鱼际揉法，从印堂直线向上到发际，往返4～5次；再从印堂沿眉弓至太阳，往返4～5次；然后以拇指推印堂到一侧睛明，绕眼眶治疗，两侧交替进行，每侧3～4次。时间约4分钟。③用揉法在额部治疗，从一侧太阳穴至另一侧太阳穴，往返3～4次；再用扫散法在头侧胆经循行部位，自前上方向后下方治疗，每侧20～30次；然后用抹法在前额及面部治疗，配合按角孙、睛明、太阳，时间约3分钟。④在头顶部用五指拿法，至颈项部改用三指拿法，沿颈椎两侧拿至大椎两侧，重复3～4次，配合按拿百会、风池。⑤用拇指揉法，以风府沿颈椎向下到大椎往返治疗；再在颈椎两侧膀胱经用擦法往返治疗，时间约4分钟，最后回至面部用分法自前额至迎香往返操作2～3次。

（二）腰部及足底

穴位：肾俞、命门、涌泉。

手法：擦法。

操作：①横擦腰部肾俞、命门一线，以透热为度。②直擦足底涌泉穴，以透热为度。

第三节 头 痛

头痛是指患者自觉头部疼痛为主症的一类病证。有内伤和外感之分，认为与感受风邪以及情志、饮食、体虚久病等因素有关。病位在头，与手、足三阳经及足厥阴肝经、督脉密切相关。基本病机是气血失和，经络不通或脑窍失养。根据疼痛部位进行中医辨经，若疼痛部位在前额、眉棱骨、鼻根处，辨经为阳明头痛；若疼痛部位在侧头部，辨经为少阳头痛；若疼痛部位在后枕部，或下连于项部，辨证为太阳头痛；若疼痛部位在颠顶部，或连于目系，辨证为厥阴头痛。

常见于临床各科急慢性疾病，如高血压、脑炎、脑膜炎、感染性发热、急性脑血管病、脑外伤、脑肿瘤及部分五官科疾病。

一、毫针刺

主穴：阳明头痛取头维、印堂、阳白、合谷、内庭。少阳头痛取风池、太阳、率谷、外关、足临泣。太阳头痛取天柱、后顶、风池、后溪、申脉。厥阴头痛取百会、四神聪、内关、太冲。

配穴：风寒头痛配风门、列缺；风热头痛配大椎、曲池；风湿头痛配偏历、阴陵泉。肝阳上亢配行间、太溪；肾精不足配肾俞、太溪；气血亏虚配气海、血海；痰浊上扰配中脘、丰隆；瘀血阻络配血海、膈俞。

操作：患者选择适宜体位，百会、头维、印堂、阳白、率谷、后顶、四神聪平刺 0.5 ~ 0.8 寸。风池向鼻尖斜刺 0.8 ~ 1.2 寸。太阳、足临泣直刺 0.3 ~ 0.5 寸。天柱、后溪、外关、内关、合谷、内庭直刺 0.5 ~ 0.8 寸。配穴虚证用补法，实证用泻法，见图 8-5。

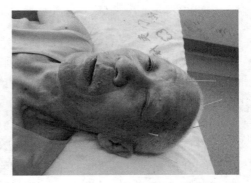

图8-5　偏头痛毫针刺

二、耳针

额、颞、枕、神门、脑。毫针刺、压丸法或埋针法。亦可选耳尖或耳背后静脉放血，见图 8-6、图 8-7。

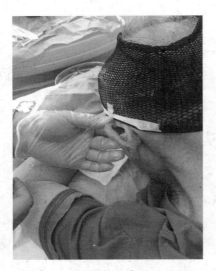

图8-6　偏头痛耳背静脉放血

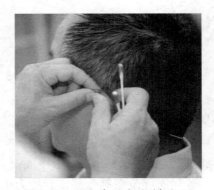

图8-7　偏头痛耳尖点刺放血

三、皮肤针

太阳、印堂、阿是穴。皮肤针叩刺出血，适用于外感头痛和瘀血阻络头痛。

四、穴位注射

穴位：阿是穴、风池。

药物：维生素 B_1、维生素 B_{12} 注射液或 1% 利多卡因注射液。

操作：每穴注射 0.5 ~ 1mL，隔日 1 次。适用于顽固性头痛。

五、刮痧

穴位：印堂、太阳、风门、肩井、颈部膀胱经。

操作：仰卧位或坐位，刮拭印堂、太阳穴，每穴 3 ～ 5 分钟。取坐位，由上到下刮拭风门、肩井、颈部膀胱经两侧，以出痧为度。7 ～ 10 天治疗 1 次。

六、穴位贴敷

药物：吴茱萸适量。

操作：先将吴茱萸研细粉，用食醋调和，制成面饼状，贴于两侧涌泉穴，外用胶布固定。贴敷 12 ～ 24 小时更换。

七、推拿

（一）颈项部

穴位：风池、风府、天柱及项部两侧膀胱经。

手法：擦法、拿法、按法等。

操作：患者取坐位。用擦法，沿项部两侧膀胱经上下往返治疗 3 ～ 4 分钟，然后按风池、风府、天柱等穴。再拿两侧风池，沿项部两侧膀胱经自上而下操作 4 ～ 5 遍。

（二）头面部

穴位：印堂、头维、太阳、鱼腰、百会等穴及前额部。

手法：一指禅推法、揉法、按法、拿法。

操作：患者取坐位。用一指禅推法或大鱼际揉法从印堂开始，向上沿前额发际至头维，太阳，往返 3 ～ 4 遍，配合按印堂、鱼腰、太阳、百会等穴，然后用五指拿法从头顶拿至风池，改用三指拿法，沿膀胱经拿至大椎两侧，往返 4 ～ 5 次。

第四节　面　瘫

面瘫是以口、眼向一侧歪斜为主要表现的病证，又称"口眼㖞斜""吊线风"。发病较急，多见一侧面部发病，偶见于两侧发病。常与劳作过度、正气不足、风寒或风热之邪乘虚入侵有关。发病年龄老幼皆有。病位在面部，与少阳、阳明经筋有关。基本病机是气血痹阻，经筋失调。

多见于西医的周围性面神经炎，有贝尔氏麻痹和亨特综合征之分。急性期一般认为 7 ～ 10 天。

一、毫针刺

主穴：阳白、四白、颧髎、颊车、地仓、翳风、合谷、太冲。

配穴：风寒证配风池、列缺；风热证配外关、曲池；气血不足配足三里、气海；人中沟歪斜配水沟；鼻唇沟浅配迎香；颏唇沟歪斜配承浆；舌麻、味觉减退配廉泉；目合困难配攒竹；流泪配承泣；听觉过敏配听宫。

操作：患者仰卧位，阳白平刺 0.5 ～ 0.8 寸；四白平刺 0.3 ～ 0.5 寸；颊车、地仓平刺 0.5 ～ 1 寸；翳风、合谷、太冲直刺 0.5 ～ 1 寸。实证用泻法；虚证用补法。急性期面部腧穴手法宜轻刺激，见图 8-8、图 8-9。

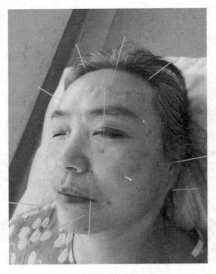 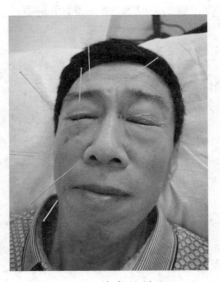

图8-8　面瘫毫针刺法A　　　　　　　　图8-9　面瘫毫针刺法B

二、皮肤针

穴位：阳白、颧髎、地仓、颊车。

操作：皮肤针叩刺，以局部潮红为度，每日或隔日 1 次。适用于恢复期患者。

三、拔罐

穴位：阳白、颧髎、地仓、颊车。

操作：行闪罐、走罐或刺络拔罐。适用于恢复期。

四、穴位贴敷

穴位：太阳、阳白、颧髎、地仓、颊车。

操作：将马钱子锉成粉末，取 0.3～0.6g，撒在胶布上，然后贴于上述穴位处，5～7 天更换。或用蓖麻仁捣烂加少许麝香或冰片，取绿豆大一粒，贴敷于穴位上，每隔 3～5 天更换。或用白附子研细末，加少许冰片做面饼，贴敷面部，每日 1 次。

五、穴位注射

穴位：阳白、下关、地仓、颊车、承浆、迎香、足三里。

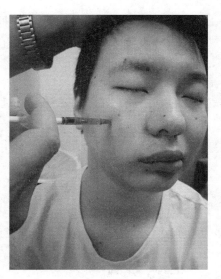

药物：甲钴胺、注射用腺苷钴胺、维生素 B_1 注射液、维生素 B_{12} 注射液等。

操作：每次选 3～4 穴，面部每穴 0.3～0.5mL，足三里 2～3mL。每周 2 次。适用于恢复期，见图 8-10。

六、刮痧

穴位：阳白、颊车、翳风、风池。

操作：以面刮法刮拭阳白 3～5 分钟。以角刮法刮拭颊车、翳风、风池，每穴 3～5 分钟，以出痧为度。1 周治疗 1 次。

图8-10　面瘫穴位注射

七、推拿

穴位：印堂、睛明、阳白、迎香、下关、颊车、地仓、风池、合谷。
手法：一指禅推法、按法、揉法、擦法、拿法。

操作：以患侧颜面部为主，健侧作辅助治疗。①患者取仰卧位。医者在患者一侧，用一指禅推法自印堂、阳白、睛明、四白、迎香、下关、颊车、地仓往返治疗，并可用揉法或按法先患侧后健侧，再配合应用擦法治疗。但在手法操作时防止颜面部破皮。②患者取坐位。医者站于患者背后，用一指禅推法施于风池及项部，随后拿风池，合谷结束治疗。

第五节　三叉神经痛

三叉神经痛是以眼、面颊部出现放射性、烧灼样抽掣疼痛为主的病证。好发于 40 岁以上女性，其中上颌支和下颌支同时发病较多。发作次数不固定，呈现逐渐增多趋势，时间持续数秒到几分钟。

中医称"面痛""面风痛""面颊痛"。认为发病与外感邪气、情志不调、外伤等因素有关。本病病位在面部，与手、足三阳经、足厥阴肝经密切相关。基本病机是气血痹阻，经脉不痛。

一、毫针刺

主穴：四白、下关、地仓、合谷、太冲、内庭。

配穴：眼部疼痛配攒竹、阳白；上颌部疼痛配巨髎、颧髎；下颌部疼痛配夹承浆、颊车。

操作：患者仰卧位，四白平刺 0.3 ~ 0.5 寸；地仓平刺 0.5 ~ 1 寸；下关、合谷、太冲直刺 0.5 ~ 1 寸；内庭直刺 0.5 ~ 0.8 寸。泻法，或平补平泻。针刺宜先取远端穴，用重刺激手法。

二、耳针

穴位：面颊、颌、额、神门。

操作：毫针刺或压丸法、埋针法。

三、刺络拔罐

穴位：颊车、地仓、颧髎。

操作：三棱针点刺后拔罐，每周 1 次。适用于气滞血瘀型面痛。

四、皮内针

在面部寻找扳机点，将揿针埋入，外以胶布固定，2 ~ 3 天更换。

五、穴位注射

穴位：阿是穴、下关、承浆。

药物：维生素 B_1 或维生素 B_{12} 注射液，或 1% 利多卡因注射液。

操作：每穴注射 0.3 ~ 0.5mL，每周注射 1 次。

六、刮痧

穴位：太阳、下关、颊车、大迎、风池、合谷、行间。

操作：仰卧位，从上至下刮拭太阳、下关、大迎、合谷、行间，每穴 3 ~ 5 分钟。侧卧位或坐位，刮拭风池 3 ~ 5 分钟，以出痧为度。1 周治疗 1 次。

第六节　失　眠

失眠是指不能获得正常睡眠为特征的病证，有的是入睡困难，有的是醒后难以入睡，或者早醒，有的是彻夜难眠。本病的发生常与饮食不节、情志失调、劳逸失宜、病后体虚等因素有关。中医认为本病病位在心，与肾、肝、脾、胆密切相关。基本病机是心神失养或心神被扰，或阳盛阴衰，阴阳失交。

常见于西医的神经衰弱、焦虑症、抑郁症、围绝经期综合征、贫血等多种疾病中。

一、毫针刺

主穴：百会、印堂、神门、内关、照海、申脉。

配穴：肝火扰心配行间、侠溪；痰热扰心配丰隆、劳宫；心脾两虚配心俞、脾俞；心肾不交配肾俞、太溪；心胆气虚配胆俞、丘墟。

操作：患者取仰卧位，百会、印堂平刺 0.5 ～ 0.8 寸；神门、申脉直刺 0.3 ～ 0.5 寸；内关、照海直刺 0.5 ～ 0.8 寸；照海行补法，申脉泻法，余穴平补平泻。配穴实证用泻法，虚证用补法。

二、耳针

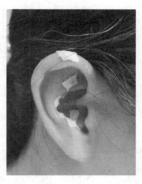

穴位：心、肝、脾、肾、皮质下、神门、垂前。

操作：毫针刺法或压丸法、或埋针法。双耳交替，压丸 3 ～ 5 天更换，见图 8-11。

三、皮肤针

沿督脉、足太阳膀胱经第 1 侧线，用皮肤针自上而下叩刺，以皮肤潮红为度。在心俞、肝俞、脾俞、肾俞穴处重点用力长时间叩刺。

图8-11 失眠耳穴压豆

四、拔罐

从项部至腰部，留罐 5 ～ 10 分钟，见图 8-12；也可沿督脉、足太阳膀胱经第 1、2 侧线，自上而下行走罐，以背部皮肤潮红为度。

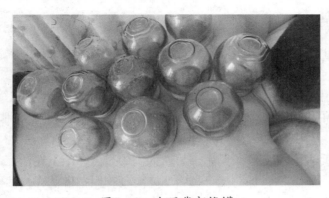

图8-12 失眠背部拔罐

五、刮痧

穴位：百会、头维、印堂、太阳、合谷、神门、三阴交、涌泉、风池、风府、大椎。

操作：仰卧位，先以角刮法刮拭百会、头维、印堂、太阳、合合、神门、三阴交、涌泉，每穴 3 ～ 5 分钟。俯卧位或坐位，从风府刮拭至大椎，从风池刮拭至肩井。

六、穴位注射

穴位：内关、三阴交、心俞。

药物：维生素 B_1，维生素 B_{12} 注射液，或异丙嗪注射液。

操作：内关、心俞每穴注射 0.3 ～ 0.5mL，三阴交注射 1 ～ 2mL。隔日 1 次。

七、穴位贴敷

药物：茯神、当归、远志、酸枣仁、吴茱萸各 30g，磁石 15g，朱砂 5g。

操作：上药研细末，取适量用姜汁调和，做成 1cm 大小药饼贴敷上述穴位，外用胶布固定。贴敷 12 ～ 24 小时更换。

八、中药熏洗

药物：当归、远志、酸枣仁各 50g，生龙骨、生牡蛎、制首乌、五味子、牛膝、合欢皮、茯神各 20g。

操作：上述药物放入无纺布袋，加水 2000mL 进行煮沸，待水温 40℃时泡洗双足部。每次 30 ～ 40 分钟，每日 1 次。

九、推拿

（一）头面及颈肩部

穴位：印堂、神庭、睛明、攒竹、太阳、角孙、风池、肩井等穴。

手法：一手禅推法、揉法、抹法、按法、扫散法、拿法。

操作：先用一指禅推法或揉法，从印堂开始向上至神庭，往返 5 ～ 6 次。再从印堂向两侧沿眉弓至太阳穴往返 5 ～ 6 次。然后用一指禅推法沿眼眶周围治疗，往返 3 ～ 4 次。再从印堂沿鼻两侧向下经迎香沿颧骨，至两耳前，往返 2 ～ 3 次。治疗过程中以印堂、神庭、睛明、攒竹，太阳为重点；沿上述治疗部位用双手抹法治疗，往返 5 ～ 6 次，抹时配合按睛明，鱼腰；用扫散法在头两侧胆经循行部位治疗，配合按角孙；从头顶开始用五指拿法，到枕骨下部转用三指拿法，配合按、拿两侧肩井。时间约 10 分钟。

（二）腹部

穴位：中脘、气海、关元。

手法：摩法、按法、揉法。

操作：顺时针方向摩腹，同时配合按、揉中脘、气海、关元。时间约6分钟。

第七节　感　冒

感冒是以鼻塞、流涕、咳嗽、头痛、恶寒发热为其临床表现的外感疾病，又称"伤风"。常为风邪侵袭人体所致，证候有风寒、风热两大类，可有夹湿暑的兼证。如果症状重，在一个时期内广泛流行，称为"流行性感冒"。基本病机是外邪自口鼻或皮毛而入，侵袭肺卫。

西医学的上呼吸道感染属中医的"感冒"范畴。

一、毫针刺（图 8-13、图 8-14）

主穴：列缺、合谷、大椎、太阳、风池。

配穴：风寒感冒者，加风门、肺俞；风热感冒者，加曲池、尺泽、鱼际；鼻塞者，加迎香；体虚感冒者，加足三里；咽喉疼痛者，加少商；夹湿者，加阴陵泉。

操作：患者取坐位，列缺斜刺 0.2 ～ 0.3 寸，合谷直刺 0.5 ～ 1 寸，太阳斜刺 0.2 ～ 0.3 寸，风池针尖微下，向鼻尖方向斜刺 0.5 ～ 0.8 寸。风寒感冒，大椎行灸法；风热感冒，大椎行刺络拔罐。

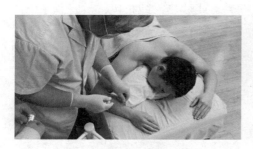

图8-13　感冒毫针刺法A

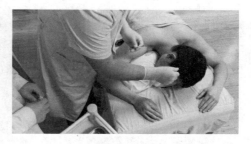

图8-14　感冒毫针刺法B

二、拔罐（图 8-15、图 8-16）

穴位：大椎、身柱、大杼、肺俞。

操作：拔罐后留罐 10 分钟起罐，或用闪罐法。本法适用于风寒感冒。

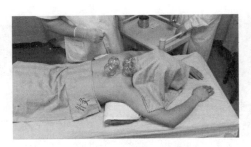 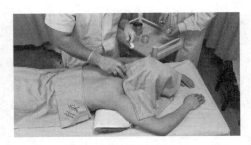

图8-15　感冒拔罐法A　　　　　图8-16　感冒拔罐法B

三、刺络拔罐（图8-17、图8-18）

穴位：大椎、风门、身柱、肺俞。

操作：用三棱针或采血针点刺出血，或用皮肤针重叩至出血，加拔火罐。适用于风热感冒。

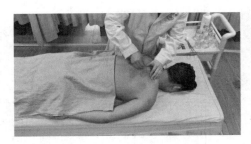 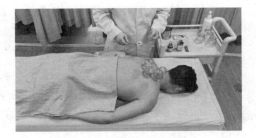

图8-17　感冒刺络拔罐法A　　　　图8-18　感冒刺络拔罐法B

四、敷脐

葱白、生姜、食盐、豆豉各适量。共捣烂，或炒热，纱布包，敷脐。用于风寒感冒。

葱白30g，连翘15g。共捣烂。用纱布包好敷脐上，等到将要出汗时，急喝白开水一杯，以加速发汗。用于风热感冒。

五、刮痧（图8-19、图8-20）

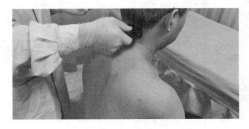 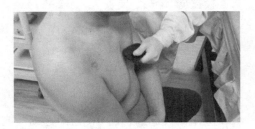

图8-19　感冒刮痧法A　　　　　图8-20　感冒刮痧法B

穴位：风池、大椎、风门、肺俞、夹脊、项丛、肩胛环、膻中。

操作：将红花油或刮痧油涂擦于穴位局部皮肤上，顺序：①脊背与肩胛。②胸部。③上肢，操作者从上至下刮拭，每次治疗时间约15分钟。

第八节 哮 喘

哮喘是一种发作性的痰鸣气喘疾患，多见于支气管哮喘、肺气肿、心源性哮喘等，临床以呼吸急促困难，喉中哮鸣声，甚则喘息不能平卧为主症。发病原因有内在的敏感体质、免疫低下、精神压力及外在的环境因素、不良生活习惯和饮食过敏等。分虚实两证。基本病机是痰饮内伏，阻塞气道。

一、毫针刺（图8-21、图8-22）

主穴：肺俞、定喘、膻中。

配穴：实证配列缺，尺泽；虚证配加膏肓、足三里。

操作：患者取坐位，肺俞斜刺0.5～0.8寸，定喘穴刺络拔罐，膻中平刺0.3～0.5寸，列缺斜刺0.2～0.3寸，尺泽直刺0.5～0.8寸，膏肓斜刺0.5～0.8寸，足三里直刺1～2寸。

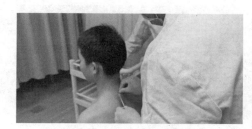
图8-21 哮喘毫针刺法A

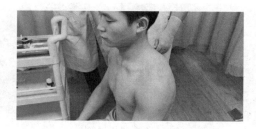
图8-22 哮喘毫针刺法B

二、穴位贴敷（图8-23、图8-24）

药物：白芥子30g，甘遂15g，细辛15g。

操作：上述药物共为细末，用生姜汁调药粉成糊状，制成药饼如蚕豆大，上放少许丁桂散，敷于肺俞、膏肓、膻中、定喘，用胶布固定。贴30～60分钟后取掉，局部有红晕微痛为度。若起泡，消毒后挑破，涂龙胆紫。

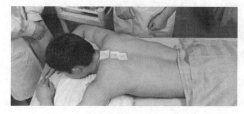
图8-23 哮喘穴位贴敷法A

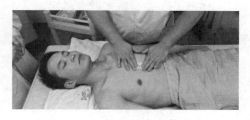
图8-24 哮喘穴位贴敷法B

三、拔罐（图 8-25、图 8-26）

穴位：定喘、风门、肺俞、脾俞、肾俞、大肠俞、丰隆。

操作：拔罐后留罐 10 分钟起罐，或用闪罐法。

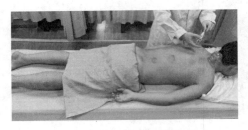
图8-25　哮喘拔罐法A

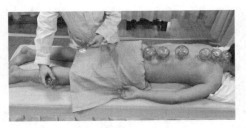
图8-26　哮喘拔罐法B

四、耳针

穴位：平喘、下屏尖、肺、神门、皮质下、交感。

操作：取 2～3 穴，毫针刺，或用王不留行籽贴压，见图 8-27、图 8-28。适用于哮喘发作期。

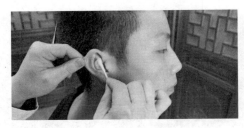
图8-27　哮喘耳穴贴压法A

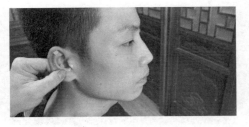
图8-28　哮喘耳穴贴压法B

五、艾灸（图 8-29、图 8-30）

穴位：大椎、定喘、肺俞，膏肓、膻中、肾俞、关元、足三里、太溪。

操作：艾条于穴位进行温和灸或回旋灸，每穴操作 5 分钟。

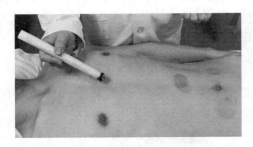
图8-29　哮喘艾灸法A

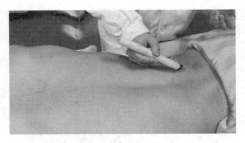
图8-30　哮喘艾灸法B

第九节 胃 痛

胃痛，是以上腹胃脘部疼痛为主症，又称"胃脘痛""心腹痛"等。本病以中青年居多，多有反复发作病史，并有明显的诱因，如暴饮暴食、食无定时、进食生冷干硬辛辣难消化的食物、饮酒过多、过劳、过度紧张等。分为虚实两端，实证病机是气机阻滞，不通则痛；虚证病机是胃腑失于温煦或濡养，失养则痛。

多见于西医学的急慢性胃炎、消化性溃疡、胃肠神经官能症等病。

一、毫针刺（图 8-31、图 8-32）

主穴：足三里、内关、中脘、公孙。

配穴：实证配胃俞、梁门；虚证配气海、三阴交。

操作：患者取坐位，足三里直刺 1 ～ 2 寸，持续行针 1 ～ 3 分钟，直到痛止或缓解，内关直刺 0.5 ～ 1 寸，中脘直刺 1 ～ 1.5 寸，胃俞斜刺 0.5 ～ 0.8 寸，梁门直刺 1 ～ 1.5 寸。

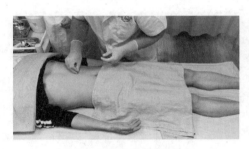
图8-31 胃痛毫针刺法A

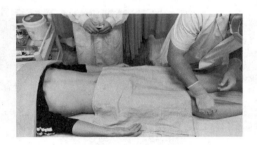
图8-32 胃痛毫针刺法B

二、穴位注射（图 8-33、图 8-34）

穴位：中脘、足三里。

操作：以黄芪或维生素 B_{12} 注射液，每穴注入药液 1mL，每日或隔日 1 次。

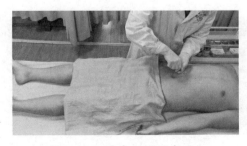
图8-33 胃痛穴位注射法A

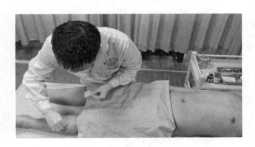
图8-34 胃痛穴位注射法B

三、耳针

穴位：胃、肝、脾、神门、交感、十二指肠。

操作：毫针刺，用揿针埋藏，或用王不留行籽贴压，见图8-35、图8-36。

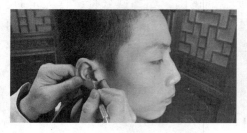
图8-35 胃痛耳穴贴压法A

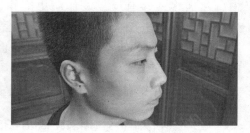
图8-36 胃痛耳穴贴压法B

四、点穴（图8-37、图8-38）

穴位：内关、足三里、劳宫。

操作：以拇指指端点按各穴3～5分钟。

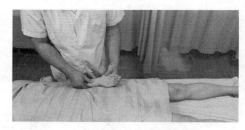
图8-37 胃痛点穴法A

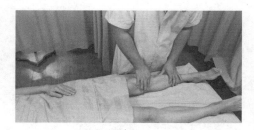
图8-38 胃痛点穴法B

五、拔罐（图8-39、图8-40）

穴位：实证取中脘、足三里、梁丘、阳陵泉。虚证选中脘、足三里、肝俞、胃俞、脾俞、膈俞、血海。

操作：拔罐后留罐10分钟起罐，或用闪罐法。

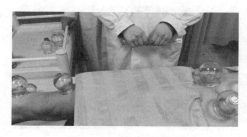
图8-39 胃痛拔罐法A

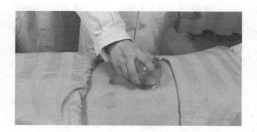
图8-40 胃痛拔罐法B

第十节　呃　逆

　　呃逆是以气逆上冲，喉间呃呃连声，声短而频，令人不能自制为特征的一种临床表现。俗称"打嗝"。多由饭后、酒后、受凉或突然受到某种刺激而引起，每分钟数次或数十次。基本病机为胃气上逆动膈。

　　本证相当于西医学的膈肌痉挛。若出现在急、慢性疾病过程中，多病情较重，如见于神经性脑部病变（脑炎、脑肿瘤、脑血管意外及破伤风）、中毒性及刺激周围神经性病变（肿瘤、肺胃肠疾患）。

一、毫针刺（图 8-41、图 8-42）

　　穴位：内关、中脘、足三里、膈俞。

　　操作：患者取坐位，内关直刺 0.5～1 寸，中脘直刺 1～1.5 寸，足三里直刺 1～2 寸，膈俞斜刺 0.5～0.8 寸。

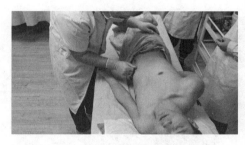
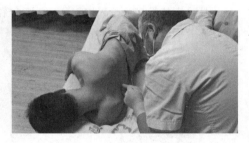

图8-41　呃逆毫针刺法A　　　　　图8-42　呃逆毫针刺法B

二、穴位注射（图 8-43、图 8-44）

　　穴位：中脘、足三里。

　　操作：维生素 B_{12} 或黄芪注射液，每穴注入药液 1mL，每日或隔日 1 次。

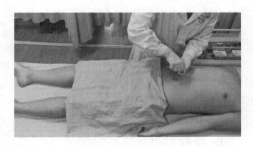
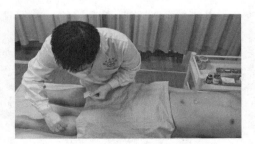

图8-43　呃逆穴位注射法A　　　　　图8-44　呃逆穴位注射法B

三、耳针

穴位：胃、肝、脾、神门、交感、十二指肠。

操作：毫针刺，或用揿针埋藏或用王不留行籽贴压，见图 8-45、图 8-46。

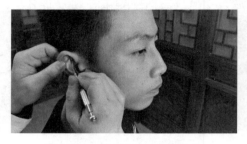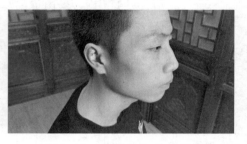

图8-45　呃逆耳穴贴压法A　　　　　　图8-46　呃逆耳穴贴压法B

四、点穴（图 8-47、图 8-48）

用拇指指腹点按攒竹穴，3 ~ 5 分钟。

拇指指腹点压胸锁乳突肌上端的膈神经点 3 ~ 5 分钟。

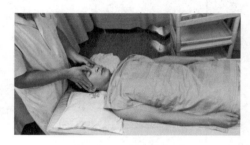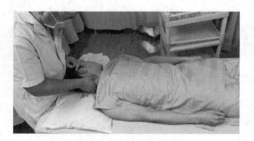

图8-47　呃逆点穴法A　　　　　　图8-48　呃逆点穴法B

五、取嚏

以纸捻、灯蕊、羽毛等物，亦可蘸药末少许（胡椒粉或菖蒲末）刺入鼻内取嚏。

六、伸拉舌头

将一块无菌纱布条垫在舌头上慢慢的向外抻拉，感觉腹部有气上升时症消。

第十一节　泄　泻

泄泻亦称"腹泻"，是指排便次数增多，粪便稀溏，或泻出如水样。临床可概分为急性泄泻和慢性泄泻两类。泄泻的发生常与饮食不节、感受外邪、情志失调、脾胃虚弱、年老体弱等因素有关。病位在肠，与脾、胃、肝、肾等脏腑密切相关。基本病机是脾虚湿盛，肠道分清泌浊、传导功能失司。

多见于西医学的急慢性肠炎、胃肠功能紊乱、过敏性肠炎、溃疡性结肠炎等。

一、毫针刺（图 8-49、图 8-50）

穴位：中脘、天枢、足三里。

操作：患者平卧位，中脘直刺 1 ~ 1.5 寸，天枢直刺 1 ~ 1.5 寸，足三里直刺 1 ~ 2 寸。

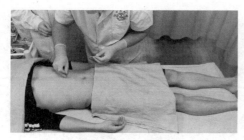 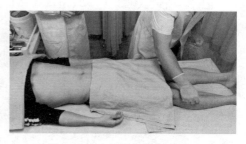

图8-49　泄泻毫针刺法A　　　　　　图8-50　泄泻毫针刺法B

二、穴位注射（图 8-51、图 8-52）

穴位：天枢、上巨虚。

药物：维生素 B$_{12}$ 或黄芪注射液。

操作：每穴每次注射 0.5 ~ 1mL，每日或隔日 1 次。

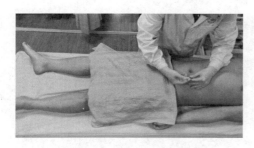 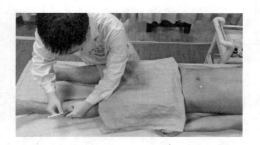

图8-51　泄泻穴位注射法A　　　　　图8-52　泄泻穴位注射法B

三、穴位贴敷（图 8-53、图 8-54）

药物：丁香 2g，肉桂 1g。

操作：上两味药共研为细末，以水调和，做成黄豆大药丸，放在肚脐神阙穴上，外贴普通膏药固定。

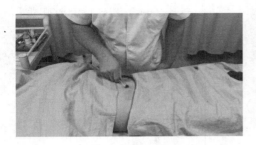 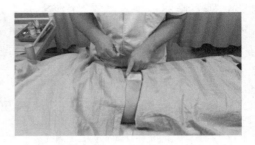

图8-53　泄泻贴敷法A　　　　　图8-54　泄泻贴敷法B

四、艾灸（图8-55、图8-56）

穴位：神阙、天枢、足三里。

操作：温盒灸，每次 20 ～ 30 分钟，日 1 次。

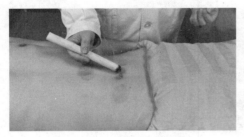 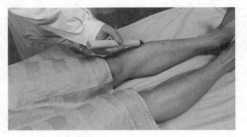

图8-55　泄泻艾灸法A　　　　　图8-56　泄泻艾灸法B

五、拔罐（图8-57、图8-58）

穴位：中脘、天枢、关元、大肠俞。

操作：留罐 10 分钟，日 1 次。

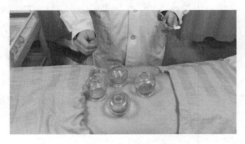 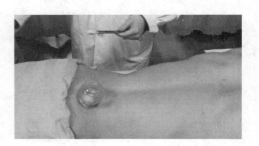

图8-57　泄泻拔罐法A　　　　　图8-58　泄泻拔罐法B

第十二节 便 秘

便秘是指大便秘结不通，粪质干结，排便坚涩难下，甚则非用泻药或灌肠不能排便。常与饮食不节、情志失调和年老体虚有关。病位在大肠，与脾、胃、肺、肝、肾等脏腑有关。基本病机为大肠传导功能失常。

多见于西医学的功能性便秘、直肠及肛门等疾患引起的便秘。

一、毫针刺（图 8-59、图 8-60）

穴位：天枢、支沟、上巨虚、丰隆。

操作：患者平卧位，天枢直刺 1～1.5 寸，支沟直刺 0.5～1 寸，上巨虚直刺 1～2 寸，丰隆直刺 1～1.5 寸。

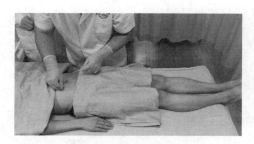
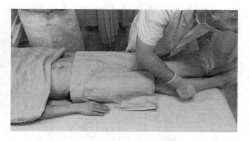

图8-59 便秘毫针刺法A   图8-60 便秘毫针刺法B

二、穴位注射（图 8-61、图 8-62）

穴位：天枢、上巨虚、丰隆。

操作：用维生素 B_{12} 或黄芪注射液，每穴注射 0.5～1mL，每日或隔日 1 次。

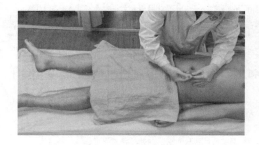
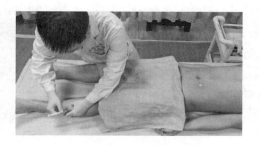

图8-61 便秘穴位注射法A   图8-62 便秘穴位注射法B

三、耳针

穴位：大肠、直肠、交感、皮质下。

操作：毫针刺，或用揿针或用王不留行籽贴压，见图8-63、图8-64。

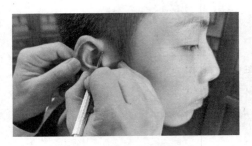 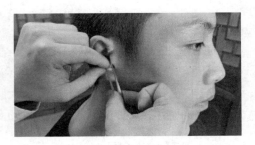

图8-63 便秘耳穴贴压法A　　　　图8-64 便秘耳穴贴压法B

四、点穴（图8-65、图8-66）

穴位：左侧天枢穴、支沟、承山。

操作：患者取平卧位，点压左侧天枢穴至有明显酸胀感，持续2分钟，就有便意。

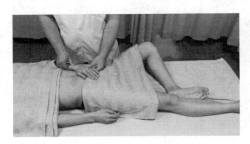 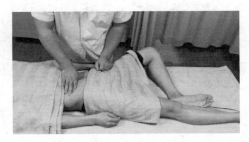

图8-65 便秘点穴法A　　　　图8-66 便秘点穴法B

第十三节 落 枕

　　落枕，亦称为"失枕"，是一种以颈项强痛，活动受限为主要表现的常见病。其发病特点为入睡前无任何症状，晨起后自觉项背部酸痛，活动受限。由于睡眠时姿势不当，或因颈部扭伤，或因风寒侵袭，局部脉络受损等所致。病位在颈项部经筋，与督脉、手足太阳和足少阳胆经密切相关。基本病机是经筋受损，筋络拘急，气血阻滞不通。

　　西医学认为各种原因导致颈部肌肉痉挛所致。

一、毫针刺

主穴：天柱、百劳、大杼、合谷、外关、前谷、后溪（见图8-67）、阿是穴。
配穴：肝肾亏虚配肝俞、肾俞。

操作：患者取俯卧位，针刺得气强烈后嘱患者活动颈部，留针 20 分钟，普通针刺的局部取穴主要强调"以痛为腧"；远端穴位应强刺激，施以平补平泻手法。亦可使用温针，局部针刺得气后于针尾加艾炷点燃，时间约 20 分钟。

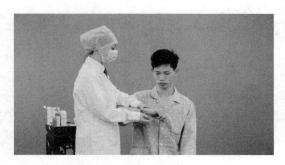

图8-67 针刺后溪穴

二、耳针

穴位：颈、颈椎、神门。

操作：毫针中等刺激，持续运针时嘱患者慢慢活动颈项部。

三、刮痧（图 8-68）

穴位：风池、巨骨、肩井、肩贞、秉风、天宗。

操作：从风池起，经巨骨、肩井至肩贞，如涉及上背部疼痛，可从肩井向下，经秉风、天宗至肩贞。体健者手法可重（泻法），体弱者可轻（补法）。2 次为 1 个疗程，疗程间间隔 2～3 日。

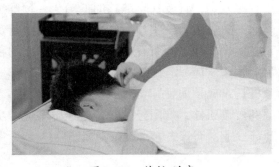

图8-68 落枕刮痧

四、拔罐

穴位：大椎、肩井、天宗、阿是穴。

操作：取大椎、肩井、天宗、阿是穴。医用 95% 乙醇棉球，点燃，用镊子夹取并在罐具内闪晃，立即抽出并将罐具在穴位位置扣下，留罐时间 10 ～ 15 分钟，起罐。疼痛较重者可行刺络拔罐或走罐法。

五、刺血

穴位：颈夹脊、大椎、阿是穴。

操作：三棱针点刺出血或刺络拔罐等。

六、小针刀

患者取仰卧位，头偏向健侧，取患侧胸锁乳突肌的起止点，针刀与施处约成 90°角，刀口线方向与胸锁乳突肌走行方向平行刺入，先纵行剥离 2 ～ 3 次，再横行剥离 2 次，出针。

七、推拿

穴位：天柱、百劳、大杼、肩井、天宗、阿是穴、肝俞、肾俞。

操作：推拿以缓解肌肉紧张的理筋手法为主，行拇指推法、拇指按揉等手法治疗颈部两侧肌肉，掌推、擦颈肩背部肌肉，使斜方肌、斜角肌得到恢复，点按肩胛内上角、肩井、天宗等位置，使深层的肌肉、神经得到刺激。

第十四节　颈椎病

因颈椎间盘退变及其继发性改变，刺激或压迫相邻脊髓、神经、血管和食管等组织，并引起相应的症状和体征者，称为颈椎病。随着人类平均寿命的延长，社会老龄化及劳动生活方式的改变，颈椎病的发病率明显升高，已成为影响青、中、老年人的常见病、多发病，且发病年龄趋向低龄化。颈椎病的临床症状较为复杂。主要有颈背疼痛、上肢无力、手指发麻、下肢乏力、行走困难、头晕、恶心、呕吐，甚至视物模糊、心动过速及吞咽困难等。颈椎病的临床症状与病变部位、组织受累程度及个体差异有一定关系。

中医理论认为颈椎病隶属"痹证""项强""眩晕"等范畴，该病病机主要是劳损、体虚、风寒湿邪侵袭肌体，痹阻经脉，使其经脉不通，不通则痛，或气血不足，筋脉失养，肝肾亏虚，筋骨失养，不荣则痛。

一、毫针刺

穴位：颈夹脊、大杼、天柱、百劳、后溪、申脉、悬钟。

操作：患者取坐位，大杼斜刺 0.5 ～ 0.8 寸，颈夹脊直刺 0.3 ～ 0.5 寸，天柱直刺 0.5 ～ 0.8 寸，颈百劳直刺 0.5 ～ 1 寸，后溪直刺 0.5 ～ 1 寸，申脉直刺 0.3 ～ 0.5 寸，悬钟直刺 0.5 ～ 0.8 寸，行泻法，留针 30 分钟。

二、艾灸（图8-69）

穴位：颈夹脊、天柱、风池、百会、四神聪。

操作：每日上下午各1次，以温和灸的方式进行。用点燃的艾条对准穴位距离皮肤2～3cm，每个穴位熏灸约20分钟，使患者自觉局部皮肤温热感，且无灼痛感，至皮肤出现红晕。

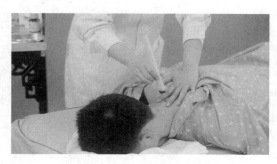

图8-69　艾灸颈夹脊

三、耳针

穴位：颈椎、肩、颈、神门、交感、肾上腺、皮质下、肝、肾。

操作：每次选用3～4穴，毫针直刺0.1～0.3寸，宜留针15～30分钟，或用镊子夹取耳穴压丸贴片，贴压在耳穴并适度按揉，宜留置2～4天。

四、皮肤针

颈夹脊、大椎、大杼、肩中俞。在穴位上叩刺致局部皮肤潮红或出血，然后加拔火罐10～15分钟。

五、穴位注射

穴位：大杼、肩中俞、天宗。

药物：1%的盐酸普鲁卡因或维生素B_1注射液、维生素B_{12}注射液，

操作：每穴注射0.5～1mL，隔日1次。

六、三棱针刺络拔罐

穴位：大椎、哑门、风府、阿是穴。

操作：将三棱针刺入皮下0.3寸，用手挤压点刺部位使瘀血流出，量约2mL，然后在点刺处拔罐，并留罐5～10分钟。

七、穴位贴敷

药物：黄芪、桃仁、红花、川芎、羌活各等份。

操作：上述药物研粉，适量加鲜生姜汁调成膏状，贴敷于大椎、天柱、肩井、阿是穴、风池、外关、合谷。敷贴胶布固定，4小时后取下。

八、刮痧

穴位：肩井、风池、足三里、天柱、大椎、肾俞、肝俞、肩中俞、肩外俞、外关、合谷、膈俞。

操作：让患者充分将上述穴位暴露，穴位皮肤用温水进行清洗，医生手持小号刮痧板，在对应穴位上涂抹刮痧油后用刮痧板刮痧，刮痧板保持30°～45°倾斜，用前面1/3位置刮痧，力度适中，从上到下、由内而外，反复刮拭10～20次左右，以患者皮肤穴位出现红色或黯红点为宜。

九、小针刀（见图8-70）

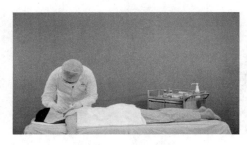

图8-70　颈椎病小针刀

穴位：阿是穴及颈部条索状或片状或球状硬物结节处。

操作：在选好治疗点及体位后，做局部无菌消毒，确认进针部位，并做以标记，对于身体大关节部位或操作较复杂的部位可敷无菌洞巾，以防止操作过程中的污染。为减轻局部操作时引起的疼痛，可做局部麻醉，阻断神经痛觉传导。可选用2%利多卡因5mL左右分别注入每个进针点。然后顺肌纤维或肌腱分布方向做铲剥——即针刀尖端紧贴着待剥的组织做进退推进动作（不是上下提插），使横向粘连的组织纤维断离、松解。剥离动作视病情有无粘连而采纳，注意各种剥离动作，切不可幅度过大，以免划伤重要组织如血管、神经等。每次每穴切割剥离2～5次即可出针，一般治疗1～5次即可治愈，两次相隔时间可视情况5～7天不等。

十、腕踝针

穴位：上4、上5、上6区。

操作：选择1.5寸毫针，一手固定进针部位，一手持针，针身与皮肤成15°～30°角快速刺入真皮下，然后压平针身，使针身循肢体纵轴，沿真皮下缓慢刺入1.5寸，以针下松软、无针感、无任何疼痛感为宜，固定针身。留针24～48小时。

十一、中药药包烫熨

药物：葛根 50g，伸筋草 50g，透骨草 40g，桂枝 30g，丹参 20g，威灵仙 12g，当归 12g，赤芍 12g，五加皮 15g，五味子 15g，生山楂 15g，红花 10g，羌活 10g，独活 10g，防风 10g，制附子 5g，花椒 30g。

用法：将上述药物装入纱布袋内，加水蒸煮 30 分钟，待温度合适后外敷颈部，每次 30 分钟。

十二、推拿

患者取坐位，医者先用拇指点揉法，分别在风池、肩井、曲池、合谷、神门等穴操作，每穴约 30 秒。医者站于患者背后，用㨰法放松颈肩部上背部及上肢的肌肉 3～5 分钟，再用拿法拿揉颈项部（图 8-71）并配合推肩背部，时间 3～5 分钟。在颈背部痛点处用肘部点揉法操作，时间 2～3 分钟。用一手拇指

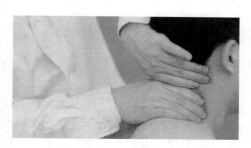

图 8-71　拿揉颈项

置于患处相应椎旁，在压痛点上施按揉法并拿捏两侧肩井及患肩至前臂，反复数次，时间 2～3 分钟。

十三、手法复位

1. 仰头摇正法　适用于枕寰、寰枢关节的旋转式错位。患者仰卧，低枕。术者一手托其枕部，一手托其下颌，使患者头部上仰（仰头可使 $C_{2\sim7}$ 颈椎后关节闭锁成"定点"），侧转，嘱患者放松颈肌，待头转到最大角度时，稍加有限度的"闪动力"，即可使错位的关节复位，此操作中有时可听到关节复位的弹响"咯得"声。

2. 低头摇正法　适于颈椎 2～6 后关节旋转式错位。患者侧卧、平枕、低头（中段颈椎错位者约前屈 20°，下段颈椎错位者前屈须大于 30°），术者一手轻拿其后颈，以拇指按压于错位的横突后隆起处下方作为"定点"，另一手托其面颊部作为"动点"，以枕部为支点，转动头部，当摇头至最大角度时，动点的手用有限的"闪动力"，"定点"的拇指按压成阻力，使关节在动中因"定点"的阻力而复位。缓慢复位法根据需要可重复 2～3 次。

3. 侧头摇正法（图 8-72）　适于颈椎

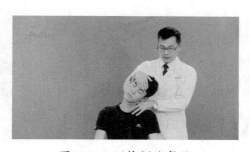

图 8-72　颈椎侧头复位

2 ～ 6 钩突关节旋转式错位及侧弯、侧摆式错位。患者侧卧、低枕、头前屈，术者一手托其耳区头部，另一手轻拿其后颈，拇指"定点"于错位之横突下方，将头搬起呈侧屈状做摇头活动，动作同低头摇正法。

4. 俯卧摇肩法　适用于第 5 颈椎至第 2 胸椎间的旋转式错位。患者侧卧、平枕，上肢垂直，手置臀部，术者立其后方，用拇、食指夹于错位关节的横突前后方，另一手扶于肩部，做向前推、向后拉的摇动，"定点"做对抗阻力，使旋转错位在摇动中复正，此法与低头摇正法复位原理及适应证相同，只是"动点"在下，改为摇肩，使作用力易于达到颈胸交界处。尤其对上位颈椎失稳的患者，可避免因低头摇正角度过大而损伤上颈段，注意摇肩时先将其肩向下推，以避免关节闭锁影响复位。

第十五节　肩周炎

肩周炎又称肩关节周围炎，俗称凝肩、五十肩。以肩部逐渐产生疼痛，夜间为甚，逐渐加重，肩关节活动功能受限而且日益加重。以肩关节疼痛和活动不便为主要症状。本病的好发年龄在 50 岁左右，女性发病率略高于男性，多见于体力劳动者。肩关节可有广泛压痛，并向颈部及肘部放射，还可出现不同程度的三角肌的萎缩。中医认为此病多因人过中年阳气虚弱，正气渐损，肝肾不足，气血虚弱，营卫失调，及外感风湿寒邪。病位在肩部筋肉，与手三阳、手太阴经密切相关，基本病机是肩部经络不通或筋肉失于气血温煦和濡养。

一、毫针刺

主穴：肩髃、肩髎、肩贞、肩前、阿是穴、条口、承山。

配穴：风寒湿型配合谷、风池。气滞血瘀配内关、膈俞。气血虚弱配足三里、气海、阳陵泉（健侧）。

操作：足三里、气海用补法；余均用泻法，条口穴透刺承山穴。主穴先刺远端，用运动针法。优先使用温针、艾灸。凝固期及恢复期建议结合用运动针法。恢复期以补法为主，兼以泻法祛邪。

二、耳针

患侧耳穴肩、肩关节、锁骨，兼有肘以下症状者，配患侧耳穴肘、腕、指。毫针刺，进针后，用小幅度的捻转手法捻 5 ～ 7 次，留针 30 分钟。留针期间，嘱患者不断地或间歇地做患肩部的活动。

三、穴位注射

穴位：肩髃、肩髎、阿是穴。

药物：清风痛灵注射液。

操作：患者取侧卧位，充分暴露施术部位，局部常规消毒后，快速刺入皮下组织，然后将注射器做提插动作，得气后回抽未见回血，即可缓缓注入药物，每个部位注射 0.5 ～ 1mL，每次选取 3 ～ 5 个穴位。

四、小针刀

穴位：喙突点、结节间沟、肱骨大结节外下部小圆肌止点、肩胛骨外缘压痛点、冈上窝最外缘与冈上肌腱腹结合部。

操作：患者取坐位，患侧上肢垂放在腿上，一般选以上 5 个点作为针刀进针点。常规消毒，铺无菌巾后进针。①喙突点：左手拇指扪及喙突，指尖顶住下缘，右手持针，刀口线与臂丛走向平行，针体向内下方倾斜 60°，紧贴喙突外上缘排切 2 ～ 3 刀，松解挛缩的喙肱韧带，深度达韧带深面 1cm。②结节间沟：刀口线与肱二头肌长头腱平行，针刀体与该平面垂直，刺入肌腱深面，在间沟骨槽面做纵行疏通，横行剥离各 1 次即可。③肱骨大结节外下部小圆肌止点：刀口线与上臂平行，针刀体与大结节骨面垂直，刺达骨面后排切 3 刀即可。④肩胛骨外缘压痛点，即大圆肌起点：刀口线与小圆肌肌纤维平行，针刀体与腋下皮面呈 75°刺入，达肩胛骨外缘骨面，做纵行疏通与横行剥离，亦可切开 2 ～ 3 刀。⑤冈上窝最外缘与冈上肌腱腹结合部：在肩峰内缘 1.5cm 处进针刀，刀口线与冈上肌走向平行，针体向外下倾斜 15°，深达冈上窝骨面，将冈上肌的腱腹结合部沿骨面铲起松解，术毕，贴创可贴。

五、浮针

局部常规消毒后，医者右手拇、示、中指夹持针柄，左手拇、示指夹持针身，双手协同用力，速针入皮下，然后右手持针，沿皮下疏松结缔组织向前推进，可看到皮肤呈线状隆起。进针过程中，没有酸麻胀沉重的感觉，如出现酸麻胀沉，说明针入肌层，进针太深，如出现疼痛，多为针入皮内，进针太浅，均需重新调整深浅度，再向前运针。针刺到位后，以进针点为支点，右手持针，沿局部皮肤平面来回摆动，使针尖在皮下做扇形运动，幅度尽量大，同时左手不断按压病痛点，或用拇指沿针尖方向病痛处皮肤循抹，以增强疗效，多数患者疼痛可明显减轻，活动有所改善，运针完毕后出针；也可留置套管 24 小时，肩部可做日常活动和功能锻炼，以提高疗效，针刺每天 1 次或 2 天 1 次。

六、推拿（图 8-73）

急性期选择轻柔理筋手法，如擦法、

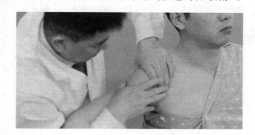

图8-73　肩关节摇法

揉法等，并点按局部穴位如肩井、肩后、天宗、肩髃、曲池等。粘连期使用点、按、弹拨等较深透的手法，适当使用活动关节类手法松解粘连。恢复期用擦法、点按、弹拨及摇摆类手法。

第十六节　网球肘

网球肘又称为"肱骨外上髁炎"，是临床上的常见病，好发于35～50岁，男女比例相近。网球肘不仅存在于网球运动员，也存在于手工劳动者、家庭妇女等群体。网球肘组织学改变主要是肌腱的退变，而并非肌腱炎症。网球肘主要表现为桡侧腕短伸肌起点压痛，握力下降，慢性病程可出现轻度屈曲挛缩，抗阻伸腕阳性，牵拉实验阳性，可严重影响患肢的功能。

中医认为肱骨外上髁炎属于"伤筋"中"肘劳"范畴，病因多考虑由肘腕关节长期劳损，加之感受风寒热之邪凝聚肘节，以致风寒痹阻脉道，经筋脉络不和，气血运行不畅所致；或素体久病化热，湿热煎熬津液，筋脉失濡养而致病。病位在肘部手三阳经筋。基本病机是筋脉不通，气血痹阻。

一、毫针刺

主穴：阿是穴、曲池、阳陵泉（对侧）。

配穴：手阳明经筋证配手三里、合谷；手太阳经筋证配阳谷、小海；手少阳经筋证配外关、天井。

操作：毫针泻法。先针阳陵泉穴处压痛点（多在腓骨小头），同时活动肘关节。再针肘部压痛点，采用多向透刺法，可加温和灸，或加电针。

二、一针疗法

穴位：对侧肘灵穴（阳陵泉上方腓骨小头处）、局部阿是穴。

操作：在肘灵穴、局部阿是穴直刺0.5～1寸，两穴加电针密波20分钟，起针后局部刺络拔罐。

三、小针刀（图8-74）

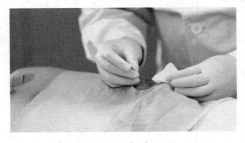

图8-74　网球肘小针刀

患者取坐位，患肢屈肘90°放于治疗床上，找肱骨外上髁最痛点作为针刀进针点。消毒后进针，刀口线与腕背伸肌纤维方向一致，针体垂直于皮肤，针口刺达骨面，纵行疏通剥离。有软组织变性纤维化硬节者，可稍提针刀，依损伤范围大小散切几刀，将腱膜和深筋膜切开。每周 1 次，共 2 次。

四、穴位注射（图 8-75）

穴位：阿是穴。

药物：1% 利多卡因、维生素 B_{12} 注射液。

操作：每穴注射 0.5 ～ 1mL，每日或隔日 1 次。

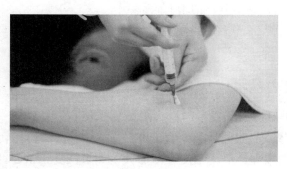

图 8-75　网球肘穴位注射

五、隔姜灸（图 8-76）

穴位：局部压痛点、曲池穴、天井穴。

操作：每日或隔日 1 次。

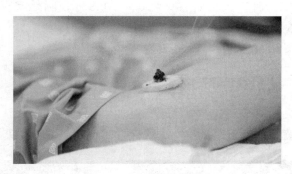

图 8-76　网球肘隔姜灸

六、推拿

急性期手法宜轻柔，以拇指按揉肱桡肌为主要治疗部位，先按揉肱桡肌再按揉肱骨外上髁，最后为掌根擦和弹拨肘关节。点按手三里、曲池、外关、曲泽等穴位。迁延期手法重在局部点按，并按照前臂肌纤维方向进行拇指推法和拇指弹拨，掌根揉前臂；术者一手握紧患者肘部（拇指按压肘外侧），另一手握手腕，屈曲并旋前臂，以松解粘连。点按手三里、曲池、外关、曲泽等穴位。

第十七节 急性腰扭伤

急性腰扭伤是腰部肌肉、筋膜、韧带等软组织因外力作用突然过度牵拉导致的急性损伤。常发生于搬抬重物、弯腰姿势不当、跳跃或跌仆损伤。主要症状表现为腰部疼痛，活动受限，不能挺直，俯、仰、扭转困难，甚至不能行走，严重者深呼吸、咳嗽、打喷嚏时疼痛均可加重。

中医俗称"闪腰""岔气"。中医认为本病位在腰部经筋，与膀胱经、督脉关系密切。

一、一针疗法

穴位：病在督脉取后溪或水沟；病在脊旁，取手三里。

操作：微握拳，取双侧后溪，直刺 0.5～1 寸，行快速捻转强刺激手法，同时嘱患者慢慢活动腰部，活动幅度逐渐加大，如果恢复正常起针即可。水沟穴向上斜刺 0.3～0.5 寸，雀啄手法强刺激，同时嘱患者活动腰部同上。手三里直刺 1～1.5 寸，行提插捻转强刺激手法，同时嘱患者活动腰部同上。

二、毫针刺

穴位：腰痛点、阿是穴、委中、后溪、腰夹脊、肾俞。

操作：患者取俯卧位，腰痛点直刺 0.5～0.8 寸，阿是穴直刺 1.2～1.5 寸，委中直刺 1～1.5 寸，后溪直刺 0.5～1 寸，腰夹脊直刺 1.2～1.5 寸，行泻法，亦可配合电针，留针 30 分钟，起针后可配合拔罐。

三、刺络拔罐（图 8-77）

穴位：腰阳关、阿是穴、委中、腰痛点。

操作：用三棱针点刺出血，或用皮肤针重叩至出血，加拔火罐。

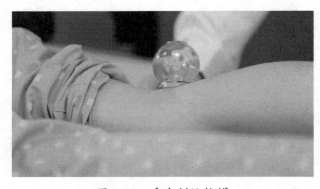

图8-77 委中刺络拔罐

四、浮针（图 8-78）

穴位：腰部 MTrP 点（腰部压痛点）。

操作：患者取俯卧位，在腰部找阳性反应点（压痛最明显处），做好标记，在反应点左、右距离 4 ～ 6cm 处，常规消毒，以此为进针点。用 M 号浮针，装入浮针进针器，针尖对准反应点，快速平刺进针，沿着皮下平行进针 3 ～ 4cm，确认患者无明显疼痛感及不适，进行扫散 2 ～ 3 分钟。扫散后，固定浮针针身，嘱患者下床站立位，做再灌注治疗，方法如下：嘱患者双脚提起以脚尖着地，坚持 20 秒，反复 3 遍。若症状改善不明显，可反复运针，反复再灌注。治疗结束，患者取俯卧位，拔出浮芯，无菌敷贴固定针柄，留置 6 ～ 24 小时后拔除。

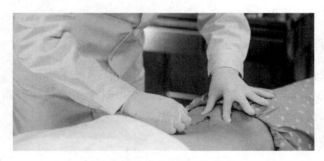

图8-78　急性腰扭伤浮针

五、穴位注射（图 8-79）

穴位：阿是穴或腰夹脊穴。

药物：1% 普鲁卡因注射液（或加入 1mL 维生素 B_{12} 注射液）。

操作：进针 1 ～ 1.5 寸，得气后缓慢推入药液。

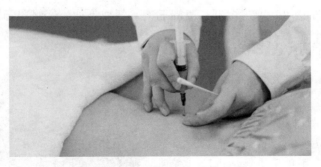

图8-79　急性腰扭伤穴位注射

六、中药药包烫熨

药物：延胡索、苏子、炒决明子、炒菟丝子、补骨脂、炒芥子各等份。

操作：上述药物装入 30cm×25cm 的布袋中。将布袋放入微波炉内，中高火加热 2 ～ 3 分钟；或者用铁锅将中药炒热后装入布袋中。将热好的布袋敷于病患部位，并揉按 3 分钟。热敷时间 20 ～ 30 分钟，每日治疗 2 ～ 3 次。

七、推拿

穴位：腰部、阿是穴、肾俞、命门、腰阳关、大肠俞、委中、承山。

操作：患者取俯卧位。用擦法、按揉法作用腰部 6 ～ 8 分钟。寻找阿是穴，予按压弹拨法，以轻柔为主，时间约 5 分钟；点按肾俞、命门、腰阳关、大肠俞、委中、承山，各约 2 分钟。以肌肉痉挛型为主者，治疗时间控制在 15 分钟内；以关节型疼痛明显者，予腰部斜扳法。再以擦法擦腰部，以透热为度。

附：关节整复法

腰椎采用旋转复位法，即患者取坐位，医者在后一手拇指按住目标节段的棘突，另一手从患者前部穿过夹住对侧肩部，使患者缓慢做脊柱前屈，当拇指感到棘突间隙张开时，稳住此幅度，同时使患者做最大幅度的脊柱旋转，常可听到复位的弹响声。

第十八节　腰肌劳损

腰肌劳损又称功能性腰痛、慢性下腰损伤等，指腰部肌肉、筋膜、韧带等组织的慢性疲劳性损伤，临床主要表现为腰骶部或腰部出现酸痛及胀痛感。

中医学将其归为"痹症""腰痛"等范畴，认为本病为平素肾气不足，劳累过度，或同时外感风、寒、湿邪，凝滞筋肉，气血不通，经络阻滞而致。

一、毫针刺（图 8-80）

穴位：肾俞、大肠俞、委中、阿是穴。

操作：取俯卧位，常规消毒后，术者左手腰部上定位，取肾俞、大肠俞、委中和阿是穴。右手单手进针法进针，直刺 1 ～ 1.5 寸，得气后肾俞、大肠俞行补法，委中、阿是穴行泻法，留针 30 分钟。急性腰痛，痛势剧烈者，可配以电针。寒湿腰痛、肾虚腰痛者，可加用灸法。

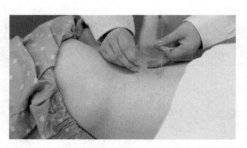

图8-80　针刺肾俞、大肠俞

二、拔罐

穴位：肾俞、大肠俞、阿是穴。

操作：取俯卧位，充分暴露腰背部，迅速拔罐于肾俞、大肠俞、阿是穴上，留罐5～10分钟起罐，常规消毒。瘀血腰痛和寒湿腰痛可行刺络拔罐。

三、腕踝针

穴位：下6区。

操作：一侧腰痛取同侧腕踝针下6区（外踝上3横指，跟腱的外前缘），双侧病变取双侧。选定进针点后，常规皮肤消毒，选择1.5寸毫针，一手固定进针部位，一手持针，针身与皮肤成15°～30°角快速刺入真皮下，然后压平针身，使针身循肢体纵轴沿真皮下缓慢刺入1.5寸，以针下松软、无针感，无任何疼痛感为宜，固定针身。留针24～48小时。如进针觉痛，应退针至皮下，重新调整方向与角度再行刺入，并检查针尖是否沿纵行直线方向进入。病程短者留针30分钟，病程长者留针1～2小时，留针期间，嘱患者尽量活动腰部。

四、三棱针

穴位：腰部压痛点、委中穴。

操作：针刺前，在预定针刺部位上下用左手拇指向针刺处推按，继而用碘酒及75%医用酒精棉球消毒，针刺时左手拇、食、中三指夹紧被刺部位，右手持三棱针对选定部位刺入3～5mm深，随即将针迅速退出，轻轻挤压针孔周围，使出血少许（1～3mL），如疼痛明显者，可在每个进刺点拔罐5～10分钟，让其血流尽出而止。

五、推拿

穴位：腰部、骶部，三焦俞、肾俞、气海俞、大肠俞、关元俞、志室、环跳、秩边。

手法：按揉法、按法、压法、拨法、斜扳法、擦法、拍打法。

操作：患者取俯卧位。医者用掌根按揉法沿腰部两侧足太阳膀胱经从上而下施术6～8分钟。用掌根在痛点周围按揉2～3分钟。以双手拇指或肘尖按、压两侧三焦俞、肾俞、气海俞、大肠俞、关元俞、志室、环跳（图8-81）、秩边穴，每穴1～2分钟，以酸胀为度。用拇指拨痉挛的条索状筋肉约2分钟，见图8-82。患者侧卧位，患侧下肢在下，施腰椎斜扳法。患者取俯卧位，用掌擦法直擦腰部两侧膀胱经，横擦腰骶部，均以透热为度。用拍法拍腰骶部，约1分钟。

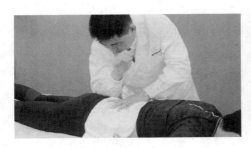

图8-81　肘点环跳穴

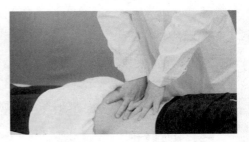

图8-82　拇指弹拨竖脊肌

第十九节　腰椎间盘突出症

腰椎间盘突出症是由于腰椎间盘逐渐退变，再加外力、劳损的因素，导致纤维环破裂，髓核从破裂处突出或脱出，压迫腰神经根或马尾神经等组织，而出现腰骶部酸痛、下肢疼痛、麻木甚至肌肉瘫痪等一系列临床症状的病证。

本病归属于中医学"腰痛""痹症"的范畴。多因风寒湿邪、跌仆劳损或肾气不足而致气血凝滞、筋脉不利。

一、毫针刺（图8-83）

主穴：委中、腰阳关、肾俞、大肠俞、秩边、环跳、承扶、阳陵泉、夹脊穴、阿是穴。

配穴：寒湿腰痛配腰俞；瘀血腰痛配膈俞；肾虚腰痛配命门。

操作：毫针针刺，寒湿、肾气阳虚者加灸法；血瘀者毫针针刺用泻法；肾阴虚者用平补平泻法。

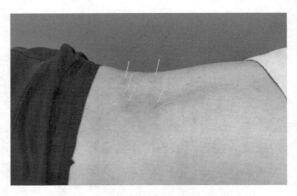

图8-83　腰椎间盘突出症毫针刺

二、浮针（图8-84）

1.根据主诉查找患肌。主要嫌疑肌：竖脊肌、腰方肌、臀中肌、臀大肌、臀小肌、梨状肌、股二头肌、腓肠肌等。

2.选取进针点，进行扫散及相应再灌注活动（具体操作参考《浮针医学纲要》）。

3.处理局部患肌前，可配合"远程轰炸"：如在腓骨长肌或腓肠肌的下方，由下向上进针，配合再灌注活动。

4.注意休息。病情较重，压迫脊髓时建议专科治疗。

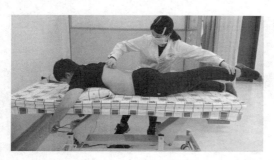

图8-84　腰椎间盘突出症浮针疗法

三、推拿

穴位：腰阳关、肾俞、大肠俞、居髎、环跳、承扶、委中、承山、阳陵泉、悬钟、昆仑、阿是穴及腰臀、下肢后外侧。

操作：一指禅推、㨰、按揉、按压、拔伸、牵抖、扳、踩跷等手法。

四、穴位注射（图8-85）

穴位：肾俞、大肠俞、阿是穴。

药物：维生素 B_{12} 注射液。

操作：快速针刺入皮下，提插刺激；得气后回抽无血方可将药物缓慢推入。每穴 0.5 ～ 2mL。每日 1 次。

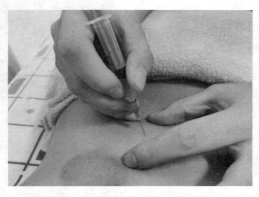

图8-85　腰椎间盘突出症穴位注射

五、拔罐（图 8-86）

穴位：膀胱经腧穴为主，配合其他阿是穴。

操作：一手以持针器或血管钳夹住 95% 的医用酒精棉球，一手持罐，罐口朝下，点燃后将火深入罐内后退出，迅速将罐扣在选定部位。切勿较长时间停留于罐口及罐内，以免烫伤皮肤。

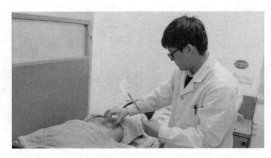

图8-86　腰椎间盘突出症拔罐

第二十节　第三腰椎横突综合征

第三腰椎横突综合征是指第三腰椎横突及周围软组织的急、慢性损伤，刺激腰脊神经而引起腰臀部疼痛的综合征。

本病属中医学"腰痛"范畴。中医认为本病的发生是由于先天禀赋不足，复因受寒、急性损伤或慢性劳损所致。第三腰椎横突周围筋脉受损，局部气血瘀滞，不通则痛而发病。

一、毫针刺（图 8-87）

主穴：阿是穴、腰夹脊穴、腰阳关、命门。

配穴：如疼痛向下肢放射配足太阳经秩边、殷门、承扶、委中，或足少阳经环跳、风市、膝阳关。

操作：取压痛最明显处阿是穴，用毫针以 45°角进针后，深刺至第三腰椎横突。在其上、下各选阿是穴，行傍针刺。

图8-87　第三腰椎横突综合征毫针刺

二、浮针（图 8-88）

1. 根据主诉查找患肌。主要嫌疑肌：腰方肌、竖脊肌等。

2.选取进针点，进行扫散及相应再灌注活动（具体操作可参考《浮针医学纲要》）。

3.处理局部患肌前，可配合"远程轰炸"：如在腓骨长肌或腓肠肌的下方，由下向上进针，配合再灌注活动。

4.注意休息。避免久坐久站及长期反复的过度腰部运动。

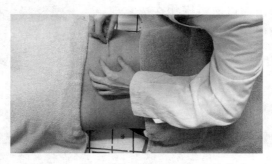

图8-88　第三腰椎横突综合征浮针疗法

三、推拿

穴位：肾俞、大肠俞、秩边、环跳、委中、承山及腰臀部。

手法：滚、按、揉、弹拨、推、擦法等手法。

四、小针刀

常规消毒后，在痛点处进针并松解。

五、穴位注射（图8-89）

穴位：腰夹脊穴、阿是穴。

药物：维生素 B_{12} 注射液。

操作：快速针刺入皮下，提插刺激，得气后回抽无血方可将药物缓慢推入。每穴 0.5 ～ 2mL。每日 1 次。

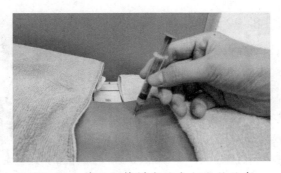

图8-89　第三腰椎横突综合征穴位注射

六、拔罐（图 8-90）

穴位：阿是穴。

操作：一手以持针器或血管钳夹住 95%
的乙醇棉球，一手持罐，罐口朝下，点燃后
将火深入罐内后退出，迅速将罐扣在选定部
位。切勿较长时间停留于罐口及罐内，以免
烫伤皮肤。

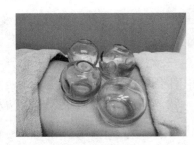

图8-90　第三腰椎横突综合征拔罐

第二十一节　足跟痛

足跟痛是指跟骨结节周围慢性劳损所引起的以疼痛、行走困难为主要表现的
一种病证。足跟痛是指各种足跟疾病所引起的一种症状，临床以跟骨结节骨刺所
致的足跟痛最常见。

本病属中医学"骨痹"范畴，认为该病的形成是以肝肾亏虚、气血失和、
筋脉失养为先决条件，复因风、寒、湿邪侵袭及外伤、劳损等致使气血阻滞
而成。

一、毫针刺（图 8-91）

穴位：太溪、照海、昆仑、申脉、悬钟、
阿是穴。

配穴：痛及小腿配承山、阳陵泉；气虚配
脾俞、足三里；血瘀配膈俞、太冲；肝肾不足
配肝俞、肾俞、复溜。

操作：太溪、昆仑常常采取互相透刺法；
申脉、照海则刺向跟底部；其他穴位常规针刺，
针灸并用可增强疗效。

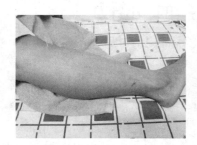

图8-91　足跟痛毫针刺

二、浮针（图 8-92）

1. 根据主诉查找患肌。主要嫌疑肌：腓肠
肌、比目鱼肌等。

2. 选取进针点，进行扫散及相应再灌注活
动（具体操作可参考《浮针医学纲要》）。

3. 走路时穿软底鞋为主，不能穿高跟鞋。
加强小腿部肌肉的功能锻炼。

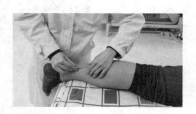

图8-92　足跟痛浮针疗法

三、推拿

穴位：太溪、照海、然谷、昆仑、仆参、涌泉及患部周围。

手法：擦、点、按、揉、擦等手法。

四、穴位注射（图8-93）

穴位：肾俞、大肠俞、阿是穴。

药物：维生素 B_{12} 注射液。

操作：快速针刺入皮下，提插刺激，得气后回抽无血方可将药物缓慢推入。每穴 $0.5 \sim 2mL$。每日一次。

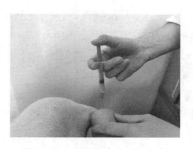

图8-93　足跟痛穴位注射

五、艾灸（图8-94）

穴位：太溪、昆仑、申脉、照海、阿是穴。

操作：用棉签蘸取红花油，涂在选取的穴位处，放上麦粒大小的艾炷，用准备好的香点燃艾炷，待艾炷将要燃尽或患者感觉到疼痛时，迅速夹走；更换新的艾炷，操作如前。一般可灸 $3 \sim 7$ 壮。

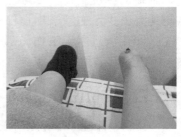

图8-94　足跟痛艾灸法

第二十二节　踝关节扭伤

踝关节扭伤是指足过度内翻或外翻引起踝部韧带、肌腱、关节囊等软组织损伤。临床以踝部肿胀、疼痛、运动功能受限为主要表现。

本病属中医"踝缝筋伤"范畴，认为本病是由外伤引起的踝部经筋、络脉及筋肉损伤，以致经气运行受阻、气血壅滞局部所致。

一、毫针刺（图8-95）

穴位：阿是穴、解溪、昆仑、申脉、照海、丘墟。

操作：各部腧穴按常规操作；在远端部位行针时，应配合做扭伤部位的活动；陈旧性损伤可在针刺的基础上加刺络放血。

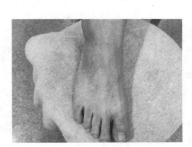

图8-95　踝关节扭伤毫针刺

二、浮针

1.根据主诉查找患肌。主要嫌疑肌为腓肠肌、比目鱼肌、腓骨长肌、胫骨前肌、趾长伸肌等。

2. 选取进针点，进行扫散及相应再灌注活动（具体操作可参考《浮针医学纲要》）。

3. 治疗或半个月内少走路，可使用护踝相对固定踝关节。

4. 对于急性踝关节扭伤，在扭伤发生的 24 小时内，不建议浮针治疗，可用冰敷，并抬高脚面卧床休息；24 小时后可用浮针治疗，进针点选在红肿区域外，对准患肌处理。对于陈旧性踝关节扭伤，可以边扫散边让患者脚尖着地下蹲。

三、刺络放血（图 8-96）

取扭伤部位相关腧穴或阿是穴。用三棱针点刺血络，深度为 2 ～ 3mm，随后立即将针退出，使其流出少量血液，出血停止后，再用消毒棉球按压针孔。适用于新伤局部血肿明显、陈旧瘀伤久留、寒邪袭络等症。

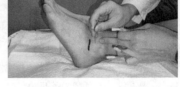

图 8-96　踝关节扭伤刺络放血

四、穴位注射（图 8-97）

药物：维生素 B_{12} 注射液。

操作：快速针刺入阿是穴皮下，提插刺激，得气后回抽无血方可将药物缓慢推入。每穴 0.5 ～ 2mL。每日 1 次。

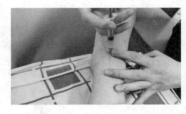

图 8-97　踝关节扭伤穴位注射

五、艾灸

用棉签蘸取红花油，涂在踝关节局部，放上麦粒大小的艾炷，用准备好的香点燃艾炷，待艾炷将要燃尽或患者感觉到疼痛时，迅速夹走；更换新的艾炷，操作如前。一般可灸 3 ～ 7 壮。适用于恢复期。

六、中药外敷

急性期可选用大黄、黄连、黄柏、栀子，上述诸药研磨为粉，用凡士林调成糊状外敷患处，每日 1 次。

第二十三节　腱鞘囊肿

腱鞘囊肿是发生于关节或腱鞘附近的囊性肿物，内含无色透明或微呈白色、淡黄色的浓稠黏液，有单房性和多房性之分。

本病属中医学"筋结""筋瘤"的范围。多因过度劳累，外伤筋脉，或因经久站立、扭伤等致筋脉不和、气血运行失畅，阻滞于筋脉络道而成。

一、毫针刺（图8-98）

主穴：囊肿局部（阿是穴）。

配穴：上、下肢酸痛无力者可按酸痛部位循
经选取相应腧穴。

操作：用毫针在囊肿四周成45°角分别向
囊底刺入，穿透囊壁，留针15分钟。出针时
摇大针孔，将囊液全部挤出，用消毒纱布加压
敷盖。

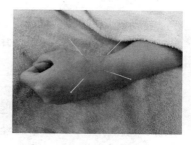

图8-98　腱鞘囊肿毫针刺

二、三棱针

暴露患处，常规消毒，术者以左手拇指、食指挤住囊肿，将内容物推至一
边，避开血管及肌腱，使囊肿凸起，然后用三棱针自囊肿顶部刺入，并向四周深
刺，勿使囊壁刺破，迅速用力挤出浓稠胶冻状物体。加压包扎3～5天。

三、火针

在囊肿上选2～3个点做标记，待火针烧红后，迅速点刺。出针后，用手指
由轻而重挤出囊液，并用消毒纱布加压敷盖。

四、推拿

穴位：囊肿周围相应穴位。
手法：按压、叩击类手法。

第二十四节　月经不调

月经不调是以月经周期、经期、经量、经色、经质等发生异常为主症的月经
病。根据月经周期异常可分为月经先期（经早）、月经后期（经迟）、月经先后无
定期（经乱）；根据经量异常可分为月经过多（经多）和月经过少（经少）；根据
行经时间及经间期异常情况可分为经期延长和经间期出血。虽然月经不调有以上
多种分类，但临床上多种月经不调的情况也常并见。

月经不调的主要病因为寒热湿邪侵袭，内伤七情，房劳多产，饮食不节，劳
倦过度和体质因素等；本病病位在胞宫，与肾、肝、脾三脏及冲、任二脉功能失
调有关。基本病机冲任失调。

西医学多见于功能失调性子宫出血、子宫发育不良、盆腔炎或子宫肿
瘤等。

一、毫针刺

1. 月经周期异常

主穴：子宫、关元、三阴交、交信。

配穴：肾气不足配肾俞；血热内扰配行间。

操作：于月经来潮前 5 ～ 7 日开始治疗，行经期间不停针，至月经结束为 1 个疗程。若经行时间不能掌握，可于月经干净之日起针灸，隔日 1 次，直到月经来潮。连续治疗 3 ～ 5 个月经周期。气不摄血、血寒凝滞，腹部穴可加灸法。肾气不足，关元、肾俞可加灸法。血热内扰，行间可点刺出血。

2. 月经量异常

主穴：子宫、气海、血海、三阴交。

配穴：气不摄血配百会、足三里；阳虚血寒配命门、足三里。

操作：于月经来潮前 5 ～ 7 日开始治疗。气不摄血、阳虚血寒，腹部穴位及百会、命门、足三里可用灸法。

3. 行经时间及经间期异常

主穴：子宫、气海、足三里、关元、三阴交。

配穴：气虚配脾俞；肝郁配肝俞、太冲；肾虚配肾俞、太溪。

操作：于月经来潮前 5 ～ 7 天开始治疗。气虚气海、关元、足三里、脾俞可用灸法。

二、耳针

肝、脾、肾、子宫、皮质下、内分泌。毫针中度刺激，亦可用耳穴贴压法。

三、皮肤针

腰椎至尾椎、下腹部任脉、肾经、脾经、肝经循行线。轻轻叩刺，以局部皮肤潮红为度。

四、推拿

1. 腹部

穴位：关元、气海、中极。

手法：一指禅推法、摩法、揉法。

操作：患者仰卧位，医生坐于一侧。①先用一指禅推法或揉法于气海、关元、中极等穴操作，每穴约 1 分钟；②然后用掌摩法顺时针方向摩小腹治疗，时间 6 ～ 8 分钟。

2. 腰背部

穴位：脾俞、肝俞、肾俞。

手法：按揉法、一指禅推法。

操作：患者取俯卧位。①医生用一指禅推法施术于背部两侧膀胱经，重点在脾俞、肝俞、肾俞等处，时间 3 ～ 5 分钟；②然后用按揉法在脾俞、肝俞、肾俞等穴操作，每穴约 1 分钟。

3. 下肢部

穴位：三阴交、太冲、太溪。

手法：按揉法。

操作：患者仰卧位。医生用手指按揉三阴交、太冲、太溪等穴，每穴约 1 分钟，以酸胀为度。

第二十五节 痛 经

妇女正值经期或行经前后，出现周期性小腹疼痛，或痛引腰骶，甚至剧痛晕厥者，称为"痛经"。亦称"经行腹痛"。本病以经行期或行经前后，小腹疼痛，可掣及全腹、或腰骶部、或外阴及肛门坠痛。疼痛剧烈者，可出现面色苍白，冷汗淋漓，手足厥冷。

痛经的发生饮食生冷、情志不畅、起居不慎、先天禀赋等因素有关。本病病位在胞宫，与冲、任二脉及肝、肾关系密切。基本病机是不通则痛或不荣则痛。胞宫的气血运行不畅，则不通则痛；胞宫失于濡养，则不荣则痛。

西医学多见于原发性痛经、子宫内膜异位症、子宫腺肌病及盆腔炎性疾病等。

一、毫针刺

主穴：中极、三阴交、地机、十七椎、次髎。

配穴：气滞血瘀配太冲、气海；寒湿凝滞配关元、归来；气血虚弱配气海、血海，肝肾亏虚配肾俞、太溪、肝俞。

操作：针刺中极，宜用连续捻转手法，使针感向下传导。寒湿凝滞、气血虚弱、肝肾亏虚，宜加灸法。疼痛发作时可用电针。发作期每日治疗 1 ～ 2 次，非发作期可每日或隔日 1 次。

二、耳针

子宫、卵巢、内分泌、交感、皮质下。每次选用 2 ～ 4 穴，采用磁珠贴压，双耳交替。

三、穴位贴敷

穴位：子宫、三阴交、气海、阿是穴。

操作：采用活血止痛橡皮膏，痛经发作时进行敷贴，1～3 天更换 1 次，直至疼痛症状消除。

四、热敏灸

穴位：神阙、气海、关元、肾俞、命门、八髎、阿是穴。

操作：以上诸穴以回旋灸、循经往返灸、雀啄灸、定点灸 4 个步骤施灸，至灸感消失为度。每天 1 次，10 次为 1 疗程。

五、推拿

1. 腹部

穴位：气海、关元、阿是穴。

手法：一指禅推法、按法、揉法、拿法、摩法。

操作：患者取仰卧位。①轻刺激手法：先按揉、拿捏腹部，以放松腹部肌肉，再沿腹部任脉、肾经、脾经、胃经由上往下用一指禅推法；②重刺激手法：点按气海、关元及阿是穴等（实证疼痛拒按者除外），以得气为度；③轻刺激手法同上；④结束手法：用掌摩法摩腹，实证顺摩，虚证逆摩，时间约 5 分钟。

2. 腰背部

穴位：肝俞、膈俞、脾俞、胃俞、肾俞、腰阳关、八髎、阿是穴。

手法：按揉法、擦法、点按法、弹拨法、擦法、拍法。

操作：患者取俯卧位。①轻刺激手法：用按揉法、擦法等作用于腰骶部，尤其是两侧膀胱经，以放松局部肌肉；②重刺激手法：用点按法、弹拨法等施术于以上诸穴，以得气为度；③轻刺激手法同上；④结束手法：竖擦腰背部，横擦肾俞 – 命门线，横擦八髎，以透热为度，最后以拍打法结束。

3. 下肢部

穴位：血海、足三里、阴陵泉、阳陵泉、三阴交、太冲、太溪。

手法：擦法、按揉法、拿法、点按法、弹拨法、拍打法。

操作：患者取仰卧位。①轻刺激手法：先用擦法、揉法、拿法等手法作用于下肢部，以放松局部肌肉。②重刺激手法：用点按法、弹拨法等施术于以上诸穴，以得气为度。③轻刺激手法同上。④结束手法：用拍法由上往下拍打腿部 3 遍，再顺经捋 3 遍。

第二十六节　乳　癖

乳癖是非炎症、非肿瘤的乳腺内组织良性增生性疾病，其特点是单侧或双侧乳房疼痛并出现肿块，乳痛和肿块与月经周期及情志变化密切相关，是中青年女性的常见病和多发病。少数病例可发生癌变。本病发生多因情志内伤、忧思恼怒等因素有关。病位在乳房，基本病机是气滞痰凝，冲任失调。

西医学多见于乳腺小叶增生、乳房囊性增生、乳房纤维瘤等。

一、毫针刺

主穴：乳根、人迎、足三里、期门、膻中。

配穴：气滞痰凝配内关、太冲；冲任失调配血海、三阴交。

操作：毫针常规刺，泻法或平补平泻法。乳根、膻中均可向乳房肿块方向斜刺或平刺，刺人迎时应避开颈动脉，不宜深刺。

二、热敏灸

1.膻中、天池（患侧）双点温和灸 自觉热感透入深部，或热感扩至整个乳房，或出现表面不（微）热深部热现象，灸至热敏灸感消失为度。

2.中脘穴单点温和灸 自觉热感透入上腹部，或出现表面不（微）热深部热现象，灸至热敏灸感消失为度。

3.膈俞穴双点温和灸 自觉热感深透或两侧扩散至胸部，灸至热敏灸感消失为度。

4.肝俞穴双点温和灸 自觉热感深透至腹腔或扩散至腰背部，灸至热敏灸感消失为度。

5.肩贞穴双点温和灸 可出现深部热或酸胀或热流向上肢传导等现象，灸至热敏灸感消失为度。

每次选取上述2组穴位，每2天1次，共15次，以后每月月经前灸4次。

三、药线点灸

采用患处梅花穴（即定准肿块四周为4个穴位，再加中间1个穴位），还可选加膻中、期门、丰隆、足三里。每天1次，10天为1个疗程，经期停灸。

四、中药外敷

药物：芒硝200g，冰片10g，黄柏30g。或阳和解凝膏掺黑退消或麝香散盖贴，或大黄粉醋调外敷。

操作：先将黄柏焙干，再与芒硝、冰片共研细末。以上为3～5次用量，视肿块大小而定。用时取药1份平铺在三层纱布上，其范围与肿块大小相似，包起敷于患处，再用乳罩固定。待粉末变硬后更换一份。一般敷3～4日即可。

五、推拿

1.腹部

穴位：乳根、膻中、中脘、天枢、气海。

手法：揉、摩、推、捻，按揉。

操作：患者仰卧位。①轻刺激手法：先揉、摩乳房及周围，约2分钟。②重刺激手法：点按乳根、膻中、中脘、天枢、气海，每穴约分1钟，以酸胀为度。③轻刺激手法：揉、摩乳房及周围，约2分钟。④结束手法：顺时针摩胃脘部及腹部，分别为5分钟。

2. 腰背部

穴位：肝俞、脾俞、胃俞。

手法：一指禅推法、滚法、点按法、拍法。

操作：患者取俯卧位。①轻刺激手法：先用一指禅推或滚背部膀胱经第1、2侧线，反复操作。②重刺激手法：用拇指点按、弹拨肝俞、脾俞、胃俞，每穴2分钟，以酸胀为度。③轻刺激手法：重复第一步操作；骨关节类手法：患者取坐位，用扩胸扳法整脊。④结束手法：由上向下拍打背部，并顺经捋3～5遍。

扩胸扳法：①预备姿势：患者取坐位，两手指相交叉，扣置于枕部。医生在其背一脚站地，一脚足掌踏放在患者坐凳之后缘，用膝部顶在两肩胛骨之间第5～7胸椎棘突处，用双手握住其肘部。②动作姿势：医生用两手握住其双肘，拉动双臂，使患者配合呼吸，反复做前俯后仰时呼气与挺胸时吸气动作，待其放松后，将两臂向后展拉，使其挺胸及双臂后伸至"扳机点"位后，术者双手同时向后发力，快速小幅度地将两肘向后扳动，同时，膝部用力向前顶推其后背。

3. 肩、项及上肢部

穴位：风池、肩井、天宗、曲池、内关。

手法：按揉法、拿法、点按法。

操作：患者取坐位。①轻刺激手法：先用滚法放松肩、项部，再用揉、拿法放松上臂部。②重刺激手法：点按、弹拨风池、肩井、天宗、曲池、内关，每穴约半分钟，以酸胀为度。③轻刺激手法：按揉其风池穴；再沿颈椎两侧向下到大椎两侧，往返按揉30遍。④结束手法：拿风池、肩井。

4. 下肢部

穴位：下肢内侧足三阴经及外侧胆、胃经诸穴。

手法：滚法、揉法、抖法、搓法。

操作：患者仰卧位。①轻刺激手法：先用滚法或揉法放松下肢内外侧。②重刺激手法：点按、弹拨下肢内侧足三阴经及外侧胆、胃经诸穴，以酸胀为度。③轻刺激手法：重复第一步操作。④结束手法：用搓法、抖法作用于下肢。

第二十七节　小儿遗尿

遗尿是指3周岁以上小儿睡中小便自遗，醒后方觉的一种病证。本病男孩多于女孩，多有家族史，病程较长。很多患儿智力与体能并无异常，也无其他症状。经常遗尿可能对小儿身心产生不利影响，使之自卑。本病发生与禀赋不足、久病体虚、习惯不良等因素有关。病位在膀胱，与任脉及肾、脾、肺、肝关系密切。基本病机是肾和膀胱的气化功能失调，膀胱失约。

西医学多见于中枢神经发育障碍、尿路感染、脊柱疾病等疾病。

本病常以推拿治疗为主，具体操作如下。

1. 操作步骤

（1）调五脏　左右手各 10 遍；

（2）百会　摩，揉，指推，振，操作共 8 分钟；

（3）振脑门　一手扶小儿前额，另一手握拳轻叩风府数次，后以掌根斜向上方击风府，并就势拔伸颈部，振风府。反复操作 2 ～ 3 分钟；

（4）清补肾经　3 ～ 5 分钟；

（5）揉外劳宫　1 ～ 3 分钟；

（6）腰骶与督脉　揉腰骶部 1 ～ 2 分钟，推上七节骨 1 分钟，掌振 1 ～ 2 分钟，叩击 20 ～ 30 秒，横擦令热。拳背从上至下叩击脊 3 ～ 5 遍，小鱼际纵向擦脊令热；

（7）温运丹田　5 ～ 10 分钟，令小腹透热。

2. 辨证加减　气虚不固加补脾经、补肺经各 1 ～ 3 分钟，推上三关 3 ～ 5 分钟，拿肩井 1 分钟，轻揉会阴 1 分钟；心肾不交加揉二马、清天河水各 1 ～ 3 分钟，摩涌泉 1 分钟；肝经湿热加清心经、清肝经各 1 ～ 3 分钟，水底捞月、揉二马、揉三阴交各 1 ～ 3 分钟。

第二十八节　小儿泄泻

小儿泄泻是由多种因素引起，以大便次数增多，粪质稀薄或如水样为特征的一种小儿常见疾病。以 2 岁以下婴幼儿多见，年龄愈小发病率愈高。四时发病以夏秋较多，南方冬季亦可发生。

发病原因与感受外邪（风、寒、暑、湿）、饮食内伤、脾胃虚弱、脾肾阳虚等因素有关。病位在肠，与脾、胃、肾脏腑关系密切。基本病机是脾虚湿盛，肠道分清泌浊、传导功能失调。

本病常以推拿治疗为主，具体操作如下。

1. 穴位　推脾经、顺运内八卦、推大肠、推小肠、揉脐、摩腹、推七节骨、揉龟尾。

2. 操作

（1）患儿坐位或仰卧位，补脾经 500 次，运内八卦 50 ～ 100 次，推大肠 500 次，清小肠 500 次。

（2）患儿仰卧位，以掌逆时针揉脐，逆时针摩腹各 200 次。

（3）患儿俯卧位，按揉龟尾 50 次，推上七节骨 300 次。

3. 辨证加减

（1）伤食泻　加揉中脘 100 次，清脾胃各 500 次，分腹阴阳 50 次，推箕门 300 次，揉板门 100 次。

（2）阳虚泻　加补肾经 500 次，推三关 500 次，揉左端正 50 ～ 100 次，捏脊 10 遍（平捏 3 次、提捏 4 次、再平捏 3 次）。

（3）外感泻　加开天门 100 次，运太阳 100 次，推坎宫 100 次，推天柱骨 200 次，揉外劳宫 100 次，揉一窝风 100 次。

第二十九节　小儿食积

小儿食积在临床上以饮食不能消化、嗳气酸馊、肚腹胀满、大便干燥或时干时稀、舌苔厚腻、脉滑为主要表现。若积滞日久化热后，还可出现夜卧不宁、睡喜伏卧、辗转反侧、手足心热、排气恶臭等症状。食积在婴幼儿中发病率较高，多由于小儿饮食不知自节，或喂养不当，或过食生冷瓜果及难以消化的食物，造成食物停滞于肠胃，损伤脾胃而形成的。本病病位在胃肠。基本病机是脾胃运化失调，气机升降失常。

本病常以推拿治疗为主，具体操作如下。

1. 食积夹寒型

穴位：脾土穴、手阴阳穴、三关穴、八卦穴、足三里穴、脐部及脐周围之腹部。

手法：推法，指摩法，掌摩法，揉法。

操作：①补脾土穴：补脾土穴有两种方法，一种是用指摩法治疗脾土穴；另一种方法是，屈曲患者拇指的指间关节，由拇指桡侧缘的远端推至近端。上述两种补脾土的方法，医者可任选一种，推 300 ～ 500 次。②分推：使患儿掌心向上，医者用两手的食指、中指、无名指和小指分别从患儿腕部及手部的两侧背面托住患儿之手以两拇指自患儿腕掌面部横纹的中点，同时分推至腕横纹的桡侧及尺侧，约 300 次。③推三关穴：由于是治疗"食积夹寒"，所以推三关穴的次数应增多，约推 500 次。④顺运八卦穴：以内劳宫穴为圆心，从内劳宫穴至中指指掌关节的连线的内 2/3 为半径画一个圆，八卦就在此圆上。使患儿掌心向上，医者以一手指远端的掌侧面作为接触面，在患儿的八卦穴作指摩法，称之为"运八卦穴"，30 ～ 50 次。⑤分推腹阴阳穴：使患儿取仰卧位，医者以左右两手的手指（一般用拇指，也可用食指和中指），分别自胸骨下端，沿肋弓分推至两侧的腋中线，分推 50 ～ 100 次。⑥摩揉脐腹：使患儿取仰卧位，医者以一手掌，在患儿的脐部及其周围用掌摩法，持续数分钟后，再在脐部及腹部作掌揉法或掌根揉法，使之有较强的温热感。

2. 食积夹热型

穴位：脾土穴，手阴阳穴、三关穴、六腑穴，四横纹穴、外劳宫穴、腹阴阳穴、足三里穴。

手法：推法，指揉法，掌摩法，掌揉法。

操作：①清脾土穴：使患儿掌心向上，医者用指推法，自患儿拇指的近端推向远端，称之为"清脾土"，300～500 次。②补脾土穴：先用"清脾土穴"的方法对患儿进行治疗，接着再用"补脾土穴"的方法，称之为"先清后补"。食积夹热时，常采用"先清后补"的方法。③分推手阴阳穴：100～200 次。④推三关穴：300～500 次。⑤退六腑穴：约 500 次。退六腑穴的次数要比推三关穴的次数多，因为是"食积夹热"。⑥推四横纹穴：四横纹穴有两种不同的位置，是四个穴位的总称。在这里所说的位置是在食指、中指、无名指和小指的掌指关节掌侧横纹处。医者以推法，依次分别在上述部位进行治疗，约数分钟。

第三十节　小儿发热

发热指体温异常升高，是小儿较常见的一种病证，多种急慢性疾病均可见发热。凡超过正常范围 0.5℃以上时，称为发热。腋温不超过 38℃称为低热，超过 39℃者为高热。

发热多与外感六淫疫毒之邪，或脏腑功能失调致郁遏化热引起。基本病机是正邪相争，或体内阳热之气过盛。

本病常以推拿治疗为主，具体操作如下。

1. 外感发热

穴位：天门、坎宫、太阳、耳后高骨、天河水、肺经。

操作：①开天门：30～50 次。②推坎宫：30～50 次。③运太阳：30～50 次。④揉耳后高骨：30～50 次。⑤清天河水：300～500 次。⑥清肺经：300～500 次。

辨证加减：风寒者加推三关，拿风池，掐二扇门；风热者加推脊，揉大椎、揉合谷、揉曲池；咳嗽者加推揉膻中、运内八卦、揉肺俞；痰多者加揉丰隆；鼻塞者加黄蜂入洞；咽痛者加掐揉少商、拿合谷、清板门；脘腹胀满、不思乳食、恶心呕吐者加揉中脘、分腹阴阳、运板门、推天柱骨；夜寐不宁，惊惕不安者加清肝经、掐揉小天心、掐揉五指节。

2. 阴虚发热

穴位：二马、手阴阳、天河水、肾经、肺经、脾经、内劳宫、足三里、涌泉、肾顶。

操作：①揉二马：300～500 次。②补肾经：300～500 次。③补肺经：

300～500次。④分手阴阳：300～500次。⑤清天河水：300～500次。⑥运内劳宫：300～500次。⑦补脾经：300～500次。⑧按揉足三里：300～500次。⑨揉涌泉：300～500次。⑩揉肾顶：300～500次。

3. 脾胃实热

穴位：脾经、胃经、大肠、天河水、六腑、水底捞明月、天枢、板门、内八卦、腹。

操作：①清脾经：300～500次。②清胃经：300～500次。③清大肠：300～500次。④清天河水：300～500次。⑤退六腑：300～500次。⑥水底捞明月：30～50次。⑦揉天枢：50～100次。⑧揉板门：50～100次。⑨运内八卦：30～50次。⑩顺摩腹：300～500次。

辨证加减：肠热便结者加推下七节骨、掐揉膊阳池；夜寐不安者加揉小天心、掐揉五指节。

第三十一节　带状疱疹

带状疱疹是皮肤上出现一侧簇集性水疱，呈带状分布，痛如火燎的急性疱疹性皮肤病，又称"蛇串疮""缠腰火丹""蛇丹""蛇窠疮""蜘蛛疮""火带疮"等。常与情志不畅、过食辛辣厚味、感受火热时毒等因素有关。基本病机是火毒湿热蕴蒸于肌肤、经络，见图8-99～图8-101。

一、毫针刺

主穴：阿是穴、夹脊穴。

配穴：肝经郁热配行间、大敦、阳陵泉；脾经湿热配隐白、内庭；瘀血阻络配血海、三阴交。

操作：用泻法。皮损局部阿是穴用围针法，即在疱疹带的头、尾各刺一针，两旁则根据疱疹带的大小选取1～3点，向疱疹带中央沿皮平刺，也可在阿是穴散刺出血后加拔火罐。大敦、隐白可点刺出血。刺络拔罐每穴每次2～5mL，点刺每穴每次5～6滴。

二、皮肤针

局部阿是穴。用皮肤针叩刺出血后，加艾条灸。用于疱疹后遗神经痛。

三、穴位注射

穴位：肝俞、相应夹脊穴、足三里。
药物：维生素B_1注射液或B_{12}注射液。
操作：每穴注射0.5～2mL。

四、耳针

肝、脾、神门、肾上腺及皮疹所在部位相应耳穴。毫针刺法，或埋针法、压丸法。

五、烧棉

医用脱脂棉花撕扯越薄越好，覆盖疱疹皮损面，逐一点火，1～2秒时间内燃尽既可。每天烧1次。

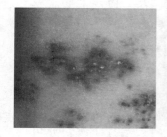 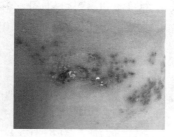 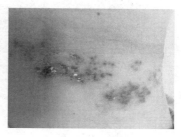

图8-99　带状疱疹疱疹期　图8-100　带状疱疹结痂期（1）　图8-101　带状疱疹结痂期（2）

第三十二节　银屑病

银屑病是一种以红斑、鳞屑损害为主要表现的慢性易复发性的皮肤病，又称"干癣""白疕""松皮癣""白壳疮""蛇虱"等，见图8-102、图8-103。其特点是在红斑上有松散的银白色鳞屑、搔之有薄膜现象和露水珠样出血。该病发生多由血虚燥热、化燥生风、肌肤失养所致，加之该病为慢性疾病，病程日久可导致气血运行失调，气滞血瘀，故出现肌肤甲错的现象。病位在肌肤腠理络脉，与肺、肝关系密切。基本病机是风热外袭或郁火外窜肌肤，化燥生风，肌肤失养。

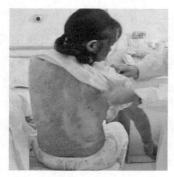　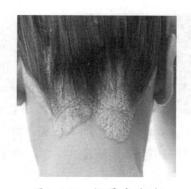

图8-102　银屑病（1）　　　　　图8-103　银屑病（2）

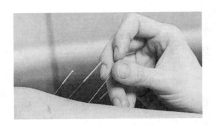

图8-104 针刺

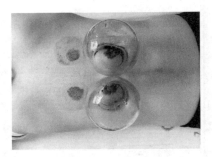

图8-105 刺络拔罐

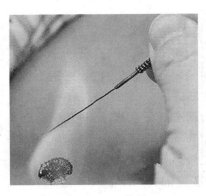

图8-106 火针

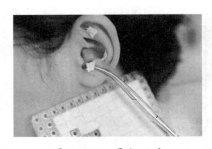

图8-107 耳穴压豆

一、毫针刺（图8-104）

主穴：肺俞、心俞、膈俞、肝俞、肾俞、阿是穴。

配穴：头面部配百会、风池、迎香；上肢配曲池、外关；下肢配血海、风市、足三里。

操作：肺俞、心俞、膈俞、肝俞向脊柱方向斜刺45°，进针0.5～0.8寸，肾俞直刺，进针1～1.2寸，平补平泻手法，以局部酸胀感为度，皮损局部围刺加电针。

二、刺络放血

肺俞、心俞、膈俞、肝俞、肾俞、大椎、委中。点刺放血0.3～0.6mL血液为度，可配合拔罐（图8-105），两天治疗1次。亦可在皮损局部刺络放血，刺血疗法适宜于久治不愈者。

三、火针（图8-106）

将烧红的火针快速垂直刺入皮损处，迅速出针，由外缘环向中心点刺，间距0.3～1cm，针刺深度不超过皮损基底部，5天治疗1次。

四、耳针

肺、神门、内分泌、心、大肠穴。毫针刺法，或埋针法、压丸法，见图8-107。亦可用耳背割治法，取耳背心，常规皮肤消毒后，左手将耳背拉平，中指顶于下，右手持消毒的针，划破长0.5～1cm的切口，大约放血0.5mL，待自然止血，出血不止者可压迫止血，割治处用消毒干棉球压盖即可。每次割治一侧，左右耳交替。

五、烧棉

选取1～2处边界清楚的斑片状皮损，以碘伏棉球消毒，用消毒后的皮肤针叩刺至微出血，再用消毒干棉球擦净血迹。然后将消毒棉撕成蝉翼状薄片（中间不能有空洞）平铺于其上，点燃，使火焰从皮损上一闪而过，此为1壮。每处灸两壮，面积较大的皮损则分次铺棉灸，1周3次。

六、走罐（图8-108）

在患者皮损处涂以10%硫黄霜，用闪火法拔罐并走罐，每次走罐30个回合为宜，3天治疗1次。可配合中药浸浴或乳膏外用，如银屑方（黄柏、土茯苓、丹参各30g，桃仁、三棱、莪术、当归、鸡血藤、茯苓各15g）浸浴及普连膏外用。

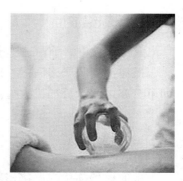

图8-108 走罐

七、穴位注射

穴位：大椎、肺俞、膈俞、脾俞、合谷、足三里等穴。

药物：维生素 B_1 注射液 50mL 配维生素 B_{12} 注射液 0.5mL。

操作：每穴注入 0.1～0.3mL 药液。或自血穴位注射治疗，3～5天治疗1次。

第三十三节 湿 疹

湿疹是一种过敏性炎症性皮肤病，又称为"湿疮""浸淫疮"等，见图8-109～图8-111。以红斑、丘疹、水疱渗出、糜烂和瘙痒为临床主要表现，其特点是皮损对称分布，多形损害，剧烈瘙痒，有湿润倾向，反复发作，易成慢性等。多因禀赋不耐，饮食失节，脾失健运，湿热内生，又兼外受风邪，内外两邪相搏，风湿热邪浸淫肌肤所致。基本病机是湿热相搏，化燥生风。

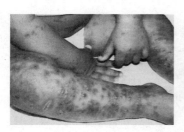

图8-109 湿疹（1）

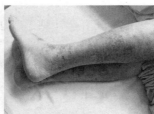

图8-110 湿疹（2）

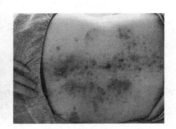

图8-111 湿疹（3）

一、毫针刺

主穴：曲池、合谷、足三里、血海、三阴交。

配穴：阴虚火旺配阴谷、太溪；肝气郁结配蠡沟、太冲；湿热明显配商丘、陷谷。

操作：用毫针针刺，留针 30 分钟。局部阿是穴皮损处艾条悬灸至皮肤红润，或火针散刺。温灸盒灸神阙和气海。

二、刺络放血

穴位：大椎、肺俞、脾俞、膈俞、血海、阿是穴。

操作：皮肤严格消毒，用皮肤针叩刺上述穴位，然后用消毒干棉球拭去血液即可。亦可叩刺后加拔火罐。皮肤针叩刺局部至轻微出血；若加拔火罐出血量为每次 2 ～ 5mL。

三、火针

选取皮损部位，严格消毒，将毫火针加热至发红白亮，迅速刺入皮肤并迅速出针，刺入深度不超过皮损基底部为度，从皮损或瘙痒区域边缘开始围刺，直至整个施术部位，点刺完毕后再次消毒处理。适宜于慢性湿疹。

四、穴位注射（图 8-112）

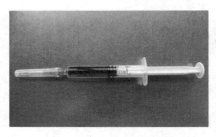

图8-112　穴位注射

穴位：曲池、足三里、血海。

药物：醋酸确炎舒松 –A 3mL，复方丹参注射液 2mL 和维生素 B_{12} 1mL 混匀。

操作：用 10mL 注射器配 6 号针头，分别刺入以上穴位，得气后回抽，无回血时慢慢注入混合液，每穴 1mL，6 天治疗 1 次，3 次为 1 个疗程。亦可用自血疗法。

五、耳针

脾、神门、内分泌、心、相应区。毫针刺，或压豆，或埋针。亦可耳尖刺络放血。

第三十四节　痤　疮

痤疮是一种以颜面、胸、背等处生丘疹如刺，可挤出白色碎米样粉汁为主要表现的皮肤病，是毛囊、皮脂腺的慢性炎症。好发于颜面、颈、胸背部或臀部，多发于青春发育期。多因素体阳热偏盛，饮食不当，湿热痰瘀凝滞肌肤而发病。基本病机是热毒郁蒸肌肤，见图 8-113 ～图 8-116。

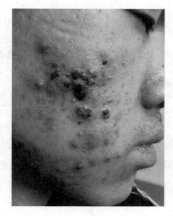

图8-113　痤疮（1）

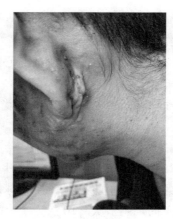

图8-114　痤疮（2）

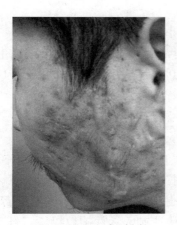

图8-115　痤疮（3）

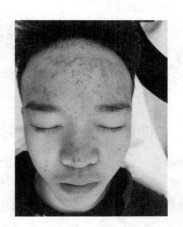

图8-116　痤疮（4）

一、毫针刺（图8-117）

主穴：大椎、合谷、四白、太阳、下关、颊车。

配穴：肺经风热配曲池、肺俞；肠胃湿热配大肠俞、足三里、丰隆；月经不调配膈俞、三阴交。

操作：中等刺激，留针30分钟，每日1次。

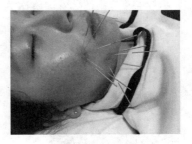

图8-117　针刺治疗痤疮

二、耳针

肺、内分泌、交感、脑点、面颊、额区。皮脂溢出加脾；便秘加大肠；月经不调加子宫、肝。每次取穴4～5个，2～3日换豆1次。亦可在耳尖或耳郭静脉刺络放血。

三、三棱针

穴位：风门、肺俞、厥阴俞、心俞、膈俞、胆俞、脾俞、胃俞、三焦俞、气海俞、肾俞。

操作：每次取 5～7 穴，上述腧穴交替选用。严格消毒后，用三棱针挑刺，挤出血液，3 日 1 次，7 次 1 个疗程。每穴每次出血 5～6 滴。

亦可在背部两侧膀胱经的反应点（小丘疹、小红点或小结节）三棱挑刺，每次选 1～3 处。常规消毒，用三棱针刺破反应点的皮肤，将皮下白色纤维样物逐一挑断，至挑尽为止。用消毒干棉球加压止血，创可贴外敷。24 小时禁沾水，避免感染。1 周挑刺 1 次，10 次为 1 个疗程。

四、刺络拔罐

穴位：大椎或肩胛间区的阳性反应点（小丘疹、小红点或小结节）。

操作：每次取反应点 1～2 个。常规消毒后，用三棱针挑出少许白色纤维，挑出后挤出少量血液并拔火罐，留罐 5～10 分钟，针孔处消毒包扎。1 周 1 次，4 次为 1 个疗程。每处每次出血 2～5mL。

五、自血疗法（图 8-118）

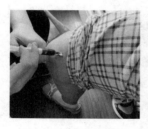

图 8-118　自血疗法

穴位：足三里、曲池、肺俞、血海。

操作：于患者肘正中静脉处进行常规消毒，用一次性 5mL 注射器取静脉血约 4mL，碘伏严格消毒患者穴位皮肤，将注射针头快速刺入，并施以提插行针手法，在针刺得气后，回抽无血后将自体血注射入穴位，每穴注入量为 1mL，出针后用消毒棉签按压针孔，1 周 2 次，4 次为 1 疗程。

第三十五节　急性结膜炎

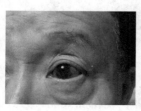

图 8-119　急性结膜炎

急性结膜炎，中医称"暴风赤眼""天行赤眼""火眼"，民间俗称红眼病，见图 8-119。以眼睛睑结膜、球结膜发炎水肿为其特征，春秋多见。其临床表现主要为双眼肿痛、灼热、发痒、流泪、畏光、眼眵多、晨起床大多双眼被眼眵粘住不能睁开。主要由于脾肺不足，湿热蕴结，复感风邪，风湿热相搏，瘀滞于胞睑、白睛而发。基本病机是热毒蕴结眼窍。

一、毫针刺

主穴：合谷、太冲、风池、睛明、太阳。

配穴：风热配少商、上星；肝胆火盛配行间、侠溪。

操作：毫针泻法，少商、太阳、上星点刺放血。

二、三棱针（图8-120）

主穴：攒竹、太阳、耳尖、丝竹空。

配穴：外关、合谷、少商、少冲、少泽。

操作：将患侧上述腧穴消毒，用三棱针点刺，挤出血液，每日1次，3次为1个疗程。血色由黑紫变为鲜红为度。

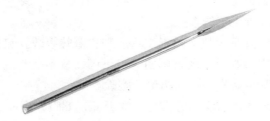

图8-120 三棱针

三、刺络拔罐（图8-121）

穴位：大椎、肺俞、尺泽。

操作：将穴位消毒，用三棱针点刺出血，再将火罐拔在该处，留罐5～10分钟，每日1次，3次为1疗程。每穴每次出血2～5mL。

四、挑刺

在肩胛间按压过敏点，或大椎两旁0.5寸处选挑刺点。

五、耳针

眼、屏间前、屏间后、肝。毫针刺，留针20分钟，间歇运针。亦可在耳尖或耳后静脉点刺放血。

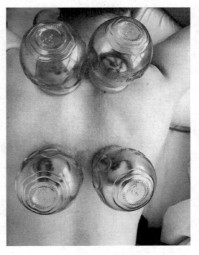

图8-121 刺络拔罐

六、中药熏洗

药物：桑叶 30g，金银花 12g，野菊花 12g。

操作：加水 500mL，浸泡 10 分钟，用文火煎沸 15 分钟，待药液热气能使眼睛耐受时，趁热熏患眼 10 分钟，然后过滤取药液，用消毒纱布蘸药反复洗患眼 5 分钟，每日 1 剂，熏洗 3 次，3 天为 1 个疗程。亦可中药超声雾化治疗。

第三十六节　麦粒肿

麦粒肿是指胞睑边缘生小硬结，红肿疼痛，形似麦粒，易于溃脓之眼病，又名"针眼""土疳"，俗称"偷针眼"。本症有"惯发性"，多生于一目，也有两目同时而发者，患者以青少年较多见。

本病的发生常因外感风热、热毒炽盛或脾胃湿热上攻于目所致。本病病位在眼睑，眼睑属脾，太阳为目上冈，阳明为目下冈，故本病与足太阳、足阳明及脾胃关系密切。本病基本病机是热邪结聚于胞睑。

西医多见于眼睑腺体组织的急性化脓性炎症，如睑腺炎。

一、毫针刺

主穴：攒竹、太阳、厉兑。

配穴：风热外袭配外关、风池；热毒炽盛配曲池、大椎；脾胃湿热配阴陵泉、内庭。

操作：毫针常规刺，用泻法。攒竹、太阳、厉兑均可点刺出血；攒竹可透鱼腰、丝竹空。

二、挑刺

在背部肩胛区足太阳膀胱经的循行区域内发现一些如小米粒大小的小红点，稍高于皮肤，少则一二十个，多则数十个，可用三棱针点刺或挑刺出血，再用手挤捏点挑刺部位使其出血，血变而止，即出血由深色变为正常颜色停止挤捏。若无反应点，可用三棱针点刺足中趾趾腹（图 8-122），一般在靠近趾甲处点刺出血，也是血变而止。

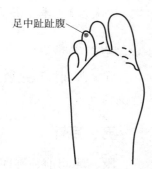

足中趾趾腹

图 8-122　足中趾趾腹

三、耳针

眼、肝、脾、耳尖。毫针刺法，强刺激。亦可在耳尖、耳背小静脉刺络出血。

四、拔罐

大椎穴，用三棱针散刺后拔罐放血。

五、董氏奇穴

取董氏奇穴"灵骨穴"，"灵骨穴"位于手背第一掌骨与第二掌骨结合处，见图 8-123。直刺 2cm，左病治右，右病治左，对麦粒肿未化脓者，常 1 ~ 2 次即愈。

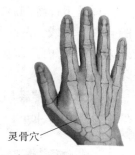

灵骨穴

图 8-123　灵骨穴

第三十七节　牙　痛

牙痛是指各种原因引起的牙齿疼痛，是口腔患者中最常见的症状，主要由牙齿及牙周组织的疾患引起。一般可分为火牙痛和虫牙痛，火牙痛有虚实之分，实痛多因胃火、风火引起，虚痛多由肾阴不足所致。虫牙痛即龋齿牙痛，是由于牙齿硬组织进行性病损所导致。

手足阳明经之循行分别入上下齿，大肠胃腑有热，或风邪外袭经络，郁于阳明而化火，火热循经上炎而引起牙痛。肾主骨，齿为骨之余，肾阴不足，虚火上炎亦可引起牙痛。过食甘酸，口腔不洁，牙釉质受到腐蚀以至于牙体硬组织进行性损坏是龋齿牙痛的常见原因。火牙痛的基本病机是风火、胃火或虚火上炎所致。虫牙痛的基本病机是牙釉质受到腐蚀所致。

西医学多见于龋齿、牙髓炎、冠周炎、牙周炎、牙本质过敏等引起的牙痛。

一、毫针刺

主穴：合谷、内庭、颊车、下关、足三里。

配穴：风火牙痛配翳风、风池；胃火牙痛配厉兑、二间；虚火牙痛配太溪、照海；龋齿牙痛配偏历；虚火牙痛和龋齿牙痛配大杼。牙痛引起头痛配太阳穴。

操作：毫针常规刺，泻法。内庭可点刺出血。龋齿痛时偏历穴处一般会有明显的压痛点或条索状物，用拇指用力按压就会很快止痛。

二、耳针

牙、上颌或下颌、神门、屏尖、胃、肾。每次选 3 ~ 5 穴，毫针刺法，中强刺激，留针 20 ~ 30 分钟。或埋针法、压丸法。

三、神经点针刺

上齿痛，选眶下神经刺激点，上臼齿痛，选同侧上齿槽神经后支刺激点；下齿痛，可选下颌神经刺激点，颏神经刺激点。

1. 眶下神经刺激点（图 8-124） 自眼眶外缘至上唇中点做一连线，再经直视瞳孔做一垂线，两线的中点即为针刺点。针向后上方，稍偏外侧刺入 1 ～ 1.5cm，刺入眶下孔内。刺中眶下神经时，局部有酸胀或触电感，有时可放射到上颌牙齿。

2. 上齿槽神经后支刺激点（图 8-125） 外眼角垂线与上颌骨颧突下缘相交处。直刺 3 ～ 4cm。

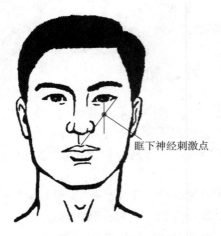

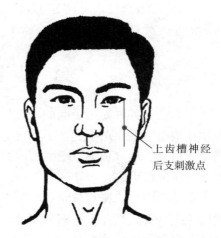

图8-124　眶下神经刺激点　　　图8-125　上齿槽神经后支刺激点

3. 下颌神经刺激点（图 8-126） 颧弓下方，下颌切迹中点。基本上是垂直进针，针尖向对侧的外耳门，成 85º 向下后方直刺 4 ～ 4.5cm。当刺中下颌神经时，患者有触电感。针刺时要注意针刺的方向和深度，如有不适，立即停止治疗。

4. 颏神经刺激点（图 8-127） 在下颌骨体的上下缘之间，在口角下一横指处，距前正中线 2.5 ～ 3cm。针刺时，先确定颏孔的位置，在刺激点的后上方 0.5cm 处，以 45º 向前下方斜刺 1.5cm。刺中时，下唇、下颌切牙、尖牙有触电感。

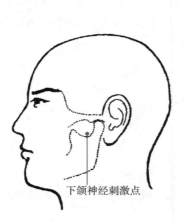

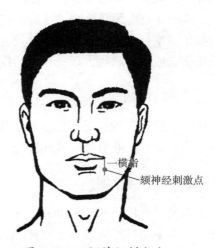

图 8-126　下颌神经刺激点　　　图 8-127　颏神经刺激点

四、穴位贴敷

药物：大蒜。

操作：将大蒜捣碎，于睡前贴敷双侧阳溪穴，发泡后取下，用于龋齿疼痛。

第三十八节　咽喉肿痛

咽喉肿痛是以咽喉红肿疼痛、吞咽不适为主症的病证。本病常由外感风寒、外感风热、饮食不节和体虚劳累所引起。

咽喉为肺胃所属，咽通于胃，喉通于肺，肾经上循喉咙，肝经循喉咙之后，故本病与肺、胃、肝、肾等脏腑关系密切。本病基本病机是火热或虚火上灼咽喉。

西医学多见于急慢性扁桃体炎、急慢性咽炎及扁桃体周围脓肿。

一、毫针刺

1. 实证

主穴：少商、商阳、天突、液门、中渚。

配穴：外感风热配风池、外关；肺胃热盛配内庭、鱼际。外感风寒配列缺、风池。

操作：少商穴点刺出血；液门透中渚。透刺时，可配合做吞咽动作。天突向下透刺可清利咽喉。

2. 虚证

主穴：太溪、照海、列缺、天容。

配穴：咽喉有异物感配太冲；干咳少痰配肺俞。

操作：毫针常规刺，补法或平补平泻。列缺、照海行针时可配合做吞咽动作。

二、三棱针

少商、中商（在拇指爪甲正中根部下一分处）、老商（在拇指爪甲尺侧根部一分处）合称三商穴，见图 8-128。又称"排行三针"，点刺出血，对实证咽喉肿痛，有很好的止痛消肿作用。也可点刺商阳、耳背静脉出血。

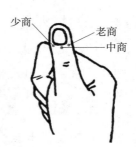

图 8-128　三商穴

三、皮肤针

穴位：合谷、大椎、后颈部、颌下、耳垂下方。

操作：叩刺至局部潮红为度。

四、穴位注射

穴位：合谷、曲池、孔最。

药物：10% 葡萄糖注射液或鱼腥草注射液、板蓝根注射液。

操作：每次 1 ～ 2 穴，每穴注射 1 ～ 2mL。

第三十九节　腮腺炎

腮腺炎习称"痄腮""蛤蟆瘟"，是以发热、耳下腮部肿胀疼痛为主症的急性传染性疾病。本病冬春两季较为多发，以学龄前后儿童多见。

腮腺炎主要由风热疫毒之邪引起。风热疫毒之邪从口鼻而入，壅阻少阳、阳明经络，郁而不散，结于腮腺而发病。若受邪较重内传厥阴，则可伴有睾丸红肿疼痛；若温毒炽盛，内窜心肝，则可发生惊厥昏迷。本病基本病机是温毒之邪结于少阳、阳明经。

一、毫针刺

主穴：翳风、颊车、合谷、外关、关冲、角孙。

配穴：热甚配大椎、商阳、曲池；局部肿痛甚配中渚、足临泣；神昏配劳宫、水沟、百会；抽搐配行间、十宣或十二井；少腹、睾丸肿痛配蠡沟、太冲。

操作：毫针常规刺，用泻法。关冲、大椎、商阳、十宣或十二井，用三棱针点刺出血。症状较轻者，用一寸毫针，沿角孙穴向头顶方向透刺，多可立即缓解。

二、灯火灸

用灯芯草 1 根，蘸麻油点燃后，对准患侧角孙穴，迅速点灸，一点即起，可闻及"啪"的一声，一般灸一次即可。点灸之前先将角孙穴处的头发剪短。

三、耳针

面颊、肾上腺、耳尖、对屏尖、神门。毫针刺法，耳尖可用三棱针点刺出血。

第四十节　过敏性鼻炎

过敏性鼻炎是指突然和反复发作的以鼻痒、打喷嚏、流清涕、鼻塞为主要特征的鼻腔病证，可伴有眼痒、结膜充血等眼部症状。呈季节性反复性发作，以春季为多，亦可常年发病。

本病的发生常与正气不足，外邪侵袭等因素有关。本病病位在鼻，与肺、脾、肾三脏关系密切，基本病机是脾肾亏虚，肺气不固，邪聚鼻窍。

一、毫针刺

主穴：迎香、印堂、风门、足三里。

配穴：外感风寒配风池、列缺；风热袭表配太阳、外关；脾气虚弱配脾俞、胃俞。

操作：迎香向上透刺到眼内角稍下方；印堂由上向下透刺至鼻根部；脾俞、胃俞、肾俞、命门可选温针灸法；余穴常规针刺法。

二、艾灸

艾条悬灸迎香、印堂、上星、风池等穴。

三、皮肤针

穴位：颈夹脊 1 ～ 6 穴。

操作：叩刺至局部潮红为度。

四、耳针

穴位：内分泌、内鼻、肺、脾、肾。

操作：毫针刺，或埋针法、压丸法。

五、"蝶腭穴"针刺

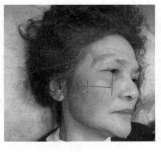

a.颧髎穴进针点

"蝶腭穴"（图 8-129），又称"治鼻3"穴，由北京同仁医院耳鼻喉科主任李新吾教授发现。针刺"蝶腭穴"的本质是针刺蝶腭神经节。

定位：颧髎穴后 2cm 凹陷处。

针刺方法：患者仰卧位，用直径 0.4mm，长 60 ～ 75mm 的毫针，向对侧额角中部方向进针，约刺入 55mm，基本可以刺中蝶腭神经节。刺中后患者鼻部会有通水感，或有放电感、麻胀感。如未刺中，退针 5mm 左右后调整针刺方向再刺。如 2 ～ 3 次仍未刺中，或患者出现不适，即应出针。出针后稍用力按压针刺点 2 分钟，以免皮下出血。

疗程：每周一次，每次针 1 侧，6 次为 1 个疗程。

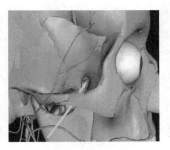

b.三维解剖示意图

图8-129 蝶腭穴

主要参考书目

［1］国家中医药管理局.中医病证诊断疗效标准［M］.南京：南京大学出版社，1994.

［2］谢锡亮.谢锡亮灸法［M］.北京：人民军医出版社，2007.

［3］王玲玲.麦粒灸传薪集［M］.北京：人民卫生出版社，2012.

［4］谢锡亮，关玲.针灸基本功［M］.北京：人民卫生出版社，2007.

［5］程莘农.中国针灸学［M］.北京：人民卫生出版社，2002.

［6］陈日新，陈明人，康明非.热敏灸实用读本［M］.北京：人民卫生出版社，2009.

［7］符文彬，许能贵.针灸临床特色疗法［M］.北京：中国中医药出版社，2011.

［8］陈日新，康明非.穴位热敏化艾灸新疗法［M］.北京：人民卫生出版社，2006.

［9］王启才.针灸治疗学［M］.北京：中国中医药出版社，2004.

［10］赵时碧.中国雷火灸疗法［M］.上海：上海远东出版社，2008.